살은 월요일에 빠진다

FAT LOSS HAPPENS ON MONDAY

조쉬 힐리스, 댄 존 지음

무브랩 옮김

대성의학사

FAT LOSS HAPPENS ON MONDAY: HABIT-BASED DIET & WORKOUT HACKS
by Josh Hillis with Dan John
Foreword by Valerie Waters

역자 서문

댄 존은 북미 지역 최고의 트레이닝 코치로 꼽히는 인물이자 관련 분야의 활발한 저술가이다. 그의 강의와 글은 번뜩이는 재치, 위트 있는 문장 그리고 단순하면서도 통찰력 있는 조언으로 유명하다.

『살은 월요일에 빠진다』 역시 체중 감량 및 신체 구성 변화에 대한 비전을 철학적이면서도 쉬운 문장으로 제안하면서도 실용적인 내용들을 놓치지 않는 탁월한 솜씨를 자랑한다. 다만, 내용 중 간혹 북미 지역에서 통용되는 농담과 우화로 이루어진 비유가 있어 한국 독자에게 다소 생소할 수 있으나, 찬찬히 그 뜻을 음미하면 충분히 이해할 수 있을 것이다. 이 책은 분명 한국의 수많은 건강관리 전문가들에게 체중 감량의 기술적인 노하우를 전할 뿐만 아니라 그들의 식견을 한 단계 높여 줄 것이다.

MovLab

무브랩은 건강 증진 및 신체 능력 향상에 대한 논의를 하는 건강관리전문가들(운동 전문가 및 의료인 등)의 집단이다. 건강과 신체 능력 향상에 대한 국내외의 정보들 특히 실제적으로 적용 가능한 콘텐츠에 대한 수집과 배포, 전달, 논의를 바탕으로 건강관리 직종들 간의 원활한 소통과 존중을 하는 사회문화 기반을 다지는 목표를 가지고 있다.

CONTENTS

체중 끌어내리기

벼락치기!

각 운동 설명

머리말

당신이 바라는 사람이 되는 방법

여기 두 가지 시나리오를 상상해 보자.

첫째는 계획을 세우지 않고 준비하지 않았을 경우다

당신은 저녁 6시에 집에 온다. 아이들은 울고 있고 개에게도 먹이를 줘야 한다. 그러나 당신은 이미 지쳐 있고 짜증이 난 상태다. 4시경에 캔디류를 좀 먹었고 자판기에서 다이어트용 탄산음료를 뽑아서 먹었다. 간식을 미리 준비하지 않았기 때문이다.

지금 당신의 혈당은 급락하고 있다. 냉장고를 열었지만 지난 일요일에 장을 보지 않았고 아무 것도 준비를 한 게 없다. 이때 당신은 무엇을 하는가?

별다른 생각 없이 서둘러서 결정하려고 한다. 가족을 위해 저녁식사를 준비해서 식탁에 올려야 하며, 개에게도 먹이를 줘야 한다. 결국 배달음식을 주문하려고 전화를 건다. 그 사이에 당신은 토르티야를 먹고 있다. 그건 당신이 토르티야를 사랑해서가 아니다. 혈당이 급락했기에 그걸 보충하려는 절박한 욕구가 있기 때문이다.

둘째는 미리 준비했을 경우다

당신은 냉장고를 열었다. 배가 고프고, 저녁식사를 준비하려면 30분이 걸린다는 것을 알고 있다. 하지만 탈선하지 않도록 붙잡을 뭔가가 여기 있다. 닭고기를 오븐에 넣으려고 준비하면서, 당신은 오이를 과카몰리(아보카도로 만든 소스)와 함께 간식으로 먹는다. 그리고 미리 준비한 닭고기를 오븐에 넣는다.

이건 당신이 전날 장을 봤기 때문이다. 이미 닭고기를 양념에 재어 두었으며, 냉장고에서 꺼내기만 하면 되는 상황이다. 그리고 이미 씻어 놓은 야채를 잘게 썬다.

당신은 그동안 오이를 과카몰리에 찍어 먹으면서 오븐에서 닭고기가 익을 때까지 기다린다. 그사이 남편과 담소를 나누거나, 개를 옆에 앉힌 채로 음악을 듣거나 조용히 휴식을 취한다. 그러고서 오븐에서 다 익은 닭요리를 꺼낸다. 브로콜리나 컬리플라워를 찔 수도 있고, 계획된 식단에 따라서 밥을 할 수도 있다. 이 모든 것이 30분 내에 가능하다는 것이 당신을 기쁘게 할 것이다.

전략이 의지력을 능가한다

당신이 기뻐해야 할 이유는 전략이 의지력을 능가하기 때문이다. 주먹을 불끈 쥐고서 "토르티야를 먹으면 안 돼! 토르티야를 먹으면 안 돼!"라고 외치는 것만 가지고는 문제를 해결할 수 없다. 뭔가를 즉흥적으로 할 경우엔 성공을 거두지 못한다. 따라서 애초에 냉장고 앞에 서서 토르티야를 먹을 정도로 허기진 상황을 만들어서는 안 되는 것이다. 미리 준비를 해 놓으면 그런 극단적인 선택이 아닌 다른 선택지들이 생기기 때문이다.

이건 당신으로부터 음식을 박탈하는 것이 아니다. 계획치 않고 피자를 주문하면서 흥분된 적은 거의 없었을 것이다. 피자 배달은 감량 계획을 망칠 뿐 아니라, 행복하게 만들지도 못할 것이다.

피자가 빨리 도착할 수는 있지만, 당신이 미리 계획하고 간단하게 준비한 닭요리보다 더 즐거운 음식일 수는 없다. 지금 기뻐할 수 있는 건 스스로 몰두하고 있는 일을 해냈기 때문이다. 계획에서 벗어나지 않은 것이다. 스스로를 자랑스럽게 생각해도 된다. 오븐을 이용해서 근사한 저녁식사를 준비할 수 있었기 때문이다.

꼭 환상적인 요리를 해야 하는 건 아니다. 집에서 요리한 음식이면 된다. 자신과 당신이 사랑하는 사람들에게 직접 음식을 요리해서 주는 건 어떤 맛있는 패스트푸드를 먹는 것보다도 훨씬 즐거운 일이다. 그건 맛 이상의 가치가 있다. 그 식사로 인해 더 행복해질 수 있다.

이 모든 건 계획과 준비와 습관에 대한 것이다. 만약 계획을 세워 놓고서 장을 미리 보지 않았다면 그렇게 행복할 수는 없을 것이다.

바쁜 건 누구나 마찬가지다. 풀타임으로 일하든지, 또는 자녀들이 있든지 여부와 무관하게, 사람들은 모두 엄청난 속박 속에서 살아간다. 그러면서도 우리는 간소화와 자기관리를 통해 더 나은 삶의 질을 구축하는 방법을 찾고 있다. 그리고 그것은 가장 기본적인 본질인 '식사'로부터 시작된다.

우리는 영양가가 있는 음식을 먹어야 하며, 그 음식들은 다음의 요건들을 갖춰야 할 것이다.

- 필요 영양소들을 포함한 음식
- 좋아하는 음식
- 목표를 달성하고 원하는 사람이 되는 데 도움이 되는 음식

고객들 중에는 "나는 그렇게 항상 완벽하게 계획할 수는 없어요"라고 말하는 경우가 있다. 하지만 완벽을 추구하는 게 아니며, 공포에 기반한 자기절제를 바라는 것도 아니다. 선택할 수 있는 음식은 많다. 좋은 음식을 먹고 엉터리 음식은 피하면 된다.

규칙과 습관이 우리를 자유롭게 한다

나는 다이어트를 '규칙들의 연속'이라고 생각한다. 조쉬는 그걸 습관이라고 부르지만 결국은 같은 내용이다. 만약 연속되는 규칙 또는 습관을 계속 유지한다면, 다이어트는 끝나지 않고 이어질 것이다. 이를테면 채식주의자는 햄버거를 먹을지 스테이크를 먹을지를 결정할 일이 아예 없을 것이다. 그건 있을 수 없는 일이다. 채식주의자라면 메뉴에서 고기요리 부분은 아예 보지도 않을 것이다.

나는 식당에 가면 파스타, 마카로니, 치즈, 그리고 피자는 아예 쳐다보지도 않는다. 그렇다고 스스로와의 싸움을 하거나 그것들을 먹지 않기 위해 필사적인 노력을 한다는 건 아니다. 단지 자율적인 규칙을 가지고 있을 뿐이며, 그 규칙에 따르면 흰 밀가루 음식을 먹지 않는 게 좋기 때문이다.

규칙 또는 습관이 있으면, 힘겨운 투쟁을 할 필요가 없다. 규칙이 우리를 자유롭게 만든다. 그리고 다이어트와 계획은 본질적으로 기본적인 규칙과 습관을 유지하고 실천하는 것이다. 그 규칙들은 박탈감을 느끼게 하려고 존재하는 게 전혀 아니다. 오히려 정반대다. 그 규칙들이야말로 자유를 얻기 위한 티켓이다. 그 습관들이 실행에 옮겨지면 다른 모든 것들은 사라진다. 이제 음식으로 인해 투쟁할 일이 없다.

우리는 '거짓말하지 않는다', '도둑질하지 않는다' 등의 규칙들을 가지고 살아간다. 이게 사회가 돌아가는 방식이다. 모든 것은 규칙으로 인해 작동한다. 그런 규칙들을 보유하는 건 나쁜 게 아니다. "정지 신호에서 멈춰야 한다는 게 싫다. 정지 신호를 무시하고 달리고 싶다"고 생각하는 사람이 있는가? 나는 정지 신호에서 멈춰야 한다는 규칙이 있어서 기쁘다. 그래야 다른 사람들이 뭘 하는지를 알 수 있기 때문이다. 복잡한 도로에서 차량 운행을 가능하게 해 주는 것도 규칙이다.

일요일에 음식을 준비하기, 집에 도착하는 즉시 채소를 씻기, 항상 물을 가지고 다니기, 계획한 식단에 우선순위를 두기 등이다. 물론 운동도 대단히 중요하지만 감량은 먹는 것에 의해 결정되며, 이것이 이 책 『살은 월요일에 빠진다』의 핵심 내용이다. 규칙이나 습관을 준수한다면 이런 방식의 생활은 더 쉬워진다. 그리고 이들 습관들은 당신이 되고 싶다고 말하는 사람이 되는 것을 더 쉽게 만들어 준다. 당신이 가진 모든 습관들이 그 목표로부터 가깝게 하거나 멀게 만드는 것이다.

저자 조쉬에 대해

내가 조쉬를 처음 만난 건 플로리다에서 있었던 피트니스 전문가 모임에서였다. 그날 저녁에 우리는 예전부터 알고 지내던 사이처럼 친해졌다. 조쉬는 자리에 털썩 앉았고 우리는 대화를 시작했다. 피트니스에 대한 그의 열정과 열의는 확고했고, 우리는 즉시 공감하게 됐다.

조쉬는 모든 사람들이 같은 투쟁을 한다는 사실을 잘 알고 있다. 왜냐하면 음식, 다이어트, 운동, 몸매 및 자부심은 모두 골치 아픈 사안들이기 때문이다. 이 부분이 바로 우리가 공감하는 대목이며, 사람들을 도와주고 싶은 부분이다. 우리는 이들 투쟁들로부터 사람들을 자유롭게 해 주고 싶다. 조쉬의 명확한 글과 사람들을 돕겠다는 그의 열렬한 소망을 보고 이 프로젝트에 참여하게 됐다.

조쉬의 글을 보면 그가 얼마나 진정성이 있는지를 알 수 있다. 그는 굉장한 사람이며, 나는 그의 글 쓰는 방식을 좋아한다. 조쉬의 아이디어가 차별화될 수 있는 이유는 그가 내놓는 계획들이 명확하며, 뜬구름 잡는 마법 같은 이야기가 아니기 때문이다. 조쉬는 사람들을 정확하게 파악하고 세부적으로 가르쳐 준다. 이를테면 "한 발을 다른 발 앞에 놓고 앞을 향해 걸으십시오. 지쳐도 계속 걷겠습니다" 하는 식이다.

『살은 월요일에 빠진다』는 친절한 스트레스를 가하는 책이다. 결과를 원한다면 현실적이고 감당 가능한 계획을 짜야 한다. 이 책에 나온 11가지 식사 습관이 목표를 향해 나아가도록 도와줄 것이다. 또한 이 책에서 훌륭한 운동법들을 배울 것이다. 하지만 이 책의 핵심은 식습관을 먼저 챙기는 데 있다. 여기서 월요일은 우선순위를 나타내는 은유법이다. 운동을 시작하기 전에 식사 계획, 장보기 및 음식 준비를 이미 끝내야 한다는 뜻이다.

체중 감량의 길은 매우 선명하고, 이 책은 그걸 해낼 수 있다는 사실과 그 방법을 알려 준다. 이 책엔 독자들을 배려하는 희망적인 내용이 가득하다. 이 책에 나온 감량 프로그램을 따라서 습관들을 실천에 옮긴다면, 당신은 원하는 결과를 얻을 것이다. 그리고 스스로를 매우 자랑스럽게 여기게 될 것이다.

발레리 워터스*

*발레리 워터스는 '발슬라이드(ValSlide)'와 함께 '레드카펫레디(Red Carpet Ready)'를 만들었다.

서문

내 피트니스 인생과 코치 경력에서 전환점 중 하나는 오하이오주 그란빌에 갔을 때였다. 당시에 데니슨 대학교에서 열린 존 파웰 원반던지기 캠프(John Powell Discus Camp)에 참여했다. 내 원반던지기 실력은 정체 상태였기에 초심자의 마음으로 돌아가야겠다고 생각했다. 진정한 달인이 되는 과정에는 컵을 완전히 비우는 순간이 필요하다. 그래야 다시 채울 수 있기 때문이다. 당시 나는 35살이었는데, 캠프 기간 동안 카운슬러로부터 취침 점호를 받았다. 그리고 아침 기상 시간엔 문을 두드리는 소리에 일어나야 했다.

캠프는 그런 식으로 진행됐다.

이건 아직도 내 인생 최고의 결정 중 하나다. 부서졌고 녹았으며 다시 재련됐다. 뿐만 아니라 그 이후 몇 년간 오하이오 연례 방문은 나와 내 가족에게 일상적인 일이 됐다. 그곳에서 친구들과 가족들, 그리고 가족이어야 하는 사람들을 다시 만날 수 있었기 때문이다.

캠프에서의 모든 날들이 다 아름답지만은 않았다. 사실 그중에서 기억에 남는 한 가지 이야기가 있다. 그것은 최근 몇 년간 내 경력과 비전에 엄청난 영향을 미쳤고, 그로 인해 생업에서 어려워졌다고 생각할 때마다 이 캠프를 방문하곤 한다.

우리는 치어리더 그룹과 캠프 카페테리아를 공유했다. 솔직히 말하자면 그들 중 대부분은 아무 문제가 없지만 그 단순한 사실만으로는 좋은 이야기가 나오지 않는다. 이 이야기는 나와 친구들 및 가족들에게 친절하고 자애롭게만 대해 줬던 훌륭한 분들과는 전혀 무관하다는 것을 미리 밝히고자 한다.

배경 설명은 이 정도로 하고, 이제 나머지 이야기를 하겠다.

기본적으로, 같은 유니폼과 같은 머리스타일과 같은 얼굴 반짝이(face glitter)를 한 수백 명의 어린 소녀들이 있다. 우리 캠프에 있는 숙녀들은 던지기 훈련을 받고 있었으며 당연히 젊고 아름다운 여성들이다. 하지만 우람하고 힘 있는 스타일이다. 식당에서 줄을 서서 점심식사를 기다리는데 치어리더들 중 한 명이 우리 고등학생들 중 한 명에게 와서 다음과 같이 질문했다. "당신들은 뚱보 캠프 비슷한 걸 온 건가요?"

이 질문을 들었을 때, 왜 대부분의 사람들이 고등학교를 싫어하는지 이해할 수 있었다. 뚱보 캠프에 왔느냐는 질문을 받은 어린 여성은 주 대표 배구선수였으며, 기량이 탁월해 교육을 무상으로 받고 있었다. 하지만 그녀는 자존감과 관련된 문제를 가지고 있다. 그녀는 키가 크고 힘이 세며 근육질이다. 섹시한 비키니를 입고 잡지에 모델로 등장할 스타일은 아니다.

그녀가 무도회에 갔느냐고? 난 모르겠다. 하지만 그녀가 내 딸이었어도 자랑스러웠을 것이다. 바로 그 순간 그 망언을 한 치어리더의 코에 거대한 여드름이 생겨났으면 좋았을 것이다. 하지만 그런 일은 생기지 않았고, 문제의 어린 치어리더는 웃음을 지으면서 자신의 삶으로 돌아갔다.

문득 내 아버지가 자주 하던 악담이 생각났다. 아버지는 탐욕스러운 사람을 만나면 "당신이 원하는 것을 다 얻길 바랍니다"라고 말하곤 했다. 내 경험에 따르면, 원하는 것을 모두 얻는 것은 불행으로 가는 지름길이다.

내 두 딸이 이들 고등학생들 옆에 서 있었다는 사실도 몇 년이 지나서야 알았다. 켈리와 린제이는 매년 3주 동안 오하이오의 원반던지기(Discus) 캠프에서 나와 함께 시간을 보냈다. 이후 린제이는 상당히 아이러니한 부분을 말해 줬다. 그 치어리더의 식사 접시는 맥도날드 햄버거, 치즈, 치킨, 너겟, 감자튀김 등 노란색 음식으로 가득했다는 것이다. 반면 원반던지기 선수들은 단백질과 야채와 샐러드를 먹고 있었다.

무작위로 유전되는 것들이 있다. 어떤 사람들은 빠른 몸놀림을 가지고 태어나며. 어떤 사람들은 큰 키를 유전받아서 태어난다. 만약 키가 2m10cm 이상이고 미국에서 태어났다면, 다른 직업을 원했다고 하더라도 아마 농구선수가 됐을 가능성이 높다. 나는 올림픽 육상 100미터 결승에 진출하는 방법을 가르쳐 줄 수는 없으며, 7피트 이상의 키를 가지는 방법도 모른다.

마찬가지로 당신을 피트니스 잡지나 패션잡지의 커버모델로 만들어 줄 수도 없다. 오늘날 포토샵과 메이크업의 힘으로 엄청난 일들을 해낼 수는 있지만, 거기까지가 한계다. 152cm 키에 가느다란 허리를 가진 치어리더는 180cm의 여자 배구선수와는 달라 보이는 게 당연하다.

이건 모두 사실이며, 바람직한 일이다. 하지만 "당신들은 뚱보 캠프에 온 건가요?"라는 말 한마디가 이 모든 것을 무너뜨리는 것이다.

나는 딸들을 키우고 있고, 여자 고등학생 운동선수들과 함께 일하며 다양한 훈련 상황에서 수많은 여성들을 돕는 일을 해 왔다. 그러면서 여성들과 일할 경우에는 평소보다 더 나은 비전이 필요하다는 사실을 깨닫게 됐다.

내가 조쉬의 다이어트 방식을 좋아하는 이유가 여기 있다. 합리적이기 때문이다. 그리고 그의 방식은 항상 자애롭다. 아마도 당신은 자애롭다는 단어를 기대하지 않았을 수도 있다. 여러 의미가 있을 수 있지만, 조쉬의 경우 자애롭다는 말의 의미는 '친절'이다. 그의 훈련방식은 합리적이면서도 친절하다. 그가 제시하는 운동들은 할 만하며, 목표들은 합리적이다. 가야 할 길이 선명하게 보이는 것이다. 그리고 그는 이 모든 것을 친절한 방식으로 해낸다.

아마 그 치어리더 학생은 친절과 배려의 의미로 그 질문을 했는지도 모른다. 그리고 그녀는 단지 우리만큼 예의를 몰랐을 수도 있다. 하지만 극단적으로 본다면, 그녀는 사악하고 잔인하고 끔찍한 인간이었을지도 모른다.

미국 프로농구팀 유타 재즈의 감독이었던 프랭크 레이든이 항상 했던 멋진 명언이 있다. "나는 화가 나서 우리 팀 선수에게 '너 멍청한 거냐, 아니면 개념이 없는 거냐'고 물어봤습니다. 그랬더니 그는 '감독님, 나도 모르겠고, 신경도 안 씁니다'라고 하더군요."

문제의 치어리더 학생이 어떤 의도로 그 말을 했는지에 대해 다양한 해석의 여지를 남겨 두고자 한다.

물론 비슷한 다른 이야기들도 있다. 독자 중에서도 비슷한 사연을 수십 개 소개할 수 있을 듯하다. 한 여성은 내게 '내가 너무 뚱뚱해서 내 남편이 날 만지지도 않아요'라는 말을 했다.

꽤 늘씬한 몸매를 가진 유타 주의 한 여대생이 있었는데, 그녀는 라커룸에서 자신보다 뚱뚱한 여학생들 근처에 서서 '살이 쪘다'며 한탄하는 것을 즐겼다. 그녀는 친구들에게 "그 뚱뚱한 애들이 불편해하는 모습을 보는 게 즐거워"라고 말했다고 한다.

이건 모두 사실이다. 우리 몸매에 대한 이야기들이야말로 가장 공개적이면서도 가장 개인적인 주제다. 늘씬한 몸매에 대한 열망은 우리를 인생의 끝까지 몰아붙이는 경우가 많다. 일부는 그 목표를 위해 합리적이거나 비합리적인 선택을 한다. 일부 사람들은 금전적 손실과 에너지 낭비 및 각종 고통을 무제한적으로 감수한다.

우리는 더 잘할 수 있다.

우리는 더 잘해야만 한다.

감량을 위한 합리적인 접근으로 시작하자. 합리적인 식사 및 운동 방법을 선택하자. 인간으로서 자존감을 잃어버리지 말고, 우리 자신과 다른 사람들에 대한 존중을 잊지 말자.

우리는 해낼 수 있다.

조쉬(JOSH)

CHAPTER 1

감량은 알고 있는 것보다 쉽고 간단하다

지금까지 해 온 감량 운동 및 식단법들은 살빼기를 더 어렵고 복잡하게 만들었을 뿐이다. 하지만 이건 당신의 잘못이 아니다. 보고 듣는 거의 모든 것들이 실제로는 감량에 방해가 될 것이다. 감량에 대해 우리가 말하는 방식이나 선택하는 운동의 종류가 감량을 더욱 어렵게 한다. 그리고 그간 최신식이고 멋지다고 배운 다이어트들은 굉장히 어려운 것들이다.

항상 이런 식이다. 사람들은 모든 것을 어려운 방식으로 한다. 그러고는 계속 나이가 들어가면서 더 많은 책임이 따르게 된다. 인생에서 중요한 일들은 계속 쌓여 가고, 살을 빼고 원하는 몸매를 가지는 일은 거의 불가능해 보일 것이다. 하지만 사실 여러분이 알고 있는 것과는 달리 감량은 불가능한 일이 아니다. 이제 상황이 변했다. 10년 전에는 감량을 위해 큰 움직임과 서킷 및 인터벌 트레이닝이 필요하다는 주장이 지배적이었지만, 이로 인해 문제들이 발생했다.

강도 높은 운동을 자주 하는 사람들이 믿을 수 없을 정도로 많은 게 사실이다. 이 책에서는 최적의 감량을 위해 그것을 정확히 언제, 어떻게, 또 얼마나 자주 해야 하는지를 보여 줄 것이다. 스마트 감량 시스템을 사용하면 가능한 한 가장 빠르고 쉽게 감량할 수 있다. 영리하고 간단하고 반복 가능한 감량을 위해서는 다른 프로그램과 다른 사고방식이 필요하다. 이 책을 통해 두 가지를 모두 배울 수 있다.

감량을 쉽게 하기 위한 계획

힘든 방법을 선택하는 것은 언제나 실패뿐 아니라 중단, 부상 및 의욕상실로 이어지는 보증수표다. 또는 단순히 감량을 지속적으로 어렵게 만드는 결과가 될 수도 있다. 결국 힘든 운동과 쉬운 운동을 병행해야 한다.

여기서 문제는, 쉬운 운동을 하는 동안에는 결과를 얻기 위해 과연 무엇을 하느냐다. 쉬운 운동을 너무 많이 한다는 것은 원하는 결과로부터 멀어진다는 것을 의미한다. 살이 더 찔 수가 있고, 더 어려운 시간을 보내게 된다. 『살은 월요일에 빠진다』는 실생활에서 감량을 가능하게 하는 보통 운동들과 쉬운 운동들로 구성돼 있다.

과격하게 들릴 수도 있지만, 뭘 할지를 알고만 있다면 사실은 대단히 간단한 일이다.

가장 기본적인 제안

1. 식습관에서 작은 변화들을 일으켜야 한다. 작은 변

화여야만 오래 유지할 수 있기 때문이다.

2. 더 강해지기 위한 영리한 계획이 필요하다.

식습관에서 오래 유지할 수 있는 작은 변화들을 일으키는 것은 운동보다 선행되어야 한다. 엄청나게 힘든 운동들을 할 필요가 없는 가장 큰 이유는, 감량을 위해서는 음식 섭취가 운동보다 더 중요하기 때문이다.

하지만 간과하지 말아야 할 사실이 또 하나 있다. 대부분의 사람들은 장기간에 걸쳐서 결과를 낼 수 있는 운동을 하고 있지 않다. 대부분은 즉각적으로 결과가 나온다고 '느껴지는' 운동을 한다. 실제로 땀으로 범벅이 된 상태로 체육관을 떠나고, 녹초가 됐을 뿐 아니라 다음 날 몸이 여기저기 쑤신다고 생각해 보라. 운동을 한 결과를 얻고 있다는 느낌이 들지 않겠는가?

녹초로 만드는 거친 운동들은 얼핏 매력적으로 보인다. 오늘날 미국에서 가장 잘 팔리는 운동 프로그램은 매주 5개의 극도로 힘든 60~90분짜리 운동들을 제안하는 DVD다. 보기에는 멋져 보일 것이고, 듣기에도 그렇다. 그것은 사람들을 강하게 느끼도록 만든다. 유행하는 운동들의 실제 상황을 봐도 마찬가지다. 모두 '하드코어', '엘리트', '극기 훈련' 등의 타이틀을 달고 있다. 대부분 사람들이 녹초가 될 때까지 강한 훈련을 시키는 프로그램이다. 이로 인해 사람들은 자신들이 힘든 운동을 하고 있다고 느끼게 된다. 앞서 말했듯이, 그건 매력적으로 보인다. 그리고 사람들은 매력적인 상품을 구입한다.

그런데 이보다 더 매력적인 게 있다. 실제로 감량 결과를 얻는 것이야말로 가장 매력적이다.

무술 컨설턴트로 유명한 토니 블라우어가 남긴 명언이 있다. "아주 나쁜 생각은 설령 수백만 명이 받아들였다고 해도 여전히 아주 나쁜 생각일 뿐이다."

다른 말로 하자면, 특정 감량 프로그램이 멋지고 현재의 유행을 따르고 있다고 해서 정답은 아니라는 뜻이다. 진실을 알게 되면 충격을 받을 것이다. 우리가 사용하는 감량 프로그램은 극단적으로 다르며, 그들이 당신에게 '판매한' 감량 프로그램에 비해 훨씬 수월하기 때문이다.

단지 쉽게 하는 데에만 이 프로그램의 목적이 있는 것이 아니다. 실제로 감량 결과를 내는 프로그램을 만들려고 했고, 이것이 그 결과물이다.

베스트셀링 DVD에 담긴 내용

매 4주마다 힘든 워크아웃 20회

나는 거짓말을 하지 않겠다. 만약 당신의 스케줄이 저 DVD에서 말하는 내용을 감당할 수 있다면, 그대로 하면 된다. 그러면 효과가 있을 것이다. 다만 오래 지속될 수는 없다. 잘해야 두 달이면 지쳐 쓰러질 것이다.

『살은 월요일에 빠진다』는 다음의 방법으로 효과를 낸다

매 4주마다 힘든 워크아웃 2회
보통 워크아웃 6회
쉬운 워크아웃 4회

전체적으로 운동을 60% 적게 하는 셈이며, 힘든 운동만 놓고 보면 90%를 적게 한다. 큰 차이가 있으면서도 감량에서는 오히려 더 좋은 결과를 얻을 것이다. 당신이 해야 할 일은 식사 준비를 일주일 중 가장 중요한 '운동'으로 여기는 것이다. 그리고 체육관에서 하는 운동들은 시간이 흐르면서 당신을 좀 더 강하게 만들어 주는 역할을 한다. 또한 그 운동들은 사전 계획된 규칙적 인터벌에 따라서 변경될 필요가 있다.

CHAPTER 2

공원 벤치식 사고방식

예전에 내 상사였던 조지 나이드라우어 대주교는 말솜씨가 대단한 사람이다. 그는 내가 아는 가장 박식한 사람이며, 다른 사람들을 위해 가장 복잡한 일들을 작은 조각들로 단순화시키는 흥미로운 능력을 가지고 있다. 그는 두 종류의 기도에 대해 자주 말한다. 하나는 원하는 것을 요구하는 기도이며, 다른 하나는 신과 대화하고 싶을 경우에 하는 기도다. 몇 년 전에 그는 이 개념에 대해 글을 썼고 우리가 이해할 수 있는 단순한 이미지를 줬다.

조지 나이드라우어 대주교는 '두 개의 벤치 이야기(Tale of Two Benches)'를 통해 버스정류장 벤치에 앉아 있는 상황을 묘사하곤 한다. 사람들이 버스를 기다릴 때 그들은 기대를 하게 된다. G버스가 8시 11분에 도착해야 하는데 그 시간에 버스가 오지 않으면 기다리는 사람은 초조해진다. 8시 13분에도 버스가 오지 않으면 그날 하루를 망치게 되는 것이다. 그러면 이제 그 벤치를 떠나서 다른 곳으로 가고 싶어지게 마련이다. 버스는 벌써 도착했어야 한다. 여기서 잠깐!

반면, 공원 벤치는 앉아서 뭔가를 듣고 보는 장소다. 거기서 우리는 뭔가 기다리지 않아도 된다. 어제 나타났던 다람쥐들이 오늘 다시 올 수도 있고 안 올 수도 있다. 오지 않아도 상관없다. 우리가 원하는 시간에 다람쥐들이 나타나지 않는다고 해서 경찰을 부를 일은 없으니 말이다.

위 사례에서 두 벤치는 외견상으로는 똑같을 수 있다. 나무 재질도 같고 같은 금속을 사용했으며, 등받이도 마찬가지다. 하지만 우리가 두 벤치에서 기대하는 바는 완전히 다르다. 나이드라우어 주교는 이 버스정류장 벤치의 이미지를 이용해서 우리가 신에게 요청하는 기도를 하는 상황을 묘사한다. 그리고 공원 벤치는 우리가 우주 내에서 우리보다 더 위대한 존재들과 소통하고 있는 시간을 묘사한다.

대부분의 운동선수들이 시합에 임하는 자세는 버스정류장 벤치의 이미지와 유사하다. "이번 26일 토요일에 상대가 누구든지 승리할 것이며 내 개인기록을 갱신하고 내가 하는 모든 것에서 완벽을 찾을 뿐 아니라 내가 꿈꾸던 사람이 될 것이다"

이것은 스포츠와 인생에서의 G버스다. 따라 하기엔 힘겨운 모델이다. 체계적 경쟁 속에서 45년간 살아온 내 인생을 돌아보면, G버스가 제때 도착한 것은 몇 번뿐이었다. 운동선수들에게 있어서 대부분의 경우, 그리고 우리 인생 대부분의 경우에서는 공원 벤치 모델이 훨씬 더 적합하다. 시합에 나가거나 단순히 훈련을 하는 경우, 경치를 즐기는 시간을 가지고 신선한 공기를 마셔라. 그리고 다람쥐들에 대해서는 걱정하지 말라. 시합이나 훈련 도중에 나타나는 것들을 모두 감사와 경이로움의 눈으로 바라보라.

나는 하이랜드 게임에 즐겨 참여하는데, 친구들을 새로 만날 수 있고 다양한 이벤트들이 있을 뿐 아니라 파티의 분위기도 즐겁기 때문이다. 하이랜드 게임에 참가하는 선수들은 다른 참가자가 안 좋은 성적을 냈다고 해서 비웃지 않는다. 대신에 익살스러운 이벤트들이 당신을 웃게 할 것이다.

공원 벤치식 사고방식을 얻으려면, 아무리 잘해 봐야 극소수의 경쟁자들만이 완벽에 도달한다는 사실을 인식해야 한다. 또는 누군가는 그 완벽에 도달할 수 있다고 말할 수도 있다. 하지만 그 말을 곧이곧대로 듣고서 에너지를 너무 많이 낭비해서 일을 망치지 않는 것이 좋다. 그냥 흘려들어야 한다.

공원 벤치는 실패하는 20%의 시합들 역시 의미 있다는 사실도 깨닫게 해 준다. 웃음을 잃지 않고 다람쥐 한두 마리에게 먹이를 주는 여유를 가진다면, 이 경쟁을 이길 수도 있다. 당신이 짓고 있는 고요한 미소보다 경쟁자들을 더 무섭게 하는 것은 없다. 그들은 그 미소를 보고 당신에게 히든카드가 있다고 생각할 것이다.

나는 인생이 경쟁이라고 확신한다. 역사학 석사 학위를 보유하고 있으면서도 다윈의 진화론에 대해서도 공부한 바 있다. 그래서 인생은 별게 아니지만 어떤 역설적 힌트 없이도 생존은 신체를 얼마나 단련하느냐에 달렸다고 믿는다.

과장법을 쓸 필요도 없이, 이것이 평생 신체단련이 필요한 이유라고 본다. 생존은 신체 단련 여부에 의해 좌우될 수도 있다. 그러면 왜 그것을 얻으려고 벽에 헤딩을 하고 있는가?

열심히 훈련하라. 하지만 동시에 경쟁을 즐겨라. 열심히 경쟁하면서도 훈련을 즐겨라. 그리고 마지막 핵심 사항을 항상 염두에 두라. 그날 하루 했던 운동 또는 경쟁에 대해 완전히 좋았거나 나빴다는 판단을 절대로 내리지 마라.

내가 초보 원반던지기 선수들에게 자주 하는 말이 있다. "유감이지만 너희들은 실망을 할 수준까지도 아직 오지 못했단다." 단 하루 결과로 운동선수의 가치를 판단하는 것은 바보 같은 짓이며, 장기적으로는 실패로 이어질 것이다.

로마제국 당시 스토아학파 철학자였던 에픽테토스는 다음과 같이 말했다. "우리는 의지 외에는 선한 것도 악한 것도 없다는 것을 반드시 명심해야 한다. 그리고 우리는 사건들을 섣불리 예측하고 이끌려는 시도를 해서는 안 되며, 단지 슬기롭게 받아들여야 한다."

만약 이것이 너무 복잡하다면, 내가 좋아하는 우화를 들려주겠다. 한 농부에게 아들과 말이 있었다. 어느 날 말이 죽었다. 이웃 사람들이 "정말 안됐군요"라고 말하자 농부는 "두고 보면 알겠지요"라고 답했다.

다음 날 이웃들이 모여서 그 농부에게 새 말을 한 필 사줬다. 그들은 농부에게 "축하드립니다"라고 말했다. 농부는 "두고 보면 알겠지요"라고 답했다.

이튿날 농부의 아들이 그 말을 타는데, 아들이 낙마해서 팔이 부러졌다. 이웃들은 모두 농부에게 "정말 안됐군요"라고 말했고 농부는 또 "두고 보면 알겠지요"라고 답했다.

다음 날, 군대가 마을에 와서 팔이 부러진 그 아들을 제외한 모든 젊은이들을 징집해 갔다. 끌려간 젊은이들은 모두 첫 전투에서 사망했다. 이웃들은 농부에게 "당신의 아들이 팔을 다친 게 전화위복이 됐군요"라고 말했다. 이에 농부는 "두고 보면 알겠지요"라고 답했다.

이 우화가 의미하는 것이 무엇일까? 첫째, 일어날 일은 그저 일어나게 하고, 그것이 잘됐거나 나쁘다고 단정하지 말라는 뜻이다. 좋은 음식을 먹고 좋은 운동을 하는 순간을 즐기라는 의미다.

둘째로는 당신의 목표를 지지하는 사람들의 모임을 찾고, 스스로도 목표를 계속 지지하라는 것이다. 내 아이디어가 스포츠와 인생에서도 적용될 수 있을까? 두고 보면 알 것이다.

그렇다면 버스정류장 벤치 스타일의 운동은 어떤 게 있을까? 솔직히 말하자면 대부분의 사람들이 원하는 것들이다. 그것을 프로그램이라고 해도 좋고 일률적 접근방식 또는 훈련 매뉴얼이라고 불러도 좋다. 대부분의 사람들이 원하는 '이것을 하라', '저것을 하라'는 내용의 페이지들이 겹겹으로 쌓여 있다.

내가 해 본 버스정류장 벤치 스타일의 프로그램들은 다음과 같다.

- 2주 안에 두꺼운 팔뚝 만들기(Bigger Arms in Two Weeks)
- 2주 안에 뱃살 빼기(Two Weeks to a Tighter Tummy)
- 6주간 러시안 스쿼트 프로그램(Six-Week Soviet Squat Program)

그 리스트는 끝이 없다. 일반적으로, 버스정류장 벤치 프로그램들은 제한 시간이 있다. 이를테면 2주에서 12주 등이다. 만약 그 지시사항을 따른다면 그 기간 내로 변화가 있을 것이다. 만약 그러고도 감량을 못한다면 해당 프로그램이 문제가 있는 셈이다.

모든 사람들이 적어도 1년에 2번 정도는 버스정류장 벤치 스타일의 프로그램을 해 볼 것을 권장한다. 보디빌더이며 '근육맨(Mr. Ripped)'이라는 별명으로도 알려진 클라렌스 배스는 아직도 연례 사진촬영을 하며, 매년 버스에 탈 목표를 가지고 있다고 주장한다. 배스의 나이가 70이 넘었지만 아직도 그는 이 방식으로 성공을 거두고 있다. 많은 사람들은 1월 또는 비키니를 입는 휴가철에 가까워지면 다시 마음가짐을 바로잡는다. 그들의 노력에 박수를 보낸다.

대부분의 사람들이 가지고 있는 문제점은, 그들은 버스정류장 벤치 사고방식을 1년 52주 내내 가지고 있다는 것이다. 인터넷 게시판에서도 사람들은 그런 방식의 감량에 대해 논의하고, 가장 우월한 최신의 정답이 무엇인지를 탐구한다. 잘 사용하지 않는 캐비닛을 지금 열어 보라. 기적을 불러일으킨다던 알약들과 패치들 및 기타 습기를 먹어 끈끈한 물질들이 있을 것이다. 한때는 이것들이 문제를 해결해 줄 것이라고 믿지 않았나?

나는 고탄수화물, 저탄수화물, 고지방, 저지방, 고단백, 저단백 등 모든 다이어트들을 시도해 봤고 대부분의 이런 다이어트들은 버스정류장 벤치 사고방식에 불과하다는 것을 깨달았다. 일부 사람들에게는 2주간의 앳킨스 다이어트(탄수화물을 전혀 먹지 않고 고기 위주로만 먹는 것)가 기적적인 효과를 낸다. 나에게도 마찬가지였다. 효과는 확실히 있었다. 물론 그걸 계속하지 못하고 중단했다.

명심하라. 만약 매 끼니당 500칼로리와 소고기 혈장만을 몇 주간 섭취하고서도 목표 달성에 실패했다면, 그 프로그램에 문제가 있는 것이다. 만약 성공을 거뒀다면, 한동안 초점을 다시 맞추고 우선순위들을 재조정하라. 하지만 도넛을 24개씩 먹으면서 축하파티를 해서는 곤란하다. 12개만 해도 엄청난 양이다.

이건 아무리 강조해도 지나치지 않다. 운동과 다이어트에 대한 버스정류장 벤치식 접근은 틀린 게 아니다. 그건 1년에 두 번 정도는 확실히 옳다. 고장 난 시계도 하루 두 번은 정확히 들어맞는다는 속담처럼, 목표에 대한 집중적이고 훈련받은 공격은 좋은 것이다. 다만, 그걸 항상 해서는 곤란하다. 인생과 피트니스의 모든 문제들은 버스정류장 벤치 사고방식과 공원 벤치 사고방식을 적절하게 혼합하는 것으로써 해결될 수 있다. 사람들이 대부분의 시간을 공원 벤치 방식으로 보내야 한다고 본다.

이 책에서 조쉬는 운동과 관련해서 명확한 공원 벤치 사고방식을 강조한다. 우리들 중 많은 이들에겐 어려운 일이다. 전투를 준비하는 군대처럼 훈련하고 준비하기를 원하는 사람들이 많기 때문이다.

그런 힘든 운동이 필요한 때가 분명히 있다. 그런 엄격한 다이어트나 식습관 변경이 필요한 시기도 있다. 다만 항상 그럴 필요가 없다는 것을 명심하라.

CHAPTER 3

인식론: 근거를 향해, 그것이 어디로 향하든지 간에

우리는 진실을 어떻게 찾아내는가? 우리가 뭔가를 알고 있다는 것을 어떻게 아는가? 피트니스 코치가 쓴 책에서 자주 등장하는 질문들은 아닐 것이다. 하지만 건강과 피트니스에 대한 오해와 거짓말들을 던져 버릴 생각이라면, 우리는 일부 힘든 질문들에 대답해야 한다.

오해는 하지 말기를 바란다. 당신은 이미 이 책을 구입했고, 나는 다른 것을 추가로 판매할 생각이 없다. 나는 건강보조식품을 파는 사람이 아니며 후원금을 모집하지도 않을 뿐 아니라 배후에 다른 누가 있는 것도 아니다. 우리가 뭔가를 알고 있다는 것을, 어떻게 아는가?

'인식론(epistemology)'은 파티에서 사용하기에 아주 좋은 단어다. 술잔을 들고 서서 외알박이 안경을 낀 채로 상대방에게 다음과 같이 물어보면 된다. "이봐요, 어린 친구. 당신은 돈을 잘 버는데요, 당신 인식론의 근거는 무엇인가요?"

이렇게 하면 아름다운 여자들은 모두 떠나가버릴 것이고 남자들은 눈을 치켜뜰 것이다. 바로 내가 이러다가 오랫동안 결혼을 못하고 싱글로 있었다. 하지만 인식론이라는 단어엔 상당한 가치가 있으며, 모든 분야에 적용 가능하다. 이것은 알고 있는 것을 어떻게 아는지에 대한 연구다.

대학 학부 시절, 운동과 학업에 균형 있게 투자하려고 노력했다. 다행스럽게도 내 주변엔 대학 운동선수가 필요로 하는 것들을 이해하는 멘토 그룹이 있었다. 나는 육상 선수였지만 그로 인해 학업을 소홀히 한 적이 없다. 오히려 철학 수업 시간에는 내가 두드러졌다. 역사상 철학 수업 수강생들 중 운동선수는 아마도 나를 포함해서 몇 명 되지 않을 것이다.

하지만 훌륭한 교수님들을 만났고, 그분들 중 한 명이 인도계 쿨카르니(Kulkarni) 박사였다. 쿨카르니 박사에겐 4천년 된 이야기를 설명하는 특유의 방법이 있었다. 그것은 우리에게 강한 인상을 남겨 줬지만, 동시에 우리는 시험을 어떻게 봐야 할지 의아해지기도 했다. 몇 주 뒤에 보면 모든 등장인물들의 이름들이 산스크리트어로 적혀서 뒤섞여 있었다. 기본적인 스토리라인들은 일부 지점들에서는 만나는 것 같았지만 어느 순간 완전히 예상치 못한 방향으로 튀어나가고 있었다. 힌두교 문헌들을 폭넓게 검토한 후에 극동지역 철학에 대한 이 강의를 듣는 것은 강의를 듣는 학생들 모두에게 벅찬 일이었다.

결국 나를 포함한 학생들 몇 명이 스터디그룹을 결성하고, 어느 화요일 저녁에 대학교 도서관 회의실에서 모였다. 한 학생이 쿨카르니 박사가 거의 매 강의마다 언급한 핵심 개념을 큰 소리로 읊으면서 스터디가 시작됐다. 그 학생은 그 개념에 매료돼 있었으며 우리가 그것을 이해해 주길 원했다. 그 학생은 쿨카르니 박사가 말하는 단어 '드루트(droot)'의 개념에 흥미를 가졌으며, 쿨카르니 박사의 다음 학기 강의도 들을 생각이었다.

"드루트?"

나를 포함한 다른 학생들은 의아하다는 눈빛이었다. 우리는 쿨카르니 박사가 '드루트'라는 단어를 말하는 것을 들어 보지 못했기 때문에 잘 이해가 되지 않았다.

그러나 그 학생은 "맞다니까. 그는 매일 '드루트'에 대해 말하잖아"라고 말했다.

"드루트? 드루트? 아, 트루스(truth) 말이구나!"

쿨카르니 박사의 발음과 억양으로 인해 가끔 몇 단어를 정확히 알아듣기가 어려웠고, 그중 하나가 '드루트'였던 것이다.

"그는 진실(truth)에 대해 언급하고 있었어!"

그 순간 그 학생은 완전히 태도를 바꾸고서는 그의 믿음으로부터 진실을 알게 됐다고 설명했다. 그의 믿음의 예언자가 모든 것을 설명해 줬으며 그것으로 다 정리가 됐다는 것이다. 한순간에 그는 흥분된 학자에서 딱딱한 근본주의자가 됐다.

이제 그에겐 이 논의가 다 종료됐으며 교재도 다 마스터했다는 것이다. 그는 '드루트'의 의미를 찾는 일에 매료돼 있었지만, 쿨카르니 박사가 말하는 '진실'을 찾는 데에는 아무 흥미가 없었던 셈이다.

> "한 사람이 각기 다른 4명에게 1디람(diram)씩을 줬다. 페르시아인은 그 돈으로 앙구르(angur)를 샀고 아랍인은 이납(inab)을 사는 데 그 돈을 썼다. 터키인은 우즘(uwum)에 그 돈을 쓰겠다고 말했고 그리스인은 이스타빌(istabil)을 사는 데 1디람을 사용하겠다고 말했다. 이어 그들은 서로 싸우기 시작했다. 그런데 앙구르, 이납, 우즘, 이스타빌은 모두 '포도'를 의미한다.
>
> — 잘랄-우딤 루니, 마스나비

피트니스, 건강, 근력 및 훈련의 '드루트(진실)'를 어떻게 알 수 있나?

특정 프로그램이 효과가 있는지 어떻게 아느냐고 자주 공격을 받는다. 솔직히 말하자면 피트니스 관련 분야에서 일하는 이들 중 대부분은 '잘 모르겠습니다'와 유사한 답변을 할 수밖에 없다. 사람들이 역기를 들면서 몸을 키우거나 운동으로 살을 빼는 과정을 설명하기 위해 블랙박스(Black Box)와 같은 관용구들을 사용할 때, 『반지의 제왕』과 『호빗』의 저자인 J. R. R 톨킨이 켈틱(Celtic)이라는 단어를 어떻게 사용했는지를 상기시킨다.

> "어떤 종류의 켈틱이라도, 어떤 물건이든지 넣을 수 있고 거의 어떤 것이든지 꺼낼 수 있는 마법의 가방이다. 켈틱 트와이라이트(Celtic Twilight)에서는 무슨 일이든지 가능하다."

내 훈련 시스템이 효과가 있는지 내가 어떻게 아느냐고? 톨킨이 말한 마법가방 아이디어에 비유해서 설명하겠다. 무엇이든지 넣을 수 있고 무엇이든지 나온다. 내가 당신을 달리게 하고 리프팅 운동을 시키면 조만간 더 나은 몸매를 가지게 된다. 서로에게 좋은 일 아닌가.

수년이 지난 후에 이것에 대해 생각한다는 게 우습지만, 나의 경제학 교수는 한때 강단에 서서 자본주의를 움직이는 애덤 스미스의 '보이지 않는 손' 개념을 설명하기 위해 자신의 손을 흔든 적이 있다. 손을 흔드는 이 순간은 모든 분야에 존재하는 듯하다.

최근에 보디트라이브(BodyTribe) 피트니스의 창시자인 칩 콘래드 씨가 내게 말해 준 게 있다. 그는 사우스 파크 TV쇼가 전설의 속옷난쟁이(Underpants Gnomes)들이 이익 창출을 위해 속옷을 왜 훔쳤는지를 설명하기 위해 똑같은 손 흔들기(hand-waving) 방식을 사용했다고 말해 줬다.

1. 속옷을 훔친다.
2. ?

3. 이익을 낸다.

특정 감량 프로그램이 효과가 있거나 없는지를 어떻게 아느냐 하는 문제는 속옷난쟁이들의 거창한 계획에서 두 번째 쟁점에 가까워 보인다. 가끔은, 솔직히 말하자면 대부분의 경우 우리는 그게 어떻게 가능한지에 대해서는 알지 못한다. 우리는 그냥 그 일이 일어난다는 것만 안다.

노골적으로 말하자면 리프팅 운동이 사람들을 더 강해지게 하는 것만으로도 충분하다고 본다. 하지만 여기에 대해 논의하는 것은 흥미로운 일이다.

다이어트 서적인 『팔레오 솔루션(Paleo Solution)』의 저자인 롭 울프는 식단 및 운동과 다른 무언가를 조합해서 하는 것이 어떻게 그렇게 기적 같은 효과를 내는지에 대해 설명한다. 그것은 바로 폭포수(cascade) 효과다.

언덕에서 굴러 내려오는 눈덩이의 크기가 점점 더 커지는 것처럼, 특정한 음식 선택 또는 실수들이 전체 시스템에 폭포수와 같은 효과를 낼 수 있다는 것이다.

내가 수년 전에 배웠듯이, 소량으로도 엄청난 효과를 내는 화학물질들이 있다. 다량 복용할 경우에는 목숨이 위험할 수 있으니 현명하게 선택해야 한다.

내 개인적 경험에 따르면, 최대 중량의 데드리프트를 하면 회복까지 몇 주가 걸릴 수 있다. 백 스쿼트를 빠른 속도로 반복하면 내 몸 전체가 부어올라서 몇 년간 몸무게가 고정된다. 과다한 훈련은 몸을 망가뜨린다. 이걸 모두 알고 있지만 어떻게 아는지를 언제나 설명할 수는 없다.

예전에 도덕신학을 가르쳤을 때부터 가치(value)를 어떻게 선택하는지를 논의할 때 나는 간단한 시스템을 사용한다. 내 교실에서 '가치'란 우리가 가치를 부여하는 것들을 의미한다. 이게 중언부언처럼 들린다는 걸 안다. 하지만 여기에 대해 생각해 본 후에 다른 사람과 논의할 기회를 가진다면, 더 설득력이 있을 것이다.

최근에 두 명의 젊은이와 대화를 한 적이 있다. 그들은 식스팩 복근을 가진 여성과 데이트를 하고 싶다고 했다. 그때 우리가 인생에서 서로 다른 가치를 가지고 살아간다는 것을 깨달았다. 판단을 하는 게 아니라 단지 관찰할 뿐이다.

그렇다면 우리의 가치들을 어떻게 식별할 수 있을까? 일반적으로는 6가지 방법이 있다. 권위, 연역적 논리, 감성, 직관, 감각체험, 그리고 과학이다. 생각할 필요도 없이, 우리 중 대부분은 이들을 소극적으로 번갈아서 선택할 뿐이다. 내가 『네버 렛 고(Never Let Go)』라는 책을 냈을 때, 권위, 연역적 논리, 감성, 직관, 감각체험, 그리고 과학이라는 다양한 부제들로 책의 내용을 재분류할 수 있다는 것을 깨달았다.

트레이닝의 삶은 이들 방법들 모두와 연결이 된다. 하나씩 살펴보자.

권위는 내 훈련을 위해 개인적으로 가장 좋아하는 것이다. 피트니스 전문가인 딕 노트마이어가 내게 1주일에 3일은 '스내치'와 '클린 앤 저크'를 하고, 프런트 스쿼트와 오버헤드 프레스를 1주일에 2일 하라고 했을 때, 정확히 그의 말대로 했다. "딕이 그렇게 말했다"는 데에서 더이상 생각할 필요가 없었던 것이다.

권위는 명백한 하향식 접근법이다. 나는 이 방법을 즐기는데, 내 인생에서의 최고 성공들 중 일부는 나를 위해 계획을 짜 주는 다른 누군가를 신뢰하고 그 말대로 실행에 옮겼을 때였다. 내 인생에선 다음의 사례들이 여기 포함된다.

- 유타 주에서 전설의 육상 코치인 랄프 모간의 지도하에 원반을 던졌을 때
- 미식축구 지도를 받을 때
- 유명 트레이너인 앨윈 코스그로브의 초고속 감량 프로그램을 했을 때

이들은 내게 모두 성공적이었다. 나만의 권위 있는 프로그램들이 있으며 그중 하나가 빅21(Big 21)이다. 여기서 제공하는 스프레드시트엔 이 프로그램 기간 동안 매일 매번 어떻게 리프팅해야 하는지 적혀 있다. 매스 메이드 심플(Mass Made Simple)은 6주짜리 벌크업 프로그램으로, 역시 매일 몇 번의 리프팅을 할지가

명시돼 있다. 나의 고객들은 이 프로그램을 따라 하면 좋은 결과를 보였다. 왜냐고? 내가 그렇게 말했기 때문이다.

권위적 모델은 가장 합리적인 경우가 많다. 개인적인 멘토(요다, 간달프, 덤블도어, 멀린, 랄프 모건 등)를 두는 것은 바람직하다. 그 과정을 전적으로 신뢰할 수 있게 되기 때문이다. 만약 멘토가 "당신 지쳐 보이는군요. 하루 휴식을 취하시오"라고 말하면, 쉬어도 된다. 만약 누군가가 이 길을 먼저 가 봤다면, 그는 함정, 덫, 방해자 등이 어디에 숨어 있는지를 이미 알고 있을 가능성이 높다.

권위적 모델은 대부분의 다른 모델들에 비해 기본으로의 회귀를 더 중시한다. 최고의 위대한 코치들은 당신이 기본을 알고 있다고 여긴 후 오랜 시간이 흘러도 계속 기본의 중요성을 강조할 것이다.

나는 플랭크를 하고 기본 운동들을 다시 하라고 말한다. 그 이유는 내가 플랭크와 기본 운동들을 통해서 나의 커리어를 수차례 재생시켰기 때문이다. 물론 우리는 모두 새롭고 근사하고 흥분되고 비밀스러운 것들을 사랑하기에, 기본이 가장 중요하다는 말을 계속 듣는 것은 고역일 것이다. 하지만 특이한 것들에 의해 성공을 거두는 경우는 드물다. 기본적이고 지루한 것들이 승리하게 되어 있다.

연역적 논리에 대한 정의를 내리는 것은 괴로운 일일 수 있지만 일반적인 개념에 따르면, 이는 일반적인 서술들로부터 추론을 해 가는 과정이다. 특이하게도 그것은 대부분의 경우에 들어맞는다. 그것은 내가 원반던지기 선수가 되기 위해 했던 일처럼 단순하다.

내가 9살 정도였을 때 버클리에서 열린 미국-소련 육상 교류전을 보러 갔다. 거기서 원반던지기 선수들을 봤을 때, 다음의 사실들을 기록할 수 있었다.

> 모든 원반던지기 선수들은 키가 크고 근육질이었다.
> 모든 원반던지기 선수들은 대단히 민첩했다.
> 모든 원반던지기 선수들은 테크닉이라고 불리는 재미있는 움직임들을 보여 주고 있었다.

그들처럼 되기 위해서는 더 커지고 빨라져야 하며, 정확하게 던지는 방법을 배워야 한다고 생각했다.

조쉬는 자신이 운영하는 감량 웹사이트에서 연역적 논리를 잘 사용한다. 거기서 그는 유명인사의 운동 및 다이어트 프로그램을 자주 요약해서 소개한다. 그러고는 꾸준한 식사일지와 기본 운동의 중요성을 강조한다.

대학 시절에 우리는 교실에서 삼단논법을 이용해서 놀았다. 이를테면 아리스토텔리스는 인간이고, 모든 인간은 언젠가 죽기 때문에 아리스토텔레스는 언젠가 죽는다는 것이다. 하지만 일반적으로 사람들은 이 방법을 큰 불평 없이 이해한다. 만약 우리가 기초적 사실들을 알고 있다면, 삼단논법은 쉬운 방법이다. 하지만 피트니스 분야에서는 항상 모든 사실들이 정립돼 있지 않다는 게 문제다. 헬스 잡지들은 특정한 운동 프로그램이나 보조식품을 시도해 보지도 않았을 보디빌더들 또는 피트니스 모델들을 보여 주면서 그 보조식품이나 프로그램을 홍보하는 경우가 많다. 아마 그 모델들은 다른 비밀 제품들을 가지고 있을 것이다. 네브래스카에 사는 14살 소년 빌리는 자신의 영웅인 미스터 그레이터 갤럭시가 하는 팔운동을 따라 하다가 실제로 건강을 위협받게 될 것이다.

최근 북미지역 프로농구팀들의 근력 훈련 코치들과 이야기를 나눈 적이 있다. 알고 보니 농구를 해도 돈을 벌 수 있는 모양이다. 누가 알겠는가? 혹시 그들이 중년의 6피트(182cm)짜리 파워포워드에 관심이 있을지.

농구 분야의 경우는 다른 스포츠에 비해서 거의 10년 가까이 근력 훈련을 무시해 왔다는 문제가 있다. 근력 운동이 자신의 슛에 지장을 줄까 걱정이라고 말하는 농구선수를 본 적이 있다. 그는 우리 고등학교 농구팀의 백업 센터였는데, 웨이트트레이닝이 자신의 평균 2득점 기록 유지에 방해가 될 것이라고 생각한 모양이다.

이쯤 되면 독자들은 내가 빈정대기를 즐기는 사람이라는 것을 알게 될 것이다. 농구 코치들이 웨이트트레이닝을 무시한 이유로, 농구계는 각종 기계들부터 대형 바운스볼에 플라스틱 랩까지 팔면서 '이걸 해라', '저걸 해라'고 말하는 상업적이고 개인적인 기업들이 넘쳐나는 상황에 놓였다. 그들은 무엇이 효과가 있고 무엇이 완전한 헛소리인지에 대해 축적된 정보를 공유하고 있지도 않다.

그렇게 오랜 기간 동안 근력 훈련을 게을리 함에 따라, 그들은 합리성과 씨름 중이다. 선수들은 모든 종류의 트레이너들을 찾는데 그들 중에는 엉터리도 있다. 선수들은 "최고의 선수들은 X를 해 왔는데 나 역시 X가 필요하다"는 말을 할 분별력조차 없는 것이다.

이 분야에서 연역적 논리가 아주 중요한 이유가 바로 이것이다. 그것은 우리가 실험을 할 수 있게 해 준다. 그러면서도 너무 멀리 빗나가지 않게 한다.

토대가 없으면 기본으로 돌아가기도 어렵다. 다시 말하자면, 전통적인 근력 강화 훈련 플랫폼의 기초와 기본이 없으면 부상이나 슬럼프 또는 다른 문제들이 생길 때 처음으로 돌아가기가 어렵다. 선수가 나이를 먹어 가면서는 농구를 오래 하도록 도움을 주는 회귀적 운동들을 하는 것이 좋다. 하지만 전통이 없다면 그 회귀조차도 불가능하다.

농구의 사례는 결핍(deprivation)을 연구하는 데 있어서 흥미로운 예시가 될 것이다. 근력 훈련에서 전통이 주는 혜택을 얻지 못한다는 것은 곧 결핍(deprivation)이라는 의미로 이어진다. 그렇다면 이제 우리는 농구계와 코치들이 어떻게 그간의 실수를 만회하는지를 관찰할 것이다.

감각 체험은 위험할 수 있다. 이것은 우리가 미각, 후각, 시각, 청각, 촉각이라는 5대 감각들로부터 배우는 것들을 의미한다.

16세기 프랑스의 유명 작가였던 몽테뉴는 위대한 작품인 『수상록(Essays)』을 통해서 우리에게 아이디어를 제공한다. 그 아이디어들을 해석하자면 '경험의 중요성'으로 귀결된다. 강사 시절 수천 개의 에세이들을 채점한 내 경험에 따르면, 경험은 우리가 사용할 수 있는 다른 어떤 것보다 더 훨씬 나은 아이디어다.

몽테뉴의 좌우명은 '나는 무엇을 아는가?(What do I know?)'이었다. 그는 사람들이 확실한 것을 찾는 일에 실패할 것이며, 직접 경험해 봐야만 알 수 있다고 생각했다. 몽테뉴가 길거리 싸움에서 맞아 보는 경험을 직접 했다고 자신의 저서에 기록한 것을 보았는데, 직접 맞아 보는 경험은 어땠을까. 당연히 아팠을 것이다.

솔직히 말하자면 피트니스 분야에서의 내 여정은 몽테뉴의 길거리 싸움 경험과 크게 다르지 않았다. 많은 프로그램들을 직접 경험하고 피나는 고생을 해 보면서 더 현명해질 수 있었다. 따라서 그 프로그램들의 장단점을 말할 수 있다.

노틸러스와 크로스핏을 2년간 직접 경험했는데, 이에 대해 사람들은 그것이 나쁜 경험이었는지 물어보곤 한다. 나쁘지 않았다. 두 경험 모두 내 머리 속에서 피트니스의 역할에 대한 엄청난 질문들을 불러일으켰고, 일부 답도 얻을 수 있었다.

우리는 최소한의 노력으로도 발전할 수 있지만, 그건 일시적일 뿐이다. 우리는 많은 다른 것들을 배우고 실행하면서 운동에 대해 좀 더 배울 수 있다. 하지만 우리가 지나치게 이상적인 목표를 가지고 있다면, 그것은 우리를 목표로부터 멀어지게 할 뿐이다.

나를 합리적인 코치로 만드는 것들 중 하나는 경험이다. 밤에 몸이 뭉치고 관절이 아파서 깨고, 약을 찾는 게 얼마나 괴로운지를 알고 있다. 때때로 합리성으로 가는 길은 많은 우회로를 거쳐야 하며, 수많은 질문과 답을 찾는 과정이 필요하기도 한다.

다시 랄프 모간의 격언을 인용하겠다. "합리적인 생각으로 행동하라." 이 격언을 따르는 것은 꽤 쉽다. 하지만 직접 경험을 해서 피를 봐야 하는 상황도 있다. 그렇다면 이렇게 조언하고 싶다. "직접 맞는 경험을 하더라도, 위험 부위는 맞지 않도록 조심하라." 감각 체험은 회귀와 결핍을 이해하는 경로가 될 수 있다. 최고의 선수들과 길거리농구를 하면 모든 약점이 다 부각될 것이다. 전 세계의 모든 이가 소리칠 것이다. "기본부터 연습해!"

또한 타고난 유전적 산물의 불가항력이 사라졌다는 것을 알아차리게 될 것이다. 감성은 이 논의에서는 다른 개념들과 마찬가지로 효과가 없겠지만, 우리가 무엇에 가치를 두는가 하는 논의에서는 꽤 의미가 있다.

대부분의 사람들은 타인에 대한, 말로 설명하기 힘든 특별한 충동을 경험해 봤을 것이다. 감성은 우리가 뭔가에 대해 옳은 결정을 했을 때 발생하는 심장 박동이라고 할 수 있다. 작가였던 조지프 캠벨은 이것을 '서로를 향한 인체 장기들의 충동'이라고 설명했다. 물론 그건 사랑이나 욕망일 수도 있지만, 많은 사람들이 신과 국가와 가족과 관련된 결정을 내리는 방식이기도 하다.

사실을 혼동하지 말자. 뭔가에 사로잡혀 있다고 생각할 때마다 잠시 멈추고 진행 상황을 검토한다. 피트니스 분야의 유행은 이렇게 작동한다. 다른 사람들이 새로운 길로 가는 걸 볼 때, 우리는 뒤에 쳐질까 봐 두려워서 거기에 합세하기도 한다. 이런 감성이 실패한 다이어트의 큰 원인이라고 생각한다.

예전에 나는 극단적인 다이어트를 수행하는 도중에 눈물을 잘 흘리는 편이었다. 음식에 대한 반응이 감성적으로밖에는 설명될 수 없었던 셈이다. 오늘날 학교에서는 숙제를 잘 하는 어린이들에게 사탕을 주고, 사랑을 표시하는 방법으로 1년에 몇 번 초콜릿을 주고받는다. 그리고 생일날에는 케이크를 먹는다. 음식을 기념일과 연동시키는 것은 감성적인 면에서 성공적이다. 어떤 경우는 좋다(추수감사절과 칠면조가 훌륭한 사례다). 그리고 어떤 경우는 좋지 않다.

만약 우리가 음식을 일종의 보상으로 여긴다면, 음식은 중요한 이슈가 될 것이다. 우리가 케이크, 사탕, 그리고 선물들에 대해 삶의 질의 일부로서 가치를 매긴다면, 감량 프로그램에는 큰 도움이 되지 않을 것이다.

일을 논리적이고 연속적으로 하려다가 화가 난 후에 "원래 그런거야" 하는 말이 나오는 경우가 많다. 감성적 접근을 통한 학습의 문제를 찾자면 그것은 바로 다음 세대를 위해서 그 문제를 끄집어내는 것이다.

젊은 전사들 앞에 서서 '당신들이 바라는 그 접근법이 당신들의 심장을 두근거리게 하므로 최고의 방법입니다'라고 말하는 이는 이 업계에서 오래 살아남기 어렵다.

감성으로는 기본으로 돌아가기가 어렵다. 불타는 심장을 가졌다가 지금은 그것이 식어 버린 사람이라면 기본으로의 회귀를 어려워할 것이다. 물론 뭔가를 상실했을 때 가슴은 더 애틋해진다. 따라서 피트니스 코치는 운동을 더 권장할 수밖에 없다.

직관은 지식을 그냥 습득하는 것을 의미한다. 〈스타워즈〉에서 루크 스카이워커가 데스스타를 폭파시키려고 준비 중이었을 때 오비완의 목소리가 들렸다. "포스를 사용해라, 루크." 하지만 감성과 마찬가지로 직관에 근거한 결정을 항상 정당화시킬 수는 없다는 것을 기억하라.

케틀벨을 가르칠 때, 우리는 "아하!" 하면서 뭔가를 완벽하게 이해하는 순간을 맞이하게 된다. "바로 그거야!"는 뭔가를 간파했다고 느끼는 순간에 사용하는 말이다. 과학은 이런 이야기들로 가득하다. 모든 것이 갑자기 한꺼번에 이뤄지는 순간 말이다.

전설적인 높이뛰기 선수인 딕 포스버리는 기존의 가위뛰기가 아닌 배면뛰기로 바를 넘으면서 높이뛰기 종목에 혁명을 일으킨 바 있다. 원반던지기 선수였던 제이 실베스터는 원반을 던질 때 뒤로 이동하면서 발을 들어 올리는 기술로 20피트 더 멀리 던질 수 있게 됐고, 원반던지기계를 완전히 뒤바꿔 놓았다. 크로스컨트리 스키 세계챔피언인 빌 코크는 호수에서 한 스케이터가 자신을 지나가는 것을 보고 크로스컨트리 스키에서도 같은 시도를 해보겠다는 생각을 했다. 결국 그의 새로운 기술로 인해 크로스컨트리는 두 개의 분야로 나뉘어졌다.

이런 역설계적 통찰력(Reverse-engineering insight)을 일반인이 가지기엔 사실상 불가능하다. 셜록홈즈는 단편집 『종이상자(The Adventure of the Cardboard Box)』에서 이 엄청난 능력을 보여 준다. 그때 홈즈는 왓슨의 눈만 보고서도 그의 생각을 읽는다. 하지만 우리 일반인들은 천재들의 계몽적인 통찰력을 즐기면서, 실제로는 다른 뒷얘기가 있다는 사실에 만족하면 된다. 내 생각에 이 방법은 권위와 밀접하게 연결돼 있는 것 같다. 일반인들이 천재들의 통찰력을 분석하려면 시간이 걸릴 수 있다. 그렇기 때문에 위대한 천재들이 일반인들에 비해 우월한 것이다.

과학적 관점으로 살펴보면 더 흥미로워진다. 1988

년부터 유타 대학교의 육상 코치였던 그렉 젠셀은 내게 이런 말을 한 적이 있다. "나는 들로름보다 더 효과적이라고 밝혀진 운동 프로그램이 없다고 생각한다."

나는 우리가 들로름 프로토콜을 넘어서 발전하려면 무게를 늘리고 반복 횟수는 줄여야 한다는 걸 모두 알고 있지 않냐고 반문했다.

그렉은 "맞는 말이야"라고 동의하고서, "하지만 그 방식이 더 효과가 좋다고 입증한 사람이 아무도 없어"라고 덧붙였다. 그러고는 들로름과 왓킨스가 소아마비 환자들과 제2차 세계대전 병사들을 위해 한 것들은 뒷받침하기 위해 충분한 피실험자들과 후속 연구 및 충분한 근거를 가지고 과학적 연구를 진행하기엔 문제점과 한계가 있다고 설명했다.

분명히 우리가 웨이트룸에서 하는 일은 옳다. 그렇지 않은가? 우리는 다이어트와 영양 섭취 분야에서도 같은 문제를 접한다. 무엇이 좋은 아침식사인지, 아침을 아예 거르는 게 더 나은지에 대해서는 전문가들의 의견이 워낙 분분하다.

그 이유를 들자면 이렇다. 커피가 좋다는 연구결과가 있고, 커피가 나쁘다는 연구결과가 있다. 아침식사가 좋다는 연구결과가 있고, 아침식사가 나쁘다는 연구결과도 있다. 과일은 꼭 먹으라고 하면서도 과당(fructose)은 먹지 말라고 한다. 이게 현실이다.

우리는 웨이트룸에서 무거운 무게를 들어 올리는 것이 우리에게 아주 좋다는 것을 안다. 하지만 과학에 따르면 진짜 중요한 핵심은 디테일에 있다. 내 예전 저서에서 근력 강화 훈련을 위한 열쇠는 두 개가 있다고 주장한 바 있다.

첫째, 운동을 하는 사람이 동작 사이에 시간 공백을 절대 두지 않도록 하라. 그리고 기본적인 기초 운동들을 빼먹지 말라. 둘째, 각각의 운동을 일정 수준까지 끌어 올려라. 만약 모든 운동에 능숙해진다면 문제는 헬스장에 있지 않다. 우리는 문제가 무엇인지 알아내려고 많은 것들을 분석해야 할 수도 있지만, 헬스장은 그 경우 분석 대상에서 빠져도 된다.

"진실은 사자와 같다. 그걸 보호할 필요는 없다. 그냥 놔두면 스스로를 방어할 것이다."

성 어거스틴의 말이다. 그는 여성의 감량이 아닌 다른 사안에 대해 말하고 있었던 듯하다. 하지만 이 말의 핵심은 우리의 논의에도 적용될 수 있다.

이런 방식의 알아가기에는 추가 단계가 하나 있다. 그리고 여기 내가 학생들을 골치 아프게 해 온 유명한 공식이 있다. 알다시피 0으로 나눌 수는 없지만 0을 곱하는 것은 가능하다. 결과는 무조건 0이 된다.

팩트에 해석을 곱하면 진실이 나온다.

만약 당신의 팩트들이 참이고 해석이 참이라면, 나는 당신이 진실을 말한다고 여긴다.

만약 당신의 팩트들이 거짓이지만 해석이 참이라면, 나는 당신이 진실을 말하지 않는다고 여긴다.

만약 당신의 팩트들이 참이지만 해석은 거짓이라면, 나는 당신이 진실을 말하지 않는다고 여긴다.

만약 당신의 팩트들과 해석이 모두 거짓이라면, 나는 당신이 진실을 말하지 않는다고 여긴다.

첫 번째 문장은 내가 대부분의 사안들에 대해 접근하려고 하는 경우에 해당된다. 내가 1920년대의 문서를 읽었다고 가정하고, 그것이 시간을 넘어서도 유지되는 개념이라고 가정하자. 내가 수강생들에게 그 방법을 적용하면 마치 마법처럼 오늘날에도 효과를 낼 것이다.

두 번째와 세 번째 문장에 해당하는 경우는 피트니스 업계의 광고에서 자주 발견할 수 있다. 예전에 피콜린산 크롬(chromium picolinate)이 한 대학교의 연구 결과(항상 이런 말을 사용한다) '스테로이드보다 낫다'고 하면서 내게 그것을 판매하려고 한 사람이 있었다. 나는 그 연구결과를 알고 있었다. 해당 연구에 참여한 이들은 올림픽리프팅과 파워리프팅을 조합해서 일주일에 4일간 훈련했으며, 지방제외 실질체중(LBM)을 계산했다. 대부분의 사람들은 지방제외 실질체중이 올라간다. 특히 해당 연구에는 언급되어 있지 않지만 피트니스를 3개월간 중단하다가 다시 운동을 하러 오는 오프시즌 풋볼 선수들이 여기 해당한다. 휴식을 얻고 그 기간 동안 훈련하는 사람들의 실질체중은 당연히 올라간다.

어떤 마법의 비법을 얼마나 추가했는지는 중요하지 않다. 팩트들과 해석들이 진실이기만 하면 된다.

네 번째 문장은 피트니스 업계의 일부 밑바닥 인생들에게 해당된다. 나도 여기 속았던 적이 있는데, 그땐 너무 멍청했었다. 지금은 잊으려고 하는 중이다.

이렇게 정리할 수 있다. 나는 바보가 아니다. 또한 대부분의 코치, 트레이너, 연구자 및 과학자 역시 바보가 아닐 것이다.

알아둬야 할 기본 사안들이 있다. 시체를 가르는 것은 해부학을 배우기 위한 흥미로운 방법이다. 살아 있는 생명체를 가르는 것은 우리 사회에서는 허용되지 않는다. 살아 있고 숨을 쉬고 있으며 성장 중인 '당신'이라는 유기체는 꽤 복잡하며, 감탄스럽기도 하다.

『블랙 스완』의 저자인 나심 니콜라스 탈레브는 천재적인 통찰력으로 다음과 같이 말한다.

> "만약 인간들이 마지막 전쟁을 치르면, 자연은 다음 전쟁을 치른다. 당신의 몸은 미래에 대해 당신보다도 더 창의적이다. 역도 선수들이 어떻게 훈련하는지를 보라. 인체는 노출에 반응해서 과도한 무게를 들어 올리며, 철저하게 준비한다(물론 생물학적 한계까지). 이렇게 해서 몸은 강해진다."
>
> – 나심 니콜라스 탈레브, 『안티프래질: 무질서로부터 얻는 것들』

그것이 어떻게 효과를 내는지에 대해서는 크게 걱정하지 않는다. 폭포수 효과에 대한 롭 울프의 언급이 인체의 호르몬을 포함한 많은 일들에 있어서 위대한 모델이 될 수 있다고 생각한다. 하지만 손을 파닥거리는 이 행위가 어떤 메커니즘에 의해 가능한지는 모른다. 우리의 몸은 손의 파닥거림보다 더 창의적이다.

우리는 두 단계를 통해서 강해질 것이다. 하지만 물론 틀릴 수도 있다.

첫 번째 단계는 당신이 나를 고용한 이유다. 근력은 능력이다. 그것은 배워서 습득할 수 있다. 더 무거운 것을 들어 올리는 간단한 방법들이 있다. 긴장과 이완, 같은 운동 반복하기 등이 있으며 진정한 근력은 단일 운동을 통해서가 아니라 연습을 통해 나온다는 것을 배워야 한다.

다른 말로 하자면, 첫 단계는 강해지는 것을 학습하는 것이다. 모든 훌륭한 운동들을 다 배우려면 시간이 걸리지만, 숙련자는 이 신호나 저 이완을 배우는 것으로도 '즉석에서(instantly)' 강해진다.

'즉석'은 재미있는 아이디어다. 저명한 피트니스 코치인 찰스 스테일 리가 몇 년 전에 해 준 말이 있다. '즉석에서 2주 내로 당신의 팔을 1인치 더 두껍게 해주겠다'고 하면 '즉석'이라는 단어를 뺐을 경우에 비해 더 장사가 잘된다는 것이다. 뭔가를 하려다가 여러 번 실패해 본 경험이 있는 사람들이 새로운 얘기를 듣고서 갑자기 성공을 거둔다면, 즉석이라는 단어는 마법의 힘을 발휘하게 된 것이리라. 우리가 인생에서 경험하는 다른 것과도 마찬가지로.

두 번째 단계에서는 진짜 재미있는 일들이 시작된다. 롭의 통찰력 있는 말대로, 두 번째 단계는 '호르몬의 폭포(hormonal cascade)'라고 불러도 될 것이다. 여기서 호르몬이라는 단어는 무시해도 좋다. 논의가 미묘하면서도 복잡해질 수 있기 때문이다.

나는 이런 일을 여러 번 목격하였다.

최고의 사례는 내가 딕 노트마이어를 만났을 때였다. 나는 오랫동안 웨이트트레이닝을 해 왔고 아주 강한 상태였다. 고등학교 3학년이던 나는 당시에 알고 있었던 대부분의 사람들에 비해 강했다. 그 당시 내 몸무게는 162파운드(73kg)였고 벤치프레스 기계와도 같았다.

그때 딕을 만났고, 4개월 후에 내 몸무게는 202파운드(92kg)까지 늘어났다. 4개월 만에 40파운드가 늘어난 것이고, 매달 10파운드씩 늘어난 셈이다. 매주로 환산하면 2.5파운드씩 증가했다.

그것은 어떻게 가능했을까?

수학으로는 이 답을 구할 수 없다. 내가 당시에 그렇게 힘든 훈련을 하면서 필요한 칼로리를 모두 섭취했을 리가 없다. 그런데도 근육량이 그렇게 폭증했다.

그것이 바로 폭포수 효과다. 『매스 메이드 심플(Mass Made Simple)』에서 나는 14개의 운동들이 포함된 6주 훈련 프로그램을 제안한다. 이 프로그램대로 하는 이들은 항상 내게 연락해서 일생 최고의 성과를 거뒀다고 말한다.

이런 질문들도 받는다. "그것이 그렇게 좋으면, 왜 그걸 계속 하지 않는가?"

그러면 웃는다. 이 질문을 한 사람은 순수한 근력 강화 운동들과 콤플렉스 트레이닝, 비틀거릴 정도로 빠른 스쿼트 등을 해 본 적도 없을 것이다. 이것을 견딜 수 있는 기간은 6주가 한계다. 그러나 만약 이걸 제대로 한다면, 쏟아지는 폭포수처럼 엄청난 결과를 안겨 줄 것이다.

만약 다른 피트니스 목표를 위해 강해지기로 결정한다면, 그 방법에 대해서는 고민하지 마라. 정확한 근력 훈련이 올바른 길로 인도할 것이다. 운동들을 마스터하고 반복해서 세트를 충실하게 하고, 합리적이고 반복 가능한 무게를 들어라.

그러고 나서 호르몬들이 폭포수처럼 반응하는 그 위대한 선물을 즐겨라. 그게 무엇이든지 간에, 크고 늘씬하고 강하고 빠르고 유능하게 만들어 줄 것이다.

방법에 집중하지 말고, 행동에 집중하라.

이것은 인생에서 가장 중요한 원칙 중 하나다. 실제로 효과만 있다면, 그것이 어떻게 효과를 내는지 몰라도 상관없다.

하나의 변화

CHAPTER 4

어려운 이야기

이제 어려운 이야기를 할 시간이다. 이 부분을 언급할 때마다 약간 초조해지는데, 인체 구성요소들에 대해 우리가 나눌 수 있는 가장 중요한 이야기이기 때문이다. 또한 피트니스 관련 목표를 제대로 성취하고 있지 못할 경우 이 부분에 대해서 언급하고 싶지 않다는 것도 잘 안다. 이 챕터에서 다루는 내용 중 일부는 당신이 좋아하지 않을 내용이다. 하지만 이제 본론으로 들어가겠다. 감량의 핵심은 식습관이다.

만약 자신의 외모에 만족하지 않는다면, 문제는 항상 음식이다. 어떤 경우는 음식의 양이 문제인 경우도 있고, 음식의 질이 문제일 수도 있다. 하지만 중요한 건, 항상 음식이 문제라는 사실이다.

그건 유전자 탓이 아니다. 나이도 아니고 성별 탓도 아니다. 가장 최신의 좋은 운동들을 하고 있지 않아서도 아니다. 범인은 바로 음식이다. 음식의 질 또는 양이 문제다.

여기에 대해 진지하게 논의해야만 현실을 다룰 수 있다. 우리가 하려는 게임은 먹고 있는 음식의 질과 양을 어떻게 바꿀 것인지를 풀어내는 게임이다. 바로 이것이 실생활에서 감량을 성공시킬 수 있는 열쇠다.

식사 조절이 감량에 실제로 얼마나 효과가 있나

감량을 위한 식습관 변경을 논하자면, 변수는 3개뿐이다. 양, 질, 비율이 그것이다. 이는 음식의 질, 음식의 양, 그리고 단백질-탄수화물-지방-알코올과 같은 다량영양소들의 비율을 의미한다.

음식의 양에 대해 논의한다면, 이에 기반한 다이어트들은 많다. 포인트, 블록 등 칼로리를 계산하는 방법들이 포함된 다이어트가 여기 해당된다.

양을 계산하는 또 다른 방법은 한 끼 분량(portion size)이다. 이를테면 바디 포 라이프(Body for Life) 다이어트에서는 단백질 또는 탄수화물의 한 끼 분량이 손바닥만 하다. 이 역시 음식의 양을 계산하는 방식이다.

그런데 '음식의 양 및 칼로리 계산은 별로 의미가 없다'는 주장을 하는 사람들이 있다. 이건 번드르르한 마케팅 기술이기는 하지만 진실과는 거리가 있다.

간단한 일화를 소개하겠다. 나는 예전에 브라질리안 주짓수를 했다. 프로 파이터들과도 자주 만났다. 어느 날 마르쿠스와 얘기를 나누고 있었다. 마르쿠스는 다양한 체급에서 싸워 온 파이터였다. 그는 멋진 체구를 가진 사내였다. 체지방은 8%에 불과했다. 그런데 체중을 15파운드(약 7kg) 늘리고 체급을 올려서 싸우는데도 체지방은 8%로 똑같았다. 그는 세 체급에서 모두 체지방 8%로 늘씬했다.

그에게 어떤 다이어트를 하고 어떻게 체급을 바꿨는지를 질문했다. 그가 먹는 식사의 질은 항상 일정했다. 항상 같은 음식들을 먹었다. 유일한 차이점이라면 체급을 바꿀 때마다 먹는 음식의 양이 달랐다는 것뿐이다.

음식의 양이 중요하지 않다고 말하는 사람이 있으

면, 믿지 마라. 당연히 음식의 양은 중요하다. 사실 나에게 몸무게를 결정하는 단 한 가지 변수를 선택하라고 하면, 먹는 음식의 양을 지목할 것이다.

형광펜을 가지고 있다면 다음 문장에 밑줄을 쳐라.

"음식의 양은 체중을 결정한다."

칼로리, 포인트 또는 한 끼 분량 등 어떤 방식으로 음식의 양을 측정하든지 간에, 그것은 체중을 의미한다. 이 책에서 우리는 칼로리를 사용하겠다. 물론 칼로리가 완벽한 측정도구가 아니라는 것을 알지만, 우리가 가진 최고의 측정도구라는 건 분명하다. 또한 그것은 감량을 위해 음식의 양을 추적하기 위한 가장 효과적인 방법이다.

음식의 양에 대한 중요한 언급을 하겠다. 감량에 어려움을 겪는 사람들은 정확한 양을 판단하거나 정확한 양을 기록하지 못하는 사람들이라는 연구 결과가 수도 없이 나와 있다. 만약 운동에도 불구하고 체중에 변화가 없다면, 먹는 음식들의 무게와 칼로리를 계산해서 얼마나 먹고 있는지를 확인해야 할 것이다.

다음 주제는 음식의 질이다.

음식의 질은 다양한 부분에서 영향을 미친다. 패스트푸드를 먹는 사람들은 그 패스트푸드에 들어간 계란이 방목해서 기른 닭에게서 나온 것인지를 걱정할 필요가 없다. 그들은 패스트푸드를 더 적게 먹는 것을 생각해야 한다.

음식의 질에 중점을 주는 다이어트들은 많다. 보통 그들은 특정 수준의 질을 권장하는데, 그것이 먹어야 하는 음식의 질이 된다.

음식의 질 역시 '수준' 문제다. 만약 과자나 초콜릿을 매일 먹는다면, 음식의 질 문제를 고민해야 한다. 칠면조 샌드위치를 매일 먹지 않는다고 해서 걱정할 필요는 없다. 과자나 초콜릿 섭취를 중단하면 된다.

먹는 음식의 질이 높아지면 양은 덜 중요해질 것이다. 음식의 양을 걱정하지 않아도 된다고 주장하는 많은 다이어트들이 있는데, 그들의 기본 개념이 바로 이것이다. 음식의 질이 높아지면 날씬해질 것이라는 게 그 주장이다.

단순화시켜서 설명하겠다. 현실을 반영하여 말하자면, 음식의 질은 체지방 비율로 이어진다. 체중이 얼마이든지 간에, 지방 대비 근육의 비율과 당신이 얼마나 날씬하게 보이고, 타이트하게 보이며, 탄력 있는 몸매를 가지고 있는지가 모두 체지방 비율과 연관된다.

체중과는 무관하게

> 체지방 비율이 높으면 운동을 더 해야 한다.
> 체지방 비율이 낮으면 더 날씬하고 타이트하다는 뜻이다.

이건 내가 점진적으로 훈련시키는 분야다. 음식의 질과 관련해서는 각각 다른 단계의 과제들이 있으며, 매 단계마다 염두에 둬야 할 내용이 다르다.

음식의 질에 변화를 주는 것은 엄청난 효과를 가져다준다. 질에만 중점을 주는 다이어트 법들이 생겼을 정도다. 먹는 음식의 질이 날씬함과 타이트함 또는 지방 대비 근육 비율에 직접적으로 영향을 미치기 때문이다.

체중이 얼마인지와 무관하게, 음식의 질은 지방 대비 근육 비율에 영향을 미칠 것이다. 간단하게, 음식의 질은 체지방 비율을 좌우한다.

음식의 질과 양은 모두 중요하다. 다만 서로 다른 분야에 영향을 미치는 것이다. 만약 체중이 고민이라면 음식의 양을 살펴봐야 한다. 원하는 만큼 날씬하고 타이트하고 탄력적인 몸매를 가지지 못해서 걱정이라면, 음식의 질을 살펴봐야 한다. 만약 두 가지가 다 문제라면 음식의 양과 질을 모두 봐야 한다.

『살은 월요일에 빠진다』 감량 성공 열쇠	
체중	음식의 양(칼로리)
체지방 비율	음식의 질 및 당신의 스트렝스에 따라

포만감

음식 관련 3대 변수 중 마지막은 비율이다. 단백질, 탄수화물, 지방의 비율에 중점을 둔 다이어트들도 꽤 있다.

예를 들면, 존 다이어트(The Zone Diet)에서는 단백질과 탄수화물과 지방을 동일한 비율로 배분한다. 앳킨스와 키토제닉(ketogenic) 다이어트에서는 단백질과 지방만 섭취하고 탄수화물은 아예 먹지 않는다. 그리고 1980년대 다이어트는 오직 저지방이 관건이었다.

이런 것들이 모두 비율을 중시한 다이어트다. 이 다이어트들이 효과를 내는 이유는 영양소 비율을 변경하거나 어떤 종류의 식사 규칙을 둘 경우 칼로리의 양이 줄어들기 때문이다.

나는 단백질, 탄수화물 및 지방의 비율과 관련해서 특별한 규칙을 제시하지는 않는다. 예전에 내가 큰 체육관에서 일했을 때 회원들을 상대로 설문조사를 실시했는데, 섭취하는 영양소 비율에 따라 회원들을 분류하기 위해서였다. 우리는 '탄수화물 타입'과 '지방 타입'에 속하는 사람들을 발견했다. 기본적으로 내린 결론은 지방을 더 섭취해야 포만감을 느끼는 사람들이 있다는 것이었다. 그리고 어떤 사람들은 탄수화물을 더 먹어야 실제로 포만감을 느낀다. 또 어떤 사람들은 균형 잡힌 식사를 해야 포만감을 느낀다. '탄수화물 타입'과 '지방 타입' 및 '혼합 타입'이 있었던 것이다.

스스로에게 질문해 보라

탄수화물이 대부분인 식사를 한 후에 포만감을 느끼고 만족하나?

지방이 대부분인 식사를 한 후에 포만감을 느끼고 만족하나?

균형 잡힌 식사를 한 후에 포만감을 느끼고 만족하나?

단백질의 경우는 거의 대부분의 사람이 다이어트 중 단백질이 더 포함된 식사를 해야 더 포만감을 느낀다.

단백질과 지방 섭취가 유행인 현재 상황에선, 모든 사람이 지방을 더 먹어야 포만감을 더 느끼고 좋은 결과를 낸다고 생각할 수도 있을 것이다.

내 고객들 중에는 탄수화물을 많이 먹어야 포만감을 느끼는 '탄수화물 타입'의 사람들도 있었다. 그래도 아무 문제가 없었다. 남성 회원의 경우에는 탄수화물을 꽤 섭취하면서도 체지방을 10%까지 내리도록 도울 수 있었고, 여성 회원은 체지방을 18~19%까지 내릴 수 있었다. 물론 중요한 것은 그들이 질 좋은 탄수화물을 섭취했다는 사실이다. 이는 과일, 채소, 현미, 퀴노아(quinoa)로부터 탄수화물을 섭취했다는 의미다. 이러면 감량이 가능하다.

지금은 더 이상 설문조사를 통해서 사람들을 분류하지 않는다. 이제는 그들이 쓴 식사일지를 본다. 어떤 식사를 한 후에 배고픔을 느끼는지를 검토한다. 꽤 간단하다. 이를테면 '탄수화물을 더 먹었고 더 포만감이 생겼다'거나 '탄수화물을 더 먹었더니 한 시간 후에 배가 고팠다' 등이다.

식사일지를 보면 어떤 타입에 속하는지가 분명해진다. 물론 식사일지를 정확하고 충실하게 써야 할 것이다.

네 번째 변수도 있는데, 타이밍이다. 많은 사람들은 식사 타이밍 역시 집중해야 하는 요소라고 생각한다. 하지만 그렇게 중요하지는 않다. 밤에 무엇을 먹고 무엇을 안 먹을지, 음식을 6끼 분량으로 어떻게 나눌지 등의 문제일 뿐이다.

내 고객들에겐 타이밍이 문제가 된 경우는 없었으며 우리가 이 책에서 다룰 내용도 아니다. 음식의 양과 질을 올바르게 한다면 그걸로 충분하다. 타이밍 관련 프로토콜을 보면 불필요하게 복잡한 경우가 많다.

내가 좋아하지 않는 개념 중 하나가 하루 6끼 식사다. 이렇게 하면 대부분의 사람들은 식사 이후에 만족감을 느끼지 못할 것이다. 반면 그것을 두 번의 식사와 두 번의 간식으로 분할한다면, 식사다운 식사를 두 번 하게 되는 것이다.

여기에 대해 더 파고들 수도 있지만, 타이밍은 가장 덜 중요한 변수라는 것을 강조하고 싶다. 양과 질, 그리고 포만감을 느끼게 해줄 영양소 비율에만 집중하면 된다.

핵심은 다음 세 가지로 정리할 수 있다.

- 음식의 양은 체중을 나타낸다.
- 음식의 질은 날씬함과 타이트함을 나타낸다.
- 영양소의 비율은 포만감으로 이어진다.

맥락과 사고방식

이번에 우리가 논의하려고 하는 것은 맥락(context)이다. 그것은 사고방식에 관한 것이다. 맥락은 우리가 앞서 언급한 어떤 내용에도 영향을 주지 않는다. 그것은 행동을 바꾸지도 않는다. 하지만, 새로운 맥락을 추가하면 행동 방식이 바뀐다. 그것이 격렬함 또는 헌신하는 정도를 바꿀 수도 있다.

그게 어떻게 가능한지 설명하겠다. 내 전문성은 잘 빠지지 않는 지방을 제거하도록 사람들을 돕는 데 있다. 이런 완고한 지방을 제거하는 데 있어서 가장 큰 실수는 지방이 안 빠질 수 있다고 생각하는 것이다. 사실을 말하자면, 안 빠지는 지방 따위는 없다.

지방은 안 빠지기는커녕, 그 정반대 성격을 가지고 있다. 생리학적 관점에서 생각하면, 지방은 계속 유지돼야 한다. 지속적으로 지방에 먹이를 주지 않으면 지방은 사라진다. 지방은 야생 개와 같다. 먹이를 주는 한 영원히 근처에서 서성일 것이다. 먹이를 주지 않으면 즉시 가 버린다.

확실하게 이해해야 할 점 중 하나가 여기 있다. 음식의 양, 질, 비율의 관점에서 볼 때 지방이 빠지지 않는다는 생각은 사실과 다르다.

중요한 것은 음식의 양 또는 질이다.
빠지지 않는 지방 따위는 없다.

식사 준비나 방법에서 음식의 양 또는 질과 관련된 실수를 하는 경우가 많다. 그것 때문에 살을 빼지 못하고 있는 것이다. 일단 양과 질을 제대로 바로잡으면, 지방은 더 이상 유지될 수 없으며 사라질 것이다.

이것이 내가 고객들을 상대로 교육하는 방식이다. 내가 모든 권장사항을 제시한다는 맥락에서의 방식이다. 단순하고 작은 일처럼 보일 수 있지만, 일단 실천에 옮기면 모든 것이 명확해진다.

핵심은 날씬함과 타이트함을 결정하는 것이 음식의 질이며, 체중을 결정하는 것은 음식의 양이라는 것이다. 빠지지 않는 살이 있다면 너무 많이 먹거나 질이 낮은 음식을 먹는다는 뜻이다. 과도하게 먹는 양을 줄이거나 질 낮은 음식의 섭취를 중단하면, 지방은 빠지게 돼 있다.

다른 방법으로 접근해 보자. 원하는 것보다 더 살쪘다고 생각하면, 그 살을 유지하기 위해 하고 있는 일이 과연 무엇인지를 살펴보라. 그리고 그 일을 중단하면 된다. 그것이 전부이며, 간단하고 쉬운 일이다.

사실 '쉬운'이라는 단어는 맞지 않을지도 모르겠다. 하지만 그만큼 단단하고 명확하다는 의미다. '쉬운'이라는 단어를 지금까지 알려준 방법과 전략의 맥락에서 사용한다면, 지금까지는 경험해 보지 못한 감량에 대한 새로운 접근이 가능할 것이다.

CHAPTER 5

합리성

이야기를 진행함에 앞서, 먼저 강조할 내용이 있다. 감량과 다이어트와 관련해서 미친 짓을 주장하는 사람들은 어디에나 항상 존재한다는 점이다. 여기서 '미친 짓'에는 어떤 것들이 해당될까? 몇 주 동안 한 끼에 500칼로리씩만 먹는다든지, 정체불명의 혈청 주사를 맞고 아무 노력도 없이 살을 뺀다는 등의 발상들이다. 미친 짓에 빠져들게 되면 90일간 지쳐 쓰러지도록 운동을 한 후에 사진을 찍고 나서는 다시 원래 상태로 돌아가서 몇 년간 소파에 누워 있을 수도 있다.

	합리적인 운동	가혹한 훈련
합리적인 식사	거의 항상 합리적 운동 및 합리적 식사	가혹한 훈련과 합리적 식사
엄격한 다이어트	파티 등에서 과식한 이후 엄격한 다이어트와 합리적 운동	4년에 한 번씩… 아마도? 엄격한 다이어트와 가혹한 훈련

나는 몇몇 워크숍에서 화이트보드에 판독 불가능한 갈겨쓰기로 글을 쓴 적이 있다. 참고로 옛날부터 악필이었으며, 세인트 베로니카 스쿨 시절 손글씨에서 D 학점을 받은 바 있다. 내가 사람들에게 던진 질문은 다음과 같았다.

가혹한 운동이란 무엇인가?

10여 명이 손을 들고 답했다.

나는 이 질문을 즐긴다. 완전히 무작위의 트레이닝 프로그램에서부터 다양한 스포츠(마라톤도 포함)뿐 아니라 DVD로 출시된 피트니스 프로그램 등도 다 포함될 수 있기 때문이다. 피트니스 프로그램 중에는 상당히 위험한 것들도 있고, 6주 내에 부상을 당할 확률이 16~50%가 되기도 한다. 이건 피트니스 프로들의 영역이며, 진전을 위해서는 위험을 감수해야 한다고 생각하는 사람들에게나 어울린다.

합리적인 운동이란 무엇인가?

몇 명이 손을 들고서는 '쉬운 스트렝스 운동' 등의 수줍은 답변을 내놓는다.

나는 명확히 이해될 수 있도록 표현하는 것을 즐긴다.

그런데 합리적인 운동이 무엇인지에 대해서는 명확한 정의를 내리기가 힘들다. 아마도 인간의 모든 기본적 움직임들을 반복 가능한 계획에 따라서 적당한 강도로 하는 것이리라. 어느 곳에서도 그 운동들을 수정하고 바로잡을 수 있도록 시간과 에너지가 충분해야 한다.

또 합리적인 운동은 반복 가능한 운동이라고 봐도 무방할 듯하다.

가혹한 다이어트와 가혹한 식사법이란?

대부분이 완전한 단식이나 단백질 주스만 마시는 식이요법에서부터 정말 미친 짓들까지 거론한다.

내가 예전에 사귀던 여자친구가 3일간의 다이어트를 한 적이 있다. 첫날에는 계란 7개만 먹고 끝이었다. 이튿날엔 오렌지 7개, 마지막 날엔 바나나 7개를 먹었다. 이러면서 7파운드(약 3kg)를 뺐다. 바로 이런 것이 가혹한 다이어트다. 차라리 3일간 아무것도 안 먹는 단식이 더 쉬울 것이다. 과일만 먹는 날에는 혈당이 요동치면서 견디기 힘들 정도로 괴롭기 때문이다.

그 이후에 어떻게 됐는지 궁금하다고? 5일째 되는 날 그녀는 9파운드(약 4kg)의 살이 더 붙었다.

합리적 다이어트 또는 합리적 식사란?

아무 대답도 없었다.

불편한 눈빛으로 쳐다보는 이들이 보인다. 34년간 강의를 하면서 내가 강의 도중에 가스를 내뿜을까 봐 심히 걱정해 왔다. 세미나 수강생들이 나를 날카롭게 쳐다보면 두 가지 생각을 한다. 혹시 내가 방귀를 뀌었을까? 아니면 다른 문제가 있을까. 그러나 확인 결과 그날 방귀를 뀌지 않았다.

백만 가지 다이어트가 존재하는 이 시대에, 피트니스 업계의 유명인사들조차도 합리적인 다이어트를 골라내기는 어려울 것이다.

몇 년 전 올림픽 트레이닝 센터에서 우리는 식사를 할 때 세 가지에 집중하라는 말을 들었다.

단백질
채소
깨끗한 물

전혀 뜻밖의 내용은 아닐 것이다. 이후 롭 울프가 세계에서 가장 복잡한 식사 프로그램(저자가 수많은 것들을 약속하는 내용의 책이며, 그대로 따라 하지 않는 독자에게 문제가 있다고 하는 내용임)을 다음의 세 줄로 요약했다.

더 많은 단백질
더 많은 섬유질
더 많은 피쉬 오일(fish oil)

여기서 주목할 사실은, 내가 이들 개념을 모두 가져다가 내 것처럼 주장하고 있다는 점이다. 내가 뭔가를 처음 말할 때에는 그 말을 한 사람을 정확히 인용해서 말한다. 그리고 그 말을 두 번째로 할 때에는 "내 좋은 친구가 항상 말하듯이…"라고 말한다. 세 번째로 말할 때에는 "내가 항상 말하듯이…"라고 한다.

이것은 도덕 수업 시간에 지적재산권에 대해 배운 대로다.

다음은 『매스 메이드 심플』에서 주장한 내용이다.

> "솔직히 말해서, 정말로 음식을 어떻게 먹어야 할지 모른다고요? 여기 그 아이디어가 있습니다. 어른답게 먹으면 됩니다. 패스트푸드를 먹지 말고 어린이 시리얼도 먹지 말고 단것들과 컴포트 푸드(Comfort food)도 모두 끊으세요. 간식도 좀 덜 먹어야 합니다. 물론 채소와 과일은 더 먹고요. 이걸 모르는 것처럼 굴지 마세요."

> "이게 정말 어려운가요? 그만 투덜대고 변명도 중단하세요. 어른처럼 행동하고 TV 광고에 나오는 것처럼 먹지 마세요. 이제 나잇값을 해야 합니다. 자, 다시 요점으로 돌아갑시다. 어른답게 먹으세요!"

이게 요점이다. 합리적인 트레이닝과 식사 과정을 시작하기 위해서는 목소리를 높이고 주먹을 휘두르면서 사람들을 강하게 설득해야 한다.

피트니스, 웨이트 및 체력관리 분야에서는 그간 합리성을 찾기가 어려웠다. 사람들로 하여금 더 합리적인 방법으로 훈련하도록 노력하는 이들은 비정상적이고 이상하고 낯선 비주류가 됐다.

나는 2년제 대학 시절 스카이라인 칼리지에서 준법률 연구(paralegal research)를 공부를 한 적이 있다. 당시 내 하루하루는 서구 문명의 위대한 규범들과 상법 및 형법 수업들로 가득 차 있었다. 이 두 분야는 거의 매일 뒤얽혔다. 그리스 철학의 이상론에 대해 토론한 뒤에 가방을 집어 들고 홀을 지나서 기본 법적 기준에 대한 강의를 들었다.

법을 이해하려면 먼저 최우선적으로 해야 할 일이 합리성과 합리적임을 이해하는 것이다. 퍼시 헨리 윈필드 경의 다음 발언을 항상 마음에 담아 왔다. 다음은 합리적인 사람에 대해 그가 정의한 것이다.

> "그는 아킬레스의 용기나 율리시스의 현명함이나 헤라클레스의 힘을 가지고 있지 않으며, 천리안에서 비롯된 예지력도 없다. 그는 어떤 어리석은 행동도 기대하지 않을 것이지만, 경험에서 배운 바에 따라 그런 과실이 있을 수 있다는 걸 간과하지 않는다. 그리고 그런 과실이 일반적이라는 것을 경험하면, 다른 이들의 과실로부터 자신을 보호할 것이다. 그는 합리적인 사람이지만 완벽한 시민은 아니다. '용의주도함으로 귀감이 되는 사람'도 아니다.

내가 아는 많은 사람들이 여기 해당되는 듯하다.

합리성은 법학에서 기둥일 뿐 아니라, 진실한 사람의 요건 중 하나로 여겨졌었다. 나의 어머니께선, 진실함은 어떤 상황에서도 항상 일관성을 유지하는 것을 의미한다고 하셨다. 가톨릭 교회 추기경들과 저녁 식사를 해 봤고 프로 운동선수들 및 브로드웨이 스타들, 올림픽 스타들과 피트니스 모델들과도 같이 저녁을 먹어 본 적이 있다. 여전히 나는 내 어머니의 이 조언을 따르려고 노력한다. 나는 내 장례식에서 내가 관에 있든지 단지에 있든지 간에 항상 같은 사람이었다고 기억해 주길 희망한다.

진실성은 정수(integer)와 같은 뿌리에서 비롯된다. 정수와 마찬가지로 진실성은 전인적 인간이 되기를 요구한다. 나는 생각, 행동, 신념 및 삶에 대한 접근을 합리적으로 해야만 공동체에서 살아가면서 생기는 모순, 불공평함 및 불친절을 다룰 수 있다는 것을 알게 됐다. 물론 수십억 명의 사람들이 이 사실을 나보다 더 먼저 발견했을 것이다.

대학 시절 내 코치였던 랄프 모건은 자신의 책상에 이 글을 붙여 놓았다. "합리적으로 행동하라. 내 방식대로 하라."

모건 코치는 디트로이트 라이온즈에 드래프트됐고 해머던지기 선수로서 올림픽에 출전했으며 전미 투창던지기 대회에서 우승했다. 그리고 배틀 오브 벌지(Battle of the Bulge)에서 3개의 메달을 땄다. 아마도 그에겐 합리적인 사람이 될 이유가 일반인에 비해 더 많았을 것이다.

모건 코치는 가장 위대한 세대(Greatest Generation)의 일원으로서 영광스럽고 비극적인 일들을 목격했고 직접 하기도 했다. 그리고 그는 인생을 잘 이해하게 됐다. 그의 방식은 대체로 꽤 좋았다.

저술가인 얼 나이팅게일은 녹음테이프로 출간한 『선두에 서라(Lead the Field)』에서 다음과 같이 말한다. 참고로 이 시리즈가 내 인생을 바꿨다.

> "나에게 있어서 합리성은 진실성과 동의어다. 진실과 근거에 대한 진실성, 그것이 어디로 향하든지 간에…. 어떤 방향의 인생이 그 힘들을 가장 완벽하게 이뤄 낼지 실험과 성찰을 통해서 발견할 준비가 됐는가? 그 방법은 자신에게 진실해지는 것이다. 그것이 진실성이고 합리성이다."

나는 피트니스, 건강 및 스포츠 분야에서 목표를 설정하고 이를 달성하는 최선의 방법을 찾는 데 일생을 바치고 있다. '어디로 향하든지 간에 근거를 향해(To the evidence, no matter where it leads)'가 바로 내 연구의 모토다.

아마 당신은 NFL(미식축구) 콤바인 훈련을 준비하고 있지는 않을 것이다. 내가 8학년이었을 때 목표는 프로 미식축구 선수가 되는 것이었다. 그때 읽은 두 권의 책이 내 인생을 바꿨다. T. H. 화이트가 쓴 『바위에 박힌 검(The Sword in the Stone)』과 엘리어트 아시노프가 쓴 『일요일까지 7일(7 Days to Sunday)』이다. 매주 수요일에 평균보다 체구가 작은 라인배커인 케니 에이버리에 대해 이야기를 한 아시노프의 글을 읽었는데, 그 이야기가 내 인생을 바꾼 것이다. 그가 할 수 있었다면 나도 할 수 있다는 생각 때문이다. 나는 푸시업, 달리기, 텀블링, 허들, 투포환, 원반던지기 훈련을 통해 미식축구에 진출하려고 했다.

결국 미식축구 선수가 되지 못했지만 꽤 훌륭한 원반던지기 선수가 됐다.

미식축구 선수가 되는 데에는 모든 운동들이 도움이 된다. 나는 신체 충돌이 잦은 스포츠들과 직업들의 훈련 시스템을 설명하기 위해 2사분면(Quadrant Two)의 개념을 이용했다. 미식축구를 하거나 특수 작업을 하기 위해서는 엄청나게 많은 종류의 능력이 필요하다. 뿐만 아니라, 이 모든 능력치들을 최소한이라도 갖추는 것만 해도 진실로 엄청난 일이다. 평균 수준의 고교생 미식축구 선수는 당신이 아는 누구보다도 빠르고 힘이 세고 잘 단련됐을 것이다.

2사분면에 속한 사람들을 훈련시키기 위해서는 아이디어 주머니가 꽉 차 있어야 한다. 썰매, 차 밀기, 역도, 레슬링, 스프린트, 허들, 경기장 계단 오르기 등을 포함해서 생각할 수 있는 모든 것들이 신체 충돌이 잦은 스포츠를 준비하는 데 도움이 된다.

나는 미식축구 선수들에게 매스 메이드 심플 프로그램을 1년에 두 번 권장한다. 여기엔 6주간 계속되는 고속 스쿼트와 컴플렉스 트레이닝 및 상체운동이 포함된다. 솔직히 말하자면 이건 끔찍하게 괴로운 훈련이다. 고교 미식축구 선수라면 1년에 두 번 정도 이게 필요할 것이다.

하지만 당신은 이 분류에 해당하지 않는다. 이것은 '상어가 있으니 수영하지 마시오'라는 경고와도 같다. 일반인이 합리적인 트레이닝을 원한다면 이런 무리한 훈련은 매년 하지 않아도 되는 것이다.

피트니스 프로그램 판매를 위한 가장 인기 있는 방법은 프로 미식축구 선수나 특수작전(네이비씰 등) 또는 럭비선수를 내세워서 우리도 그만큼 훈련해야 한다는 인상을 주는 것이다. 하지만 우리 중 대부분은 미식축구를 하지 않는다. 친구나 가족 중에서 프로 미식축구 선수가 얼마나 되는지 세어 보라. 1년 내에 그렇게 될 사람은 거의 없을 것이며, 된다고 해도 3년 내에는 불가능한 일이다.

우리 중 대부분은 아주 간단하고 합리적으로 훈련하면 된다. 참고로 나는 많은 미식축구 선수들의 체력 훈련을 담당하고 있으며, 신체 충돌이 많은 직업을 가진 사람들 역시 내 고객이다. 그 사람들에 대해서는 그들이 필요한 수준에 도달하기까지 일반인과는 다른 훈련 프로그램을 사용한다. 그리고 그들이 27세 정도가 되면 다른 일반인과 똑같은 훈련을 시킨다.

아주 중요한 당부를 요약해서 하겠다. 미식축구를 하고 보는 걸 즐기는 것까지는 좋다. 하지만 당신이 어떤 수준에 속해 있는지 매일 반복해서 인식하고, 이에 맞는 훈련을 하라. 그것이 이 지나치게 거대해진 피트니스 업계에서는 찾기 어려운 진실이다.

조쉬(JOSH)

CHAPTER 6

나는 어떻게 세계 최고의 감량 트레이너가 되었나

지난 2004년을 돌이켜보면, 당시 나는 트레이너로서 낙제점 수준이었다. 나는 고객들에게 훌륭한 운동 프로그램을 제공하고 있다고 생각했으나, 결과적으로 그들은 지방 감량에 성공하지 못했다.

두 번째 달의 마지막 날, 나는 아펙스(Apex)가 주최한 24시간 피트니스 트레이너 자격증 프로그램에 참가했다. 그 당시의 24시간 피트니스는 무법천지와 비슷했다. 지금도 그들이 이렇게 할 거라고는 생각하지 않는다. 하지만 당시에 있었던 충격적인 경험은 내 인생을 총체적으로 바꿔 놓았다.

강사는 나이가 있고 단호하며 늠름한 사람이었다. 그는 소리치며 다음과 같이 말했다. "식사일지는 매우 중요합니다. 만약 식사일지를 쓰지 않는 고객들이 있으면 나는 그들을 GX룸(Group Exercise Room)에 데리고 가서 토할 때까지 군대식 체조를 시킵니다. 그리고 토한 것을 치우게 합니다. 그게 식사일지를 거른 대가입니다. 이런 일을 두어 번 겪으면 식사일지의 중요성을 깨닫게 될 것입니다."

나는 프로그램을 마치고 돌아가서 내 고객들에게 식사일지를 써야 한다고 말했다. 그들 중 일부는 내가 농담을 하는 것으로 생각했다. 하지만 식사일지를 쓰기 시작한 고객들은 모두 즉각 체중이 줄어들고 허리 인치가 감소했다. 식사일지를 쓰지 않은 고객들은 거의 같은 몸 상태를 유지했다.

이렇게 간단한 원리를 나는 그제야 알게 된 것이다. 이건 여러분이 알아야 할 가장 결정적인 사실 중 하나다. 감량을 원한다면, 반드시 식사일지를 써야 한다. 만약 식사일지를 쓰지 않는다면 감량을 기대할 자격도 없다.

이후에 나는 식사일지를 쉽게 쓰는 두 가지 방법을 배웠다.

좋은 것도 없고 나쁜 것도 없다

식사일지가 결정적인 요소라는 사실을 알려주는 것만으로도 나는 고객들이 감량에 성공하도록 돕고 있었다. 고객들 중 60%가 식사일지를 썼고, 그들은 인생이 바뀔 정도의 엄청난 감량 결과를 얻고 있었다.

나머지 40%는 감량에 실패하더라도 그리 나쁘게 생각하지 않았는데, 자신들이 뭘 해야 할지 머리로는 깨달을 수 있었기 때문이다. 하지만 나로서는 그 상황에 만족할 수 없었다. 이제 나는 나머지 40%까지 식사일지를 쓰도록 유도하는 방법을 고민하기 시작했다.

2006년에 나는 덴버(Denver)에서 랜드마크 교육 자기표현 및 리더십(Landmark Education Self-

Expression and Leadership) 프로그램의 코치를 맡았다. 그 프로그램에서 가르쳐 준 것 중에서 중요한 것이 있었는데, 계획을 따르지 않았다고 해서 도덕적으로 나쁘거나 잘못된 게 아니라는 것이었다. 하는 일 중 일부는 목표를 앞당겨 주고, 일부는 그렇지 않다. 계획을 따르는 것은 목표를 향해서 이동시킬 것이며, 계획을 따르지 않는다면 그렇지 않는 경우가 일반적이다.

하지만 어느 쪽도 잘못은 아니다. 계획을 따르지 않는다고 해서 나쁜 사람은 아니라는 의미다.

이 논리를 지방 감량에 대입시켜 보자. 뭘 먹는다고 해도 잘못됐거나 틀린 것은 아니다. 마찬가지로 먹는 음식이 좋거나 올바른 것도 아니다. 식사 또는 지방 감량에 있어서 도덕성을 개입시킬 필요는 없다.

초콜렛 간식 또는 타코벨을 먹는다고 해도 나는 개의치 않는다. 정크 푸드를 먹었다고 해서 나쁜 사람이 되지는 않는다. 유기농 야채와 풀을 먹인 소고기를 먹는다고 해서 좋은 사람이 아닌 것과 마찬가지다.

어떤 음식을 먹는 것은 목표에 더 가까이 데려다 준다. 다른 음식을 먹으면 목표로부터 멀어질 것이다.

이 이상의 의미는 없다. 『살은 월요일에 빠진다』에서는 누구도 식사일지에 쓴 내용을 가지고 당신을 재단하지는 않을 것이다.

책임을 진다는 것은 무엇인가?

만약 자신의 식사일지를 가지고 평가할 생각이라면, 성장해야 한다. 자책은 책임을 지는 것의 반대 개념이다.

음식에 책임을 진다는 것은, 목표에 도움이 되거나 그렇지 않은 행위들을 아무 감정 없이 직시하는 것을 의미한다.

평가받기가 두려워서 식사일지를 쓰지 않는 사람들을 봤다. 물론, 자책은 인간이 하는 일반적인 행위다. 다른 누구도 당신을 평가하지 않는 상황에서도 말이다.

자책하거나 스스로를 판단하는 것이 치열하게 만들지는 않는다. 자책은 완전히 무책임한 행위다.

다음은 **무책임한** 모습이다.
옳은 음식을 먹지 않아서 기분이 나쁜 것(감정)

다음은 **책임 있는** 행동이다.
상점에 가서 좋은 음식을 사고 집에 가져가서 요리하는 것(행동)

다음은 **무책임한** 모습이다.
스스로를 평가하고 자책하는 것(감정)

다음은 **책임 있는** 행동이다.
먹는 음식을 모두 기록하고, 다음 주에는 어떻게 다르게 할지 전략을 세우는 것(행동)

책임을 진다는 것은 감정과 죄책감을 배제시키고 행동에만 집중하는 것이다.

흥미로웠던 것은, 음식과 관련해서 좋고 나쁘다는 개념을 모두 배제시키자 고객들이 실제로 먹은 음식을 식사일지에 쓰기 시작했다는 것이다. 그들은 "나는 일요일에 7개의 칠리핫도그를 먹고 맥주를 6팩 마셨다"는 내용을 식사일지에 쓰더라도 아무 문제가 없을 것이라는 것을 알게 됐던 것이다.

어느날 보니, 고객들이 전부 식사일지를 쓰고 있었다. 그들은 식사일지가 감량에 안 좋은 음식으로 가득했을 때는 웃었고, 감량에 좋은 음식들이 적혀 있을 때에는 자랑스러워하고 있었다.

하지만 중요한 것은, 그들이 먹은 음식들을 모두 적었다는 점이다.

그것이 적혀 있는 순간부터 우리는 감정이나 선과 악, 옳고 그름의 판단을 배제시키고 전략적인 검토를 할 수 있었다. 어떤 행동들이 목표에 도움이 되고 어떤 행동들은 도움이 되지 않는지를 검토할 수 있었다.

그렇게 우리는 한 발짝 전진했다. 이를테면 월요일 아침에 단백질 식사를 하는 것이다. 목표에 도움이 되는 그 행동이 그 주의 유일한 쟁점이 될 것이다. 결국 월요일의 아침식사가 하나의 게임이 된다.

그리고 우리는 그 게임을 이길 것이다.

이런 작은 게임들에서 승리를 하다 보면, 실제로 감량에 성공할 것이고 매력적인 외모를 가지게 될 것이다.

정체성을 바꿔라

다음 사안들에 대해 자신 및 타인과 대화하는 방식을 어떻게 하면 천천히 변화시킬 수 있을지 살펴보자.

1. 당신의 몸
2. 음식
3. 운동

당신이 꿈꾸는 이상적인 몸매를 가진 사람이라면 어떤 식으로 말할지를 생각해 보자.

_____________(연예인 또는 운동선수)씨라면 지금 뭐라고 말하겠는가?

뚱뚱하고 몸매가 엉망인 사람들은 특정한 이야기들을 하며 같은 변명들을 내놓는다.

몸매가 좋은 사람들은 이와는 거의 정반대로 얘기한다.

따라서 몸매가 좋은 사람들이 하는 말들을 해야 하며, 몸매가 좋은 사람들이 믿는 것을 따라서 믿어야 한다.

이건 긍정적 확언(positive affirmation)이 아니다.

비즈니스 철학자인 짐 론은 "행동이 따르지 않는 긍정적 확언은 망상의 시작"이라고 말하곤 했다. 우리가 『살은 월요일에 빠진다』에서 추구하는 건 행동 변화다.

영양과 식사에 대한 대화와 행동이 일치하지 않는 사람들이 많다. 그들은 새로운 운동이나 다이어트를 시도 중일 수도 있다. 하지만 여전히 뚱뚱한 사람처럼 말한다.

몇 가지 사례를 들어 보겠다.

뚱뚱한 사람의 말: 여러분이 구운 음식들을 사무실에 가져오면 나는 먹지 않고는 못 견딘다니까요.

날씬한 사람의 말: 이번엔 여러분만 브라우니를 먹으세요. 나는 화요일엔 브라우니를 먹지 않는답니다. 하하. 걱정 마세요. 다른 날에는 단것을 먹을 테니까요.

뚱뚱한 사람의 말: 나는 운동을 싫어합니다. 해야 하기 때문에 할 뿐이에요.

날씬한 사람의 말: 예전엔 운동을 싫어했지만 해 보니까 생각처럼 나쁘지는 않더군요. 무엇보다도 내가 운동을 통해서 강해진다고 생각하니 기분이 좋습니다.

말로만 그치고, 새로운 행동과 필요한 변화가 뒤따르지 않는 경우가 있다. 이런 일이 없도록 항상 유의하라.

비만에 대해 농담하지 말라

체육관에서 하지 말아야 할 일이 하나 있다. 이에 해당되는 친구들에게 얘기를 해 주기 바란다.

예전에 고객 중 한 명은 비만에 대한 농담을 항상 하곤 했다. 그는 아주 재미있는 친구였고 항상 농담을 하고 돌아다니며 모두를 웃게 했다. 하지만 그의 최고 레퍼토리는 비만과 관련된 농담이었다.

그에게 어떤 운동을 시켰을 때, 그가 그 운동을 좋아하지 않거나 너무 힘들다고 느끼면, 그는 이렇게 말하곤 했다. "아니, 뚱보를 이렇게 괴롭히다니요!"

그래서 나는 그에게 항상 이렇게 말했었다. "그 농담을 하는 것도 지금뿐입니다. 두 달 내로 그 농담을 더 못하게 될 겁니다." 그리고 이렇게 덧붙였다. "이봐요, 지금처럼 식사일지를 쓰고 운동을 하면 새로운 농담이 필요해질 겁니다."

이후 말을 바꿔서 다음과 같이 얘기했다. "유감이지만 당신은 새로운 농담을 해야 할 겁니다. 비만에 대한 농담을 하고 있기엔 너무 강해요.", "유감이지만, 뚱보들은 식사일지를 쓰지 않아요. 그래서 당신에겐 다른 농담이 필요합니다."

내가 가장 즐겨 쓰던 말은 "유감이지만 뚱보들은 매달 3%의 체지방을 감량하지 않습니다"였다.

그러자 그의 농담은 전부 탈모에 대한 것으로 바뀌었다. "아니, 대머리를 이렇게 괴롭히다니요!" 그는 자신이 원하는 몸매를 얻기 위해 식습관을 바꾸고 운동에 변화를 주고 농담의 내용을 바꿔야 했던 것이다.

마지막 운동시간까지 그는 50파운드(약 22.7kg)를 감량했으며 체지방은 10%가 감소했다. 그는 스파이더맨 푸시업을 하게 됐고, 턱걸이도 완벽하게 하고 있었다.

말과 행동은 일치해야 한다. 말과 행동이 일관성을 가져야 목표로 하는 방향을 함께 겨냥할 수 있다.

결국 책임감에 대한 얘기로 다시 돌아온다. '뚱뚱한 사람의 말'은 모두 목표에 대한 책임을 거부하는 방법에 불과하다. 반면, '날씬한 사람의 말'은 목표에 대해 책임을 지는 방법이라고 할 수 있다.

진전, 감성 그리고 늑대들

운동 중에 우는 고객을 많이 봤다. 우는 것은 아주 자연스러운 일이다. 당신에게 생기는 일들은 본질적으로 감성적이다. 앞 챕터의 책임감과 감성에 대한 다른 면이라고 할 수 있다. 인간이 감정을 가지는 건 당연하다.

이제 실제 인생에서 벌어지는 상황을 보자.

보통 울음을 터트리는 고객은 매우 중요한 목표를 가진 이들이며, 이미 최대의 노력을 하고 있는 이들이다. 최대의 노력을 했기에 그들은 이미 엄청난 결과를 얻었다. 그 결과를 지금 당장 체험하지 못할 뿐이다.

여기 2주간 체중 감량 정체 상태에 있는 고객이 있다. 그녀는 아주 중요한 목표로 인해 울고 있다. 고등학교 졸업 10주년 또는 20주년 동문회, 10년 주기 생일, 결혼식, 기념일 등이 여기에 해당할 것이다. 그녀는 최근 2주간 체중을 감량하지 못해서 과연 진전되고 있는 것인지 걱정을 하는 중이다.

여기서 우리가 할 수 있는 일은 그녀가 이미 한 일들을 다시 검토하는 것이다. 여기엔 다음과 같은 내용이 포함된다.

- 그녀가 변화를 시킨 모든 식사들
- 그녀가 자신의 식사를 계획하고 요리하며, 식사일지를 쓰고 있다는 사실
- 그녀가 최근 2주 이전까지는 8주간 매주 1파운드(0.45kg)씩 감량에 성공했다는 사실

다시 책임감에 대한 얘기로 돌아온다. 하지만 책임감은 두 가지로 작용한다. 어떤 경우에는 이미 잘 하고 있는 모든 행위에 대한 책임감이다. 만약 모든 것을 잘 하고 있고 결과를 얻고 있으면서 정체 상태라면, 스스로 잘 하고 있는 모든 것을 인지해야 한다. 만약 계속 이렇게 모든 걸 잘 한다면, 정체 상태는 그리 길지 않을 것이다.

만약 정체 상태가 2주 이상 이어진다면, 재평가가 필요하다.

1. 과연 내가 생각대로 완벽하게 하고 있나? 식사일지를 체크하고 계획을 다시 수립하고 준비하라.
2. 내가 섭취하는 탄수화물과 지방의 질을 논할 때가 아닌가?
3. 더 진전된 식사 전략을 검토해야 하지 않나?

항상 체크해야 하는 평가 항목이 있다. 모든 걸 잘 하고 있으며, 짧은 정체기를 만났을 뿐인가? 아니면 전략을 재검토해야 할 시점인가?

우습게 들릴 수도 있지만, 어떤 경우이든지 간에 그것이 당신이라는 사람에 대한 평가가 되지는 않는다. 그냥 전략을 재검토할 상황이 된 것이다.

울고 있는 고객이 있으면 나는 이렇게 한다. 첫째로는 그녀를 울게 놔둔 후에 그녀의 말을 경청해 준다. 인간이 감정을 가지는 건 당연하고 정상적인 일이다. 그 감정에 의해 무너지지만 않도록 관리하면 된다.

둘째, 그녀가 어떤 전략을 사용하고 있는지와 어떤 결과를 지금까지 얻었는지를 조사한다. 앞서 언급한 사례에서 보듯이 사람들은 감량 프로그램을 시작한 이후로 얼마나 감량에 성공했는지를 잊어버리는 경우가 대부분이다. 나는 항상 처음으로 돌아가서 고객들에게 두 가지를 상기시킨다.

1. 감량 프로그램을 시작한 이후로 체지방 몇 %가 감소했고 옷 치수는 얼마나 줄어들었는가?
2. 식사 계획과 실행에서 얼마나 나아졌는가? 이 질문과 관련해서는 매 식사별로 논의하자. 개선된 식사 한 끼마다 승리를 거둔 것이다.

나는 "우리의 감량 프로그램을 시작하기 전에는 아침에 단백질을 섭취해 본 적이 있나요?"라고 물어볼 수도 있다. 그러면 보통 웃으면서 다음과 같이 말한다. "감량을 시작하기 전엔 아침을 먹어 본 적이 없어요!"

재미있는 점들 중 하나는, 사람들은 목표의 최종점에 도달해야지만 승리라고 여긴다는 것이다. 그곳에 가기 위해서는 수백여 번의 작은 승리들을 차곡차곡 쌓아야 한다는 사실은 잊는 경우가 많다.

다음과 같이 시작하는 인디언 체로키족의 우화를 소개하겠다.

> 늙은 체로키족이 손자에게 인생에 대해 가르치고 있다.
>
> "내 안에서 싸움이 벌어지고 있다"고 그는 소년에게 말했다.
>
> "그건 두 마리 늑대들이 벌이는 끔찍한 싸움이다. 한 늑대는 사악하다. 그는 분노, 질투, 슬픔, 후회, 탐욕, 오만, 자기연민, 죄책감, 억울함, 열등감, 거짓말, 어리석은 자존심, 우월감 및 자존심이다."
>
> 그는 계속 말했다. "다른 늑대는 선하다. 그는 기쁨, 평화, 사랑, 희망, 고요함, 겸손, 친절, 박애, 공감, 너그러움, 진실, 연민, 그리고 신념이다. 네 안에서도 같은 싸움이 벌어지고 있고, 다른 모든 사람에서도 마찬가지란다."
>
> 손자는 1분간 생각한 후에 할아버지에게 질문했다. "어느 늑대가 이길까요?"
>
> 늙은 체로키족 할아버지는 명쾌하게 답변했다. "네가 먹이를 주는 늑대가 이긴단다."

내 고객들에게 음식 및 자신들의 몸을 보는 방법에 대해 조언할 때, 나는 위의 우화를 자주 생각한다. 이는 언제나 일어나는 과정이다. 우리는 작은 습관들을 모두 변화시키면서 한 번에 1파운드(0.45kg)씩 감량하는 이 모험을 하고 있는 셈이다. 이런 것들이 더해져서 최종적인 결과가 나온다.

하지만 여기서의 질문은, 거기에 대해 어떻게 느끼는지다.

최종 목표에 도달하기 위해 얼마나 멀리 가야 하는지를 볼 수도 있다. 한 늑대는 '체중 감량은 힘들고 복잡하며 오랜 시간이 걸리고, 당신이 아직 잘 하고 있지 않다'고 생각한다. 당신은 그 늑대에게 먹이를 줄 수도 있다.

다른 늑대는 변화를 준 식습관이 얼마나 많은 지와, 체중을 지금까지 얼마나 감량했는지를 말한다. 그는 당신이 몸매와 관련해서 거둔 성공과 예전보다 얼마나 더 좋아 보이는지를 설명하고, '체중 감량은 간단하고 기계적이며 당신은 엄청난 진전을 거두고 있다'고 말한다. 당신은 이 늑대에게 먹이를 줄 수도 있다.

음식 관련 닌자스킬

마른 사람은 마른 습관을 가지고 있다. 그들은 마르게 먹는 연습을 해 왔으며, 이것은 기술과도 같다. 그리고 그들은 그 기술을 얻기 위해 많은 연습을 했다.

현재의 몸매를 가진 이유는 그 몸매에 맞게 먹도록 그간 연습했기 때문이다. 특정한 방법으로 먹는 것을 연습할수록, 거기에 더 능숙해진다. 이걸 습관, 기술, 연습 또는 명쾌하게 뇌과학이라고 불러도 좋다.

뇌과학은 엄청나게 단순하다. 뇌는 연습하는 일에 대해 더 효율적으로 변한다.

락스타(rock star)처럼 먹는 것은 기술이다. 더 많이 연습할수록 기술이 좋아진다. 하지만 다른 기술과는 다르다. 이건 닌자스킬(ninja skill)이다. 마치 쿵푸의 달인이 쿵푸를 연습하는 것처럼 연습할 필요가 있다.

한번에 한 식사를 먹으면서 그 식사를 연습하라. 그 식사를 준비하는 것과 미리 요리하는 것을 연습하라. 요리한 식사를 나누고 그것을 먹을 시간을 할애하는 것을 연습하라.

연습이 필요한 음식 관련 4대 닌자스킬

1. **미리 재료를 구입한다.**
2. **미리 준비하고 요리한다.**
3. **요리한 식사를 미리 나누어 놓는다.**
4. **식사 시간을 미리 정한다.**

이 기술들은 모두 연습이 필요하다. 식사일지에 이

내용을 기록하라.

이 기술들을 자주 연습할수록 여기에 더 능숙해질 것이다. 문자 그대로 뇌가 거기에 적응할 것이다.

1주일에 한 끼를 연습해야 한다. 닌자 또는 쿵푸의 달인처럼 한 가지 스킬을 완벽하게 마스터하라. 그 식사를 반복해서 연습하라. 매주 그 식사를 반복하라.

그 한 가지 식사를 마스터하라. 이를테면 월요일 아침식사라고 하자. 그 주에는 월요일 아침식사를 위해 쇼핑하고, 식사를 준비하는 데 주로 노력을 하라. 월요일 아침식사를 위해 요리한 음식을 미리 나누어 놓고, 월요일에 아침을 먹기 위해 어떻게 일찍 일어날 것인지 계획을 수립하라. 월요일 아침식사를 완전히 마스터한 후에야 화요일 아침식사로 넘어갈 수 있다.

가장 중요한 운동 2가지

매주 가장 중요한 '운동' 두 가지는 다음과 같다.

1. 식사일지 복습, 식사 계획, 식재료 쇼핑
2. 음식 준비, 요리 및 나누기

원래는 다음과 같이 주간 계획표를 짜려고 했다. 모든 '운동'이 식사와 연관되어 있는 것을 볼 수 있다.

월요일: 힘든 운동
화요일: 보통 수준의 운동
수요일: 식사일지 복습, 식사 계획, 식재료 쇼핑
목요일: 음식 준비, 요리 및 나누기
금요일: 가벼운 운동
토요일: 휴식
일요일: 휴식

하지만 이렇게 하면 대부분의 사람들은 머리가 아플 것이다. 사람들은 월요일이 매주의 시작이라고 생각한다. 사람들이 가장 중요한 운동을 월요일에 하는 이유가 여기 있다. 다음에서 보는 개정된 주간 계획표는 이를 감안해서 만들어졌다.

일요일: 식사일지 복습, 식사 계획, 식재료 쇼핑
월요일: 음식 준비, 요리 및 나누기
화요일: 힘든 운동
수요일: 휴식
목요일: 보통 수준의 운동
금요일: 휴식
토요일: 가벼운 운동

*중요: 이러면 사람들은 보통 수요일이나 금요일에도 가볍게 음식 준비를 하게 된다.

월요일 '운동'이 바로 식사 준비다. 이것이 일주일 중에서 가장 중요한 운동이기에, 우리는 가장 중요한 것을 제일 처음 배치시키는 묘수를 두는 것이다.

음식 준비가 주간 계획 중에서 가장 중요한 운동이라는 것을 완전히 인식하기 전까지는 운동을 통해서 결과를 얻어 내려고 하는 덫에 계속 빠져 있을 것이다. 그런 운동으로는 결코 목표를 달성할 수 없다.

이것을 명심하라.

운동을 하고 강해지는 것은 당연히 필요하다.
그러나 감량이라는 목표를 달성하기엔 이것만으로는 불충분하다.

당신은 이걸 이미 알고 있다. 수년간의 경험이 이를 입증한 바 있다.

믿고 싶지 않은 진실이 바로 여기에 있다. 식습관을 바꾸는 것이, 체육관에 가서 운동을 하고도 아무 결과도 얻지 못하는 것보다 더 어렵다는 사실이다.

우리가 지속적으로 작은 변화들을 만들어내야 하는 이유가 바로 여기 있다.

CHAPTER 7

11가지 습관

습관 1	계획	일요일 또는 월요일에 1주일의 식사 메뉴를 계획한다. 자유 식사를 미리 편성해 놓는다.
습관 2	장보기	일요일 또는 월요일에 계획에 따라 장을 본다.
습관 3	요리	일요일 또는 월요일에 식재료를 준비하고 요리하고 나누어 놓는다.
습관 4	식사일지	식사일지를 매일 쓴다. 일요일 또는 월요일에 1주일의 식사일지를 검토한다.
습관 5	단백질	매 끼니마다 단백질을 섭취하는 것을 명심하라.
습관 6	칼로리	섭취한 총칼로리를 식사일지에서 검토하라. 총칼로리 섭취량과 주간 체중 변화를 비교하라.
습관 7	천천히 먹기	천천히 식사하라. 한 끼 식사에 적어도 15분은 걸려야 한다.
습관 8	80%	80%의 포만감을 느끼면 먹는 것을 중단한다.
습관 9	건강한 지방	대부분의 식사에서 건강한 지방을 섭취해야 한다. 먹고 나서 허기를 느끼는 식사가 있으면 거기에 건강한 지방을 추가하라. 그러고 나서 포만감을 느끼는 데 도움이 되는지 확인한다.
습관 10	질 좋은 탄수화물	섭취하는 탄수화물의 질을 확인하라. 대부분의 탄수화물을 현미, 퀴노아, 현미 파스타, 통밀빵, 과일, 채소로부터 얻고 있는가?
습관 11	감사	감사일지를 매일 쓴다. 몸에 대해 마음에 드는 내용과 자랑스러운 부분과 감사하는 내용을 하나씩 써라.

보너스 습관 12: 시몽키다!

습관을 두 개 추가하자면 물과 취침이 될 것이다. 이들 중 하나라도 부족하면 허기를 느끼게 된다.

첫 번째로 추가할 습관은 물 마시기다. 물은 몸을 바꿔 주는 마법의 약까지는 아니지만, 물을 마시지 않으면 항상 허기를 느끼게 된다. 탈수 상태가 되면 추가로 허기를 느끼면서 감량을 완전히 포기하는 사태가 생길 수 있다.

물만 주면 살아나는 시몽키(sea-monkey)들을 알고 있는가? 당신도 그들과 같다. 물을 마시면 다시 생명을 얻게 된다! 반면 물이 없으면 플라스틱 백에 담긴 딱딱하고 죽은 상태의 새우일 뿐이다. 좋다. 솔직히 말하자면 이 비유는 부적절할 수도 있다. 하지만 이렇게 엉뚱한 비유를 하면 물을 마시는 것을 기억하는 데 도움이 될 것이라고 생각했으니 이해해 주기 바란다.

만약 탈수 상태가 되면 항상 끔찍한 허기를 느낄 것이다. 항상 배고픈 상태가 되기 싫다면 탈수 상태를 피해야 한다.

탈수 상태는 소변으로 확인할 수 있다는 게 일반적이다. 만약 소변을 아예 보지 않는다면, 탈수 상태라는 걸 의미한다. 소변을 보기는 하는데 진한 노란색이라면, 탈수 상태다. 소변이 연한 노란색 또는 투명색이라면, 탈수 상태가 아니다. 생명 및 신체 기능을 유지하기에 충분한 수분을 보유하고 있다는 의미다.

보너스 습관 13: 빛을 쳐다보지 말라!

두 번째로 추가할 습관은 취침이다. 만성적으로 잠이 부족한 상태라면, 잠을 추가로 잘 경우 엄청난 힘을 얻은 것처럼 기분이 좋아질 것이다. 만약 잠을 제대로 자지 않는다면 설탕과 탄수화물을 갈망하는 반면 단백질과 야채는 꺼리게 될 것이다.

여기서 큰 문제는, 잠이 항상 부족한 사람들은 대부분 그 상황을 바꿀 수가 없는 사람들이라는 사실이다. 이를테면 간호사나 의사 등 근무 강도가 높은 사람들이 있고, 밤새 깨서 우는 아기를 키우는 엄마들도 여기 포함된다. 이 사람들의 경우, 충분한 잠을 자지 못했을 때 패스트푸드를 먹는다거나 계획한 식사를 준비하지 못하는 일이 생길 수 있다. 이런 상황을 막기 위해서는 항상 음식을 미리 준비하는 것이 필요하다.

다른 경우를 보자. 만약 TV를 밤늦게까지 보느라고 잠이 부족하다면, 감량과 TV 중에서 하나를 선택해야 할 것이다. 인체는 해가 뜨면서 잠에서 깨어나고 밤에는 잠을 자는 것을 선호한다. 불행하게도, TV, 스마트폰, 컴퓨터, 전자책, 태블릿, 패드 등의 전자 화면들은 우리를 밤늦게까지 재우지 않을 정도로 밝은 빛을 가지고 있다. 만약 잠을 더 자고 싶다면, 빛을 쳐다보는 일을 중단하라. 저 전자기기들의 전원을 일찌감치 끄라는 의미다.

11가지 습관들이 현실에서 가능한가?

내가 습관 관련 섹션을 처음 만들 때 한 실수는, 너무 깨끗하고 단순했다는 것이다. 현실에서는 그렇게 될 수가 없다.

그래서 다른 몇 가지 전략들을 세워 놓았다.

저 11가지 습관들은 옳다. 이론적으로는 하나씩 매주 실천하고 모든 게 멋지게 끝날 수 있다. 하지만 나조차도 그렇게 성공해 본 적은 없다. 나는 어떤 고객들에게는 이 습관들을 특정한 순서대로 진행시키고, 다른 고객들에게는 또 다른 순서를 제안한다. 그리고 어떤 사람들은 특정한 순서대로 진행하다가 중간에 순서를 바꾸기도 할 것이다.

그게 현실이다. 상황은 변한다. 각기 다른 시기에 다른 것들을 필요로 한다. 어떤 때에는 특정한 순서로 진행해서 좋은 결과를 얻을 수도 있으며, 나중에는 다른 순서가 필요한 상황이 올 수도 있다. 이렇게 해도 괜찮으며 이를 감안해서 진행해야 한다.

하지만 변화를 시켜도 공통점이 있다. 매주 한 가지 습관에만 집중한다는 것이다. 그리고 이 습관들 중에는 중복되는 것들도 있다. 여기서 습관 실천에 관련한 전략들을 살펴보자.

1. '숫자대로 하기' 전략('결과를 빨리 내놓으시오'와 같은 의미)
2. '계획하고 준비하기' 전략
3. '한 번에 식사 한 끼 승리하기' 전략
4. '포만감이 감량이다' 전략
5. '마음 챙김(mindfulness)' 전략
6. '현상유지' 전략

'숫자대로 하기' 전략, 결과를 빨리 내놓으시오!

이 전략에서는 온라인 식사일지들이 위력을 발휘한다. 왜냐하면 숫자들을 그대로 볼 수 있기 때문이다.

이것은 음식 관련 교육을 할 때 항상 첫 번째로 살피는 지점이다. 이렇게 간단한 방법으로 계속 할 수 있다면, 시작해 보자. 우리는 온라인 식사일지에서 다량영양소 내용과 칼로리와 관련된 조언을 한다.

이건 정말 간단한 방법이다. 목표 체중 1파운드(0.45kg)마다 0.75그램의 단백질을 섭취하라(이것은 단백질 습관이다). 그리고 1주일에 1파운드를 감량할 수 있는 칼로리를 구하라(칼로리 습관). 추가로, 건강한 지방을 약간 추가하고 탄수화물은 약간 줄인다(이건 거시적인 관점에서의 습관이다).

우리가 시도할 2차 습관들에는 탄수화물과 지방의 질을 좋게 하는 것도 포함된다. 일반적으로 내 경험에 따르면 숫자들이 올바르기만 하면 잘 하고 있는 것이다. 하지만 혹시 모르니까 그 부분을 확인할 필요는 있다.

이미 장보기, 음식 준비하기, 계획하기 습관을 가지고 있다면 이 방법이 결과를 얻기 위한 가장 빠른 길이다. 이것은 이미 습관 1, 2, 3을 하고 있다는 것을 의미한다. 따라서 우리는 습관 4를 시작할 수 있다.

나는 내 고객 모두에게 이 모델로 시작하도록 한다. 그리고 계획, 준비, 요리에 문제가 없는지를 확인한다. 나의 고객 중 50% 정도는 '숫자대로 하기' 전략을 채택하고 유지할 수 있다.

숫자대로 하기: 첫 번째 순서		
습관 4	식사일지	식사일지를 매일 쓴다.
습관 5	단백질	매 끼니마다 단백질을 섭취하는 것을 명심하라. 목표 체중 1파운드(0.45kg)마다 0.75그램의 단백질을 섭취하라.
습관 6	칼로리	식사일지에서 섭취한 총칼로리를 검토하라. 총칼로리 섭취량과 주간 체중 변화를 비교하라.

* 각각의 전략엔 두 가지 순서의 습관이 있는데, 거기엔 11가지 습관들 중 일부가 포함되어 있으며 다른 것은 없다. 가장 필요로 하는 전략을 선택하라. 그러면 그 전략은 가장 큰 변화를 일으켜 줄 습관들의 순서에 집중하게 해 줄 것이다.

1주일에 습관 한 개씩을 추가하면서 첫 번째 순서에 나온 3가지 습관들을 익혀라.

첫 번째 순서에 나온 습관들을 익히고 그로 인해 효과를 봤다면, 두 번째 순서로 넘어가라.

숫자대로 하기: 두 번째 순서		
습관 9	건강한 지방	대부분의 식사에서 건강한 지방을 섭취해야 한다. 먹고 나서 허기를 느끼는 식사가 있으면 거기에 건강한 지방을 추가하라. 그러고 나서 포만감을 느끼는 데 도움이 되는지 확인한다.
습관 10	질 좋은 탄수화물	섭취하는 탄수화물의 질을 확인하라. 대부분의 탄수화물을 현미, 퀴노아, 현미 파스타, 통밀빵, 과일, 채소로부터 얻고 있는가?

만약 단백질과 칼로리를 제대로 섭취한다면, 결과를 낼 수 있다. 식사일지는 단백질 및 칼로리에 대한 점수카드이며, 만일 그것이 정확하다면 궁극적으로 결과는 식사일지에 나온 숫자들과 항상 맞을 것이다.

추가로, 지방 및 탄수화물의 질이 개선되면 칼로리 및 단백질을 제대로 섭취함으로써 얻는 결과에 폭발적인 가속도가 붙을 것이다.

다음 표가 바로 감량의 만능열쇠라는 것을 우리는 이미 알고 있다.

『살은 월요일에 빠진다』 결과를 얻기 위한 열쇠	
당신의 체중	당신이 먹는 음식의 양(칼로리)
당신의 체지방	당신이 먹는 음식의 질 및 당신의 강함을 의미

따라서 '숫자대로 하기' 전략은 그 숫자들을 추적해서 최고의 결과를 위해 조정하는 것이다. 그것은 놀라운 결과들을 얻기 위한 가장 빠르고 가장 직접적인 길이다. 그리고 많은 경우 이렇게 간단하기까지 하다.

하지만 이 방법이 여의치 않을 경우엔 다른 전략들이 있다.

계획하고 준비하기 전략

이 전략은 온라인 식사일지 또는 수첩 식사일지를 통해 가능하다. 하지만 이 전략에서는 일일계획표와 캘린더가 진가를 발휘해야 한다.

'숫자대로 하기' 전략과 마찬가지로, 우리는 1주일에 한 가지 습관만 익히도록 할 것이다. 여기서 우리는 1, 2, 3번 습관인 계획, 장보기, 요리로 시작해서 계획, 장보기, 요리를 어떻게 했는지를 기록하는 4번 식사일지로 넘어간다.

계획하고 준비하기: 첫 번째 순서		
습관 1	계획	일요일 또는 월요일에 한 주간의 식사 메뉴를 계획한다. 자유 식사를 미리 편성해 놓는다.
습관 2	장보기	일요일 또는 월요일에 계획에 따라 장을 본다.
습관 3	요리	일요일 또는 월요일에 식재료를 준비하고 요리하고 나누어 놓는다.
습관 4	식사일지	식사일지를 매일 쓴다. 일요일 또는 월요일에 한 주간의 식사일지를 검토한다.

* 각각의 전략엔 두 가지 순서의 습관이 있는데, 거기엔 11가지 습관 중 일부가 포함되어 있으며 다른 것은 없다. 가장 필요로 하는 전략을 선택하라. 그러면 그 전략은 가장 큰 변화를 일으켜 줄 습관들의 순서에 집중하게 해 줄 것이다.

1주일에 습관 한 개씩을 추가하면서 첫 번째 순서에 나온 4가지 습관들을 익혀라.

첫 번째 순서에 나온 습관들을 익히고 그로 인해 효과를 봤다면, 두 번째 순서로 넘어가라.

가장 중요한 것은 계획이다

오랜 세월 동안 나는 식사일지에 의존해 왔다. 그런데 어느 순간 나는 내가 식사일지를 사용하는 목적은 고객들의 '계획'을 돕기 위한 것이라는 것을 깨달았다. 거기에 차이점이 있었던 것이다.

나는 식사일지 코치만을 위해 고객을 받았다. 그러면서 확인한 사실은, 대부분의 사람들에겐 사전 계획이 중요하다는 것이다. 그것이 가장 중요한 습관이다.

식사일지는 여전히 엄청나게 중요하다. 결국 스스로의 코치인 셈이다. 어떤 일이 일어났는지를 보기 위해 식사일지가 필요하다. 그리고 다음 주의 계획을 세우기 위해 그것을 사용한다.

재정에 비유하면 이해하기 쉽다. 예산이 바로 계획이며, 수표장(checkbook)이 식사일지에 해당된다.

내 식사일지 고객 중 대부분은 일일 계획을 세운다. 매일 밤이면 그들은 다음 날의 계획을 짠다(사람들이 항상 계획을 100% 따르는 것은 아니지만, 계획을 세우는 경우는 많다).

다음은 항상 알고 있어야 할 점들이다.

계획: 내일의 계획은 무엇인가?

행동: 내가 오늘 뭘 먹고 있나? 어제 내가 세운 계획이 그대로 실현되고 있다!

식사일지: 어제 내가 계획대로 했던가?

짐 론은 이런 말을 한 적이 있다. 쉽게 얘기하자면, 계획이 가장 중요하다는 것이다. 만약 오늘을 위한 계

계획하고 준비하기: 두 번째 순서		
습관 5	단백질	매 끼니마다 단백질을 섭취하는 것을 명심하라.
습관 6	칼로리	식사일지에서 섭취한 총칼로리를 검토하라. 총칼로리 섭취량과 주간 체중 변화를 비교하라.
습관 9	건강한 지방	대부분의 식사에서 건강한 지방을 섭취해야 한다. 먹고 나서 허기를 느끼는 식사가 있으면 거기에 건강한 지방을 추가하라. 그러고 나서 포만감을 느끼는 데 도움이 되는지 확인한다.
습관 10	질 좋은 탄수화물	섭취하는 탄수화물의 질을 확인하라. 대부분의 탄수화물을 현미, 퀴노아, 현미 파스타, 통밀빵, 과일, 채소로부터 얻고 있는가?

획을 가지고 있지 않다면 오늘은 없어진 것이다. 내일을 위한 계획을 수립하라.

계획 수립은 미래를 보는 것과 유사한 매력이 있다. 내일 나타날 방해요소를 미리 살펴볼 수 있으며 사전에 조치를 취할 수도 있다. 상점에 가야 하는가? 그것은 많은 사람들에게 장애물이다. 그들은 제대로 된 영양섭취에 매일 실패한다. 장을 보러 가서 좋은 음식을 구입하는 것이 체육관에 가는 것보다 더 중요하다는 것을 깨닫지 못하기 때문이다.

다이어트 관련 분야 저술가인 빌 필립스는 자신의 저서 『일상 식단 활용하기(Eating For Life For Journal)』에서 '대부분의 사람들은 주의 깊게 생각하면 식사 계획을 가로막는 모든 장애물들을 알아낼 수 있다'고 말한다. 여기 그가 낸 아주 간단한 문제들이 있다. 다음을 보자.

음식과 관련해서 겪는 3대 장애물이 무엇인가?

1. ______________________________
2. ______________________________
3. ______________________________

이 3대 장애물을 극복하기 위해 적소에 배치할 수 있는 3가지 장치는 무엇인가?

1. ______________________________
2. ______________________________
3. ______________________________

장치들과 관련된 전반적 아이디어는 이렇다. 뭔가를 계획하거나 또는 물리적으로 배치시켜서 장애물을 극복하도록 돕는다는 것이다. 이를테면, 배우자가 당신이 계획한 대로 먹는 것을 원하지 않는다면, 그건 놀랄 일이 아니다. 그걸 미리 알 수 있다. 이 경우 배치시킬 수 있는 구조물은, 계획에도 부합하면서 배우자도 잘 먹을 수 있는 식사 리스트를 준비하는 것이다. 또는 분량을 어떻게 조절할지를 생각하는 방법도 있다. 아니면 부부가 식사 때 서로 다른 음식을 먹어도 괜찮을지 생각해 볼 수도 있다. 모두 사전에 계획할 수 있는 일들이다.

일 때문에 외식을 자주 해야 한다면, 미리 메뉴를 보고 배고픈 상태에서 도착하기 전에 원하는 음식을 고르면 된다. 메뉴 중에서 가장 좋은 옵션을 찾아 놓아라. 그러면 도착하자마자 바로 주문할 수 있을 것이다.

어려워하는 장보기 또한 계획만 세웠다면 미리 할 수 있다.

사교모임이 있다면, 역시 미리 생각해서 준비하면 된다. 미리 생각하는 데에는 돈이 들지 않는다.

만약 외식할 생각이라면 뭘 먹을 것인지 계획을 세우면 된다. 친척집을 방문한다면 음식을 고를 때 뭐라고 얘기할지 미리 계획을 세울 수 있다. 저녁식사를 요리한다면 언제 요리를 할 것인지를 계획할 수 있다.

이 모든 것은 사전에 준비하면 대비할 수 있다. 아마 내일 저녁을 자유식으로 만들어야 할 수도 있다. 미리 알고서 계획을 세워 놓는다면, 저녁 때 자유로운 식사를 하더라도 그것은 계획의 일부가 되는 것이다. 계획을 세우지 않았다가 자유로운 식사를 한 후에 실패했다는 느낌이 드는 것보다는 훨씬 낫다.

계획만 있다면 모든 힘을 가질 수 있다.

'한 번에 식사 한 끼 승리하기' 전략

한 번에 한 끼 식사를 코치한다(아침/점심/저녁).

일주일에 한 끼

- 이 식사들을 위해 요리 레시피를 찾는 데 주력하라.
- 이 식사들을 위해 계획을 세워라.
- 이 식사들을 위해 재료를 준비하라.
- '나는 항상 XYZ 식사 때문에 고심한다'고 말하는 사람들에게 효과가 있다.

한 번에 식사 한 끼 승리하기: 첫 번째 순서		
습관 1~3	아침	일요일 또는 월요일에 그 주의 아침식사들을 위해 계획하고 장을 보고 요리한다.
습관 1~3	점심	일요일 또는 월요일에 그 주의 점심식사들을 위해 계획하고 장을 보고 요리한다.
습관 1~3	저녁	일요일 또는 월요일에 그 주의 저녁식사들을 위해 계획하고 장을 보고 요리한다.
습관 4	식사일지	식사일지를 매일 쓴다. 일요일 또는 월요일에 한 주간의 식사일지를 검토한다.

* 여기서도 마찬가지다. 각각의 전략엔 두 가지 순서의 습관이 있는데, 거기엔 11가지 습관 중 일부가 포함되어 있으며 다른 것들은 없다. 가장 필요로 하는 전략을 선택하라. 그러면 그 전략은 가장 큰 변화를 일으켜 줄 습관들의 순서에 집중하게 해 줄 것이다.

1주일에 습관 한 개씩을 추가하면서 첫 번째 순서에 나온 4가지 습관들을 익혀라.

첫 번째 순서에 나온 습관들을 익히고 그로 인해 효과를 봤다면, 두 번째 순서로 넘어가라.

식사 한 끼에 변화를 주는 것이 효과가 있을까?

처음에는 아침식사만을 바꾸거나 월요일 아침식사에만 변화를 주는 게 어리석게 보일 수도 있다. 하지만 그것이 식사 한 끼만 바꾸는 것이라고는 생각하지 마라. 매주 월요일 아침식사에 변화를 주면, 연간 52번의 아침식사가 바뀐다.

이것이 장기간에 걸친 변화를 일으킬 수 있는 방법이다.

추가로 주목할 사안: 만약 이렇게 진행하다가 중간에 실패하거나 도움이 필요하게 되더라도 괜찮다. 매일 식사를 완전히 터득하는 데 1주, 6주 또는 24주가 걸려도 상관없다. 그게 성공하기만 한다면 인생 자체가 영원히 바뀌었을 것이기 때문이다. 아무리 오래 걸려도, 모든 변화가 몸에 결과로서 나타날 것이다.

이것은 10분 복근운동이나 죽음처럼 괴로운 강훈련에 비해서는 덜 섹시해 보일 것이다. 하지만 현실에서는 이게 효과가 있다. 일관성을 가지고 유지할 수 있는 작은 변화들이다.

매주 한 끼 식사에 변화를 주라. 매번 그 식사가 돌아올 때마다 더 나은 계획을 세우고 장보기도 더 잘하고, 요리 솜씨도 더 좋아진다. 이러면서 완전히 터득하는 것이다.

화요일 아침식사 준비가 힘들다면, 토요일 아침식사로 넘어가지 마라. 한 번에 한 걸음씩 무리 없이 전진해야 한다. 이런 방식이 처음이라고 해도 괜찮다. 아마도 이게 처음 해 보는 현실 기반 감량 프로그램일 것이다.

한 번에 식사 한 끼 승리하기: 두 번째 순서		
습관 5와 6	아침	매 아침식사마다 단백질을 섭취하도록 하라. 아침식사 칼로리와 주간 체중 변화를 비교하라.
습관 5와 6	점심	매 점심식사마다 단백질을 섭취하도록 하라. 아침식사 칼로리와 주간 체중 변화를 비교하라.
습관 6과 6	저녁	매 저녁식사마다 단백질을 섭취하도록 하라. 아침식사 칼로리와 주간 체중 변화를 비교하라.
습관 9와 10	아침	매 아침식사마다 건강한 지방을 섭취하고 식사 후에 포만감을 확인하라. 아침식사 때 섭취하는 탄수화물의 질을 확인하라.
습관 9와 10	점심	매 점심식사마다 건강한 지방을 섭취하고 식사 후에 포만감을 확인하라. 점심식사 때 섭취하는 탄수화물의 질을 확인하라.
습관 9와 10	저녁	매 저녁식사마다 건강한 지방을 섭취하고 식사 후에 포만감을 확인하라. 저녁식사 때 섭취하는 탄수화물의 질을 확인하라.

만약 엄청난 성공을 거둬서 첫째 주에 12끼의 식사(모든 아침식사 및 점심식사)를 바꾸는 결과를 낸다면, 그것도 괜찮다. 사실 그건 경이로운 일이다. 하지만 성공적인 감량의 한 주였는지를 평가하기 위해 그 주를 되돌아볼 경우에는 그 주에 습관을 바꿀 예정이었던 식사들만을 살펴봐야 한다.

다시 설명하자면, 만약 첫째 주에 아침식사만 바꿔도 되는데 모든 아침식사와 점심식사에 변화를 줬다면, 아침식사에 대해서만 검토를 하라는 것이다. 처음 시작했을 때에 비해 적어도 한 끼의 아침식사라도 나아졌는가? 그리고 다음 주에는, 처음 시작했을 때에 비해 적어도 한 끼의 점심식사라도 나아졌는지를 검토하라.

첫째 주에 모든 아침식사에 변화를 주는지, 한 끼의 아침식사에만 변화를 주는지는 중요하지 않다. 마지막으로 아침식사를 계획했던 때에 비해 약간만 나아졌어도 된다. 적어도 아침 한 끼만이라도 괜찮다. 전체 식사 계획을 3주 내에 바꿔도 좋고 18주가 걸려도 괜찮다.

'포만감이 감량이다' 전략

포만감 전략을 위해서는 온라인 식사일지 또는 수첩 식사일지를 사용할 수 있다. 수첩 식사일지는 소감을 기록하는 데에 훌륭한 수단이 될 수 있다. 온라인 식사일지의 경우에는 더 정확한 단백질, 탄수화물 및 지방 비율을 제공할 것이다.

많은 사람들은 천천히 먹는 것이 결정적인 효과를 낼 수 있다고 여긴다. 첫 상담에서 나는 때때로 고객들에게 혹시 음식을 빨리 먹는지를 물어보는데, 그때마다 그들은 웃는다. 이건 좋은 신호가 아니다.

식사 속도는 너무 신경 쓰지 말라. 영양소를 제대로 섭취하는지 여부가 중요하다. 우리는 여기에 대해 세 번의 장기적 공격을 가할 것이다.

지금부터 영양소의 비율에 대해 논하겠다. 단백질 섭취를 제외하면 이건 우리가 집중하고 있는 습관들 중 하나는 아니다. 따라서 특별한 언급이 필요하다.

대부분의 사람들은 단백질 비율이 높은 식사를 해야 더 포만감을 느낀다.

어떤 사람들은 탄수화물 비율이 높아야 더 포만감을 느낀다.

어떤 사람들은 지방 비율이 높아야 더 포만감을 느낀다.

우리는 탄수화물의 질을 살펴볼 것이다. 캔디바보다는 사과를 먹어야 포만감을 더 느낀다는 건 놀랄 일이 아니다. 그리고 식사를 캔디바로 때우는 사람은 거의 없다. 스스로에게 이 질문을 항상 해 보라. 이 식사가 나를 더 배고프게 만들지, 아니면 배부르게 만들 것인지?

건강한 지방은 중요하다. 지방은 포만감을 촉발시킨다. 따라서 이 부분은 쉽게 정리될 수 있다.

다량영양소의 비율은 조절하기가 쉽다. 식사일지를 보고 어느 식사 이후에 더 포만감을 느꼈는지를 검토하라. 그리고 어느 식사 이후에 허기를 느꼈는지를 살펴보라. 식사일지에 포만감과 관련된 메모를 별도로 해야 한다. 그리고 주간 리뷰를 할 때 이것을 기준으로 다음 주 식사 메뉴를 결정해야 할 것이다.

식사일지에서 몇 가지 사항들을 살펴보자

단백질이 더 포함된 식사에서 포만감을 느끼는가?
건강한 지방을 먹어야 포만감을 느끼는가?
야채를 많이 먹어야 포만감을 느끼는가?
질 좋은 탄수화물을 먹어야 포만감을 느끼는가?
단백질을 먹지 않으면 허기를 더 느끼는가?
건강한 지방을 먹지 않으면 허기를 더 느끼는가?
설탕을 먹은 후에 허기를 더 느끼는가?
주스나 탄산음료를 마신 후에 허기를 더 느끼는가?
식사 또는 오후 간식을 거른 후에 허기를 더 느끼는가?

식사일지를 보면서 이 질문들을 해보라. 메모한 내용이 추후 계획 수립에 도움을 줄 것이다.

포만감이 감량이다: 첫 번째 순서		
습관 7	천천히 먹기	천천히 식사하라. 한 끼 식사에 적어도 15분은 걸려야 한다.
습관 4	식사일지	식사일지를 매일 쓴다. 일요일 또는 월요일에 한 주간의 식사일지를 검토한다.
습관 5	단백질	매 끼니마다 단백질을 섭취하는 것을 명심하라. 목표 체중 1파운드(0.45kg)마다 0.75그램의 단백질을 섭취하라.
습관 9	건강한 지방	대부분의 식사에서 건강한 지방을 섭취해야 한다. 먹고 나서 허기를 느끼는 식사가 있으면 거기에 건강한 지방을 추가하라. 그러고 나서 포만감을 느끼는 데 도움이 되는지 확인한다.
습관 10	질 좋은 탄수화물	섭취하는 탄수화물의 질을 확인하라. 대부분의 탄수화물을 현미, 퀴노아, 현미 파스타, 통밀빵, 과일, 채소로부터 얻고 있는가?

* 여기서도 마찬가지다. 각각의 전략엔 두 가지 순서의 습관이 있는데, 거기엔 11가지 습관 중 일부가 포함되어 있으며 다른 것들은 없다. 가장 필요로 하는 전략을 선택하라. 그러면 그 전략은 가장 큰 변화를 일으켜 줄 습관들의 순서에 집중하게 해 줄 것이다.

1주일에 습관 한 개씩을 추가하면서 첫 번째 순서에 나온 5가지 습관들을 익혀라.

첫 번째 순서에 나온 습관들을 익히고 그로 인해 효과를 봤다면, 두 번째 순서로 넘어가라.

포만감이 감량이다: 두 번째 순서		
습관 8	80%	80%의 포만감을 느끼면 먹는 것을 중단한다.
습관 6	칼로리	식사일지에서 섭취한 총칼로리를 검토하라. 총칼로리 섭취량과 주간 체중 변화를 비교하라.

두 번째 순서에서 첫 번째 습관은 80%의 포만감을 느낄 때 그만 먹는 것이다. 이 전략의 핵심이 있다면 바로 이 부분이다. 우리는 포만감을 느끼게 만들도록 권한 내에서 모든 것을 할 것이다. 그리고 완전히 포만감을 느끼기 전에 그만 먹게 하겠다.

불행하게도, 사람들은 '과식'과 포만감을 혼동해서 사용한다. 그래서 초반에는 정상적이고 건강하고 적당한 분량의 식사로는 100% 포만감을 얻지 못한다. 다른 말로 하자면 과식을 하게 되는 것이다.

'원래 마른' 사람들과 '다이어트나 음식 걱정을 아예 안 해도 되는' 사람들은 80%의 포만감에서 저절로 멈추는 사람들이다. 그게 유전적인 것이라고 할 수도 있고, 어린 시절에 그릇을 깨끗하게 비워야 한다는 교육을 부모로부터 받지 않았을 수도 있다. 그 습관이 어디서 비롯됐든, 80% 포만감에서 멈추는 연습을 해야 한다.

원래 마른 사람처럼 먹는 방법을 훈련한다고 생각하면 편하다.

허기와 관련된 대부분의 사안은 단지 습관들일 뿐이다. 포만감을 더 느낄 음식을 선택하는 장기간의 훈련을 시작하라. 그리고 80%의 포만감에서 멈출 수 있도록 하라.

마지막 습관은 실제로 결과를 얻을 수 있는 칼로리를 섭취하는지를 확인하는 것이다. 포만감에 대해 다른 방법으로 생각해 본다면, 100% 포만감을 느낀다는 건 몸이 그대로 유지될 것이라는 의미다. 그리고 80%의 포만감은 감량이 시작되도록 몸이 설정된다는 것이다.

언제나 그랬듯이, 이 전략의 성공 여부를 확인하기 위해서는 감량 결과와 칼로리들을 비교하면 된다.

마음 챙김 전략

우선 이 전략에서는 온라인 식사일지가 아닌 수첩 식사일지를 사용하게 된다. 이 전략은 느낌과 많은 연관이 있으며, 쓸 공간이 필요할 것이다. 또한 이 전략에서는 다량영양소 관련 숫자들을 신중하게 검토하지는 않지만, 대신 음식의 질에 주로 집중한다.

나는 모든 사람들이 이 전략에 일정 시간을 투자해야 한다고 생각한다. 어떤 사람들은 놀라운 결과들을 얻으며, 목표 달성 때까지 이 전략을 계속 사용할 수도 있다. 다른 사람들은 훌륭한 결과를 얻고 마음가짐을 바꾸지만, 감량에서는 계속 정체 상태를 보일 수도 있다. 그들의 경우 다음 단계의 결과를 얻기 위해서는 다른 전략 중 하나로 갈아타야 한다.

필요한 것을 얻기 위해 다른 전략으로 갈아타는 것은 좋다. 발전하고 변화하면서 전략을 바꾸는 것은 이상하지 않다. 1년 후 지금과는 다른 사람이 되어 있을 것이다.

이 전략에 대해 길게 서술하기보다는 예전에 내 고객들 중 한 명에게 보낸 이메일을 공개하려고 한다. 거기엔 이 전략과 관련해서 도움이 될 내용이 많다. 그 이메일은 습관 관련 표 2개 다음에 나온다.

마음 챙김 : 첫 번째 순서		
습관 11	감사	감사일지를 매일 쓴다. 몸에 대해 마음에 드는 내용과 자랑스러운 부분과 감사하는 내용을 하나씩 써라.
습관 7	천천히 먹기	천천히 식사하라. 한 끼 식사에 적어도 15분은 걸려야 한다.
습관 8	80%	80%의 포만감을 느끼면 먹는 것을 중단한다.
습관 4	식사 일지	식사일지를 매일 쓴다. 매 식사 이후에 에너지 충전이라는 관점에서 어떻게 느꼈는지를 적어라.

* 여기서도 마찬가지다. 각각의 전략엔 두 가지 순서의 습관이 있는데, 거기엔 11가지 습관 중 일부가 포함되어 있으며 다른 것들은 없다. 가장 필요로 하는 전략을 선택하라. 그러면 그 전략은 가장 큰 변화를 일으켜 줄 습관들의 순서에 집중하게 해 줄 것이다.

1주일에 습관 한 개씩을 추가하면서 첫 번째 순서에 나온 4가지 습관들을 익혀라.

첫 번째 순서에 나온 습관들을 익히고 그로 인해 효과를 봤다면, 두 번째 순서로 넘어가라.

마음 챙김: 두 번째 순서		
습관 5	단백질	매 끼니마다 단백질을 섭취하는 것을 명심하라. 목표 체중 1파운드(0.45kg)마다 0.75그램의 단백질을 섭취하라.
습관 9	건강한 지방	대부분의 식사에서 건강한 지방을 섭취해야 한다. 먹고 나서 허기를 느끼는 식사가 있으면 거기에 건강한 지방을 추가하라. 그러고 나서 포만감을 느끼는 데 도움이 되는지 확인한다.
습관 10	질 좋은 탄수화물	섭취하는 탄수화물의 질을 확인하라. 대부분의 탄수화물을 현미, 퀴노아, 현미 파스타, 통밀빵, 과일, 채소로부터 얻고 있는가?

다음의 이메일은 자신의 신체 이미지와 음식과의 관계 및 건강을 걱정하던 식사일지 교육생에게 내가 쓴 것이다. 그녀는 신체 이미지에 과도하게 신경을 쓰는 것이 아이들에게 어떤 영향을 미칠지를 걱정했으며, 음식을 추적하고 기록하는 것은 중단하고 건강에만 집중하면 어떨지를 고민하고 있었다. 이것은 마음 챙김 전략과 총체적으로 연결된다.

이건 아주 좋은 질문이다!

세 가지를 말하겠다.

- 우리는 얼마든지 음식과 좋은 관계를 맺을 수 있습니다!
- 당연히 체중에서 건강으로 쟁점을 바꿀 수 있습니다!
- 이들 두 가지는 식사 내용을 기록하지 않기 위한 변명일 뿐입니다!

식사일지 기록 및 추적

나는 돈을 이용한 은유법을 즐겨 쓴다. 모든 사람의 삶이 돈과 연결되어 있고, 세기도 쉽기 때문이다.

어떤 사람들은 인생의 다른 모든 것을 희생해서라

도 돈에 집착한다. 그건 당연히 좋지 않다.

어떤 사람들은 돈에 대해 전혀 신경 쓰지 않는다. 그들은 수표장의 잔액을 맞추지 않는다. 그들은 과소비를 하고 빚을 진다. 기본적인 재정적 건전성을 위해서는 이러면 안 된다.

식사일지를 추적하는 것은 모두 맥락에 대한 것이다. 사람들이 내게 와서 더 건강하게 먹고 싶다고 하면, 우리는 당연히 그들이 뭘 먹는지를 추적한다.

식사일지는 음식에 대한 수표장과도 같다. 요금을 계산하고 싶으면 은행계좌에 잔액이 얼마나 있는지를 알아야 한다. 계좌를 아예 보지도 않으면서 최고의 결과를 희망하기만 하는 것은 비정상적이다.

음식과의 관계

음식과의 관계를 가지는 것에 대해서는, 재미있지만 힘든 부분이 있다. 그건 모두 지어낸 이야기들이다. 우리는 언론이나 동료들 및 가족들이 알려준 것에 대해 논의할 수 있다. 하지만 지금 알고 있는 것은 그것을 어디서 얻었든지 간에, 계속 먹이를 줄 것인지 아니면 다른 것을 먹일 것인지 당신이 결정해야 한다.

음식과의 관계를 논할 때, 나는 43페이지에서 알려준 인디언 체로키족의 우화를 자주 사용한다.

신체 이미지에 대해서도 마찬가지다

늑대 #1: 스스로의 몸에서 싫어하는 부분들을 말하고, 꾸준히 다른 사람들과 비교하면서 몸을 독점하려고 한다. 남에게 인정받기 위한 수단으로서 몸을 이용하려고 한다.

늑대 #2: 몸이 하는 모든 일들을 인정하고 몸에서 마음에 다는 부분들에 집중한다. 그리고 몸에 대해 감사의 인사를 하고 튀어 오르는 부정적인 생각들은 잘라 낸다(그 생각들이 사라지는 것은 아니지만, 그들에게 먹이를 주는 걸 중단해야 한다). 몸에 대해 자랑스러워하며 할 수 있는 일로부터 고무된다.

음식에 대해서도 같은 적용이 가능하다

늑대 #1: 건강한 음식을 먹는 것에 대해 분해한다. 엉터리 음식을 먹지 못했기 때문에 부정적인 상실감을 느끼도록 먹이를 준다. 건강한 음식 먹기를 게을리하는 것을 정당화시키고, 건강하게 먹는 것이 얼마나 힘든지에 대해 말한다. 진정으로 원하는 것은 건강한 음식이 아니라면서 불평을 한다.

늑대 #2: 건강한 음식으로 인해 느끼는 변화를 인정하고, 건강한 음식들 중에서 가장 좋아하는 것들에 집중한다. 건강한 음식을 먹게 된 것에 감사하며, 튀어 오르는 부정적 생각들을 잘라 낸다(그 생각들은 사라지는 것은 아니지만, 그들에게 먹이를 주는 걸 중단해야 한다). 강하고 건강한 몸을 만드는 식사 방식에 대해 자랑스러워하며, 좋은 음식을 먹는 행위가 주는 도움에 의해 고무된다.

신체 이미지와 음식에 대한 인지치료를 다룬 아주 훌륭한 책이 있다. 제목은 『벡 다이어트 솔루션(The Beck Diet Solution)』이다. 요약하자면 이렇다. 대부분 우리는 음식과 신체 이미지에 대해 미리 프로그램 된 엉터리 생각들과 아이디어들을 가지고 있으며, 우리를 그것들을 잘라 내고 새로운 생각들을 연습해야 한다. 『벡 다이어트 솔루션』은 이를 위한 체계들을 가지고 있다.

나는 이렇게 시작하도록 할 것이다.

1. 온라인 식사일지 대신 종이로 된 수첩 식사일지에 내용을 적는다.
2. 일지에는 뭘 먹었는지에 추가로 어떻게 느꼈는지를 적는다. 만약 그 방식의 식사가 에너지 및 포만감과 같은 것들의 관점에서 더 기분 좋게 하거나 나쁘게 했다면, 그 내용을 적으면 된다. 또한 그날 음식을 먹으면서 가졌던 다른 느낌들에 대해서도 기록할 수 있다.
3. 감사하는 습관을 들이기 위해서는 매일 식사일지를 끝낼 때 몸에서 가장 사랑하는 것을 하나씩 적어라. 그건 어떤 것이라도 좋다. 하지만 반드시 적어야 한다. 뭔가를 생각해 내라. 그날의 머리스

타일도 좋고 런지(lunge)를 해서 기뻤다는 내용도 괜찮다. 그날의 아름다운 석양을 볼 수 있어서 기뻤다는 내용도 좋다. 그것이 무엇이든지 간에, 적을 무언가를 생각해 내라. 몸에 대한 감사는 가장 중요한 단련법 중 하나이다.

4. '규율'이라는 단어에 집중하라. 몸에 대해 좋은 느낌을 가지는 가장 빠르고 쉬운 방법 중 하나는 규율을 만드는 것이다.
   — 건강한 음식에 대한 규율
   — 운동을 통해 강한 신체를 유지하는 것에 대한 규율
   — 매일 감사하는 것에 대한 규율

다른 무엇보다 규율에 중점을 두라. 보통 사람들이 자신의 몸에 대해 더 긍정적인 느낌을 갖고 생각을 하게 되는 것은 다른 어떤 종류의 결과들보다 규율에 의한 경우가 많다.

이것이 당신이 할 수 있는 최고의 노력이다!

*정신 건강에 대한 중요한 참고사항: 대부분의 사람들은 신체 이미지, 음식, 피트니스와 관련해서 어느 정도 부정적인 마음의 속삭임을 가지고 있다. 그것은 때때로 생길 수도 있고 항상 그런 사람들도 있다. 그리고 대부분의 사람은 떠오르는 생각(언론의 영향이 큼)들을 자신이 직접 통제할 수 없다는 사실을 깨닫기 위해 두 마리 늑대의 비유를 이용할 수 있다. 생각을 통제할 수는 없지만, 어느 늑대에게 먹이를 줄지를 선택할 수는 있다. 이를 통해서 몸, 음식 및 피트니스와 관련된 부정적 생각들을 천천히 제거할 수 있다. 하지만 만약 여기서 막히고 신체 이미지나 음식과의 관계 등으로 인해 괴로움을 느낀다면, 치료사 또는 상담사를 만나는 것을 고려해 보라. 내 고객 중 일부에게 이런 습관을 가지도록 했으며, 정신과 전문의와도 동시에 협력하도록 한 바 있다. 결과는 대단히 좋았다.

현상유지 전략

대부분의 사람들은 감량 목표를 달성한 후에 뭘 해야 할지에 대해 모른다. 여기 두 가지 선택지가 있다.

- 피트니스, 근력, 지구력, 움직임 등과 관련된 새로운 목표를 세워라.
- 한동안 음식 조절과 운동을 자동 상태로 놔두라.

만약 새로운 목표를 찾고 있다면, 재미있어 하는 일들을 기준으로 선택해도 좋다. 스노우보드나 브레이크댄스 등 원하는 것이면 무엇이든 좋다.

아니면 근력과 지구력을 증가시키는 퍼포먼스 목표를 설정할 수도 있다. 근력 및 지구력 훈련과 관련해서는 88페이지의 '다이어트의 주기화' 섹션을 참고하라. 이제 감이 잡힐 것이다. 다른 활동과 관련된 목표를 찾아서 그 목표를 향해 전진하라. 음식 문제는 잠시 뒷전으로 보내도 좋다.

다른 선택지는 음식 조절과 운동을 자동 상태로 두라는 것이다. 뭐라고? 이게 무슨 말인지 의아해할 독자들도 있을 것이다. 피트니스는 인생에서 죽을 때까지 가장 중요한 것이 아니었나?

꼭 그렇지는 않다. 하는 일들은 흥망성쇠를 되풀이할 수 있으며, 상황도 계속 바뀐다. 아이들이 때로는 학교에 있고, 때로는 여름방학이라서 집에 있을 수도 있다. 또는 당신이 학교에 다니고 있을 수도 있다. 살다 보면 밀물과 썰물을 반복하는 일들이 수백만 개이며, 그들은 모두 시간을 필요로 한다.

계절에 따라서 운동과 식이요법이 인생에서 차지하는 위치가 바뀌어도 괜찮다. 이건 자연스러운 일이다. 동기부여도 주기적으로 일어난다. 시간과 에너지도 주기적으로 움직인다. 어떤 때에는 운동을 열심히 하고 음식을 잘 조절할 수도 있고, 어떤 때에는 그 두 가지가 우선순위에서 밀려날 수도 있다.

그 경우에는 115페이지부터 시작되는 '체중 끌어내리기' 운동들이 1주일에 2~3번 정도 하기엔 적합할 것이다. 그리고 현상유지를 위한 습관들을 익히면 많은 신경을 쓰지 않고서도 식사 습관을 계속 확인할 수 있다.

어떤 방향을 선택하든지 간에, 이 전략에서의 식사

습관들은 다음과 같다.

현상유지 전략		
습관 5	단백질	매 끼니마다 단백질을 섭취하는 것을 명심하라. 목표 체중 1파운드(0.45kg)마다 0.75그램의 단백질을 섭취하라.
습관 7	천천히 먹기	천천히 식사하라. 한 끼 식사에 적어도 15분은 걸려야 한다.
습관 8	80%	80%의 포만감을 느끼면 먹는 것을 중단한다.
습관 11	감사	감사일지를 매일 쓴다. 몸에 대해 마음에 드는 내용과 자랑스러운 부분과 감사하는 내용을 하나씩 써라.

어떤 전략을 사용해야 하나?

현재 하고 있는 것과 가장 달라 보이는 전략일수록 가장 확실한 결과들을 가져올 것이다.

나는 항상 고객의 식사계획을 더 높은 단계로 이끌어 줄 부족한 1%를 찾고 있다. 바로 이 부분이 핵심이다. 전략들 중 어느 것이 부족한 부분을 채워 줄 것인가?

감량과 관련해서 멋진 점 하나는, 완벽하게 명확하다는 사실이다. 살이 빠지면 다이어트가 효과가 있다는 뜻이고, 살이 빠지지 않으면 효과가 없다는 의미다.

이미 한 일들을 단순하게 반복하고 있는 게 아니라면, 이들 전략들은 반드시 효과가 있을 것이다. 다른 말로 하자면 그들은 이미 효과를 냈고, 그 전략으로부터 얻을 수 있는 모든 결과들을 이뤄 낸 것이다. 어느 전략이 가장 빠른 감량 효과를 가져다줄 것인지가 쟁점이다.

우리는 가장 일반적인 전략으로 시작해서 다른 것들까지 마무리했다. 똑같이 할 수 있다. 첫 번째 전략부터 시작한 후에, 어디서 고전하는지를 보라.

어떤 전략이 적합한가?	
지금 시작할 경우	'숫자대로 하기' 전략
계획 수립이 어려울 때	'계획하고 준비하기' 전략
특정 식사들이 조절하기 어려울 때	'한 번에 식사 한 끼 승리하기' 전략
항상 허기를 느낄 때	'포만감이 감량이다' 전략
음식과의 관계 설정이 쉽지 않을 때	'마음 챙김' 전략
감량 목표를 달성한 이후	'현상유지' 전략

만약 위의 어느 것에도 해당되지 않는다면 처음 선택한 전략을 계속 유지하면서 감량을 하도록 한다. 그러면 마르고 매력적이고 강하고 섹시하고 멋진 사람이 될 것이다.

핵심은 식사 조절의 달인이 되는 것

대부분의 사람들은 음식 선택과 식사 계획, 요리, 검토 및 기록에 애를 먹는다. 그리고 그것이 그들의 결과에 영원히 영향을 주게 된다.

한 번에 습관 한 개 씩을 익히자는 게 이 전략의 핵심이다. 3개 또는 4개 습관들을 순서대로 반복할 것이다. 매주 한 가지 습관을 반복할 때마다, 그 습관을 더 깊이 익히게 되면서 더 능숙해져야 한다는 것이 핵심이다.

사람들은 계획과 관련된 능력을 철저하게 과소평가한다.

사람들은 요리와 관련된 능력을 철저하게 과소평가한다.

사람들은 식사일지를 유지하고 검토하는 것과 관련된 능력을 철저하게 과소평가한다.

이들은 충분히 시간을 투자할 만한 일들이며, 진전을 천천히 측정할 수 있는 길이기도 하다.

나는 고객들에게 한 주에 습관 하나씩 추가하도록 한다. 이를테면 아침식사와 같이 한 종류의 식사를 계획하는 것 등이다. 하지만 나는 그들을 평가할 때 한

번에 식사 한 끼만 본다.

예를 들면 지난 1주일간 식사를 엉망으로 했다고 치자. 15끼를 엉터리로 먹었고 7끼만 계획에 따라 식사를 했다. 그리고 이번 주 익혀야 할 습관은 계획이다. 그 계획 덕분에 이번 주에는 14끼만 엉터리로 먹었고 8끼를 계획했던 대로 먹었다. 이것을 성공적이라고 할 수 있을까? 당연히 성공적이다! 이번 주에 엄청난 승리를 거둔 것이다!

그리고 다음 주에 요리 습관을 익히게 된다. 그 결과 기존에 엉터리 식사 14끼, 계획대로 된 식사 8끼를 먹던 것에서 엉터리 식사를 13끼로 줄이고 계획대로 된 식사를 9끼로 늘리면 그것도 성공이다.

요리 습관의 최종 목적은 일요일 또는 월요일에 1주일간 먹을 식사들을 모두 미리 요리해 놓는 것이다. 하지만 중간 과정에서는 예전보다 약간만 나아져도 성공이라고 할 수 있다. 식사일지를 보면 쉽게 확인할 수 있으며 세기도 쉽다. 그리고 엉터리 식사들과 계획대로 된 식사들을 세어 본 결과 계획대로 된 식사의 숫자가 예전에 비해 한 개라도 많아진다면, 승기를 잡은 셈이다.

식사 게임

앞부분에 등장하는 첫 4개의 습관은 음식과 관련된 것들이며, 식사 습관을 바꾸는 내용이다.

무얼 먹느냐에 따라서 현재 몸 상태가 결정된다는 것은 명백하다. 만약 몸을 다른 방향으로 가져가고 싶으면, 음식 선택을 바꾸면 된다는 의미다.

여기서 '다음 단계'의 식사습관이라고 하면 꽤 괜찮게 들릴 것이다. 하지만 예전에 사지 않은 식재료들을 사야 하고, 예전에 요리하지 않았던 음식들을 요리해야 할 것이다. 그건 새로운 일이다. 새로운 것은 흥분되고 즐거울 수도 있지만 무섭고 벅찰 수도 있다.

우리는 이것을 재미있게 할 것이다. 게임을 한다는 기분으로.

습관 1	계획	일요일 또는 월요일에 한 주간의 식사 메뉴를 계획한다. 자유 식사를 미리 편성해 놓는다.
습관 2	장보기	일요일 또는 월요일에 계획에 따라 장을 본다.
습관 3	요리	일요일 또는 월요일에 식재료를 준비하고 요리하고 나누어 놓는다.
습관 4	식사일지	식사일지를 매일 쓴다. 일요일 또는 월요일에 한 주간의 식사일지를 검토한다.

계획하기 게임

계획은 재미있는 게임이다. 다른 모든 것과도 연결되기 때문이다. 다음은 계획하기 게임들의 명단이다.

- 새 레시피 찾기
- 새 요리책 구입하기
- 친구에게 가장 좋아하는 건강한 식사에 대해 묻기
- 새로운 야채 관련 정보를 위해 인터넷 검색하기
- 새로운 종류의 지방 관련 정보를 위해 인터넷 검색하기
- 새로운 종류의 탄수화물 관련 정보를 위해 인터넷 검색하기
- 새로운 과일 관련 정보를 위해 인터넷 검색하기
- 당신이 사는 도시에서 가장 저렴하고 건강한 음식을 파는 식당 찾기

장보기 게임

장보기 게임은 능력을 시험할 수 있는 분야다. 새로운 음식을 사는 것은 모험과 비슷하다.

과연 이 음식은 무엇일까? 그것이 숙성됐는지 여부를 어떻게 알까? 얼마나 오래 보관 가능할까? 어디서 구매할 수 있을까? 이런 질문들이 따라올 것이다.

- 새로운 야채 구입하기
- 새로운 종류의 지방 구입하기

- 유사 곡물(글루텐이 없는 곡물) 또는 발아곡물 구입하기
- 새로운 과일 구입하기
- 농산물 직판장, 농협 등 조합, 건강식품 상점 등 새로운 곳에서 장을 보기

장보기 게임은 상당히 멋진 일이다. 많은 사람들은 자신들이 새로운 장소를 여행하고 보는 것을 얼마나 좋아하는지를 강조한다. 음식을 가지고 비슷한 종류의 탐험을 할 수 있다. 새로운 종류의 음식을 계획하고 장을 보고 요리를 준비하는 것은 놀라울 정도로 흥미로운 일이다. 특히 농산물 직판장에 가면 여행에서 기대하는 소규모 공동체들의 느낌을 쉽게 경험할 수 있다.

여기 몇몇 음식의 명단이 있다. 몇몇은 새로울 수도 있으며, 이 명단부터 찾아봐도 흥미로울 것이다.

- 케일: 단백질 셰이크에 약간 갈아서 넣는다.
- 정제버터: 요리에 사용한다.
- 코코넛 오일: 요리에 사용한다.
- 아보카도 오일: 요리에 사용한다.
- 엑스트라 버진 올리브 오일: 발사믹 소스와 소금, 후추를 같이 섞어서 샐러드드레싱 대용으로 사용한다.
- 퀴노아: 파스타, 빵, 토르티야, 밥 대신 먹는다.
- 통밀빵: 일반 흰색 밀가루빵 대신 먹는다. 냉장고나 냉동실에 넣었다가 꺼내서 토스트를 해서 먹는다.
- 고구마
- 참마
- 얼린 과일: 오랫동안 쉽게 보관할 수 있다.
- 얼린 야채: 오랫동안 쉽게 보관할 수 있다.
- 미리 썰어서 얼린 피망 및 양파: 게을러지고 싶을 때 요리하기 좋다.
- 다져서 보관한 마늘: 게으른 이들의 선택

요리하기 게임

이건 자연스럽게 해결된다. 계획하기 게임에서 준비한 새 레시피들과 장보기 게임에서 구한 새 식재료들을 가지고 뭔가 해 볼 순서가 온 것이다!

새로운 요리를 위해 시간을 평소보다 더 준비하라. 새 레시피들은 2배, 또는 그 이상이 소요될 수도 있다.

구입한 식재료가 괜찮은지 확인하기에도 좋은 시간이다. 숙성됐을까? 저 야채가 숙성됐는지 여부는 어떻게 확인할까? 뭐가 문제일까? 얼마나 오래 보관할 수 있을까? 더 오래 보관하기 위해 할 수 있는 일은?

식사일지 리뷰하기 게임

여기서의 관건은 바꿔치기다. 식사일지를 보면서 원했던 대로 진행되지 않은 부분을 확인하라. 그리고 그 메뉴를 다른 것으로 바꿀 수 있을지를 살펴보라.

간식은 바꿔치기 게임에서의 중요한 옵션이다. 좋지 않은 간식들을 사과와 아몬드로 바꿀 수 있을까?

고급 식사 게임

이미 식사에서 완벽한 성공을 거두고 있지만 한 발짝 더 전진하고 싶은 사람들을 위해 새로운 단계의 게임들을 소개하겠다.

- 지역 음식 먹기 게임: 식재료 중 지역에서 직접 생산된 것들을 얼마나 얻을 수 있는가?
- 제철 음식 먹기 게임: 식재료 중 제철에 생산된 것들을 얼마나 구할 수 있는가?
- 맛내기 게임: 레시피 중에서 가장 환상적인 것은 무엇인가?

솔직히 말하자면 나는 지역 음식과 제철 음식이 감량 결과에 도움이 될지는 모른다. 하지만 그것이 맛이 좋을 것이라는 것은 안다. 같은 가격이거나 오히려 저렴한데도 맛이 10배 좋은 과일이나 야채를 구하는 경우가 종종 있다.

아주 재미있는 게임이 아닌가.

성공 스토리: 샤론 샤이너

내게 효과가 있는 방법이 뭔지 찾았고, 지속할 수도 있다.

내가 조쉬로부터 감량 지도를 받기 시작했을 때, 나의 식단에는 몇 가지 큰 변화들이 생겼다. 첫 번째는 양 조절이었다. 원래 나는 먹는 것에 대해서는 무신경했고, 폭식을 하는 경향이 있었다. 그러면서도 운동을 하고 있으니 괜찮을 거라고 생각했다. 예를 들어서, 신선한 코코넛 과육은 좋은 간식이긴 하지만 나는 지방과 탄수화물 분량을 신경 쓰지 않고 그걸 너무 많이 먹는다는 게 문제였다. 단백질을 더 섭취하는 식사를 시작한 이후로, 나는 저녁식사 이후 간식에 대한 욕구가 사라진 것을 확인했다.

조쉬가 제안한 두 번째 큰 기회는 탄수화물 순환섭취법으로, 1주일 중 며칠 동안은 탄수화물을 많이 먹고 다른 날에는 탄수화물을 적게 먹는 것이다. 이것은 내게 꽤 성공적인 결과를 안겨 준 엄청난 변화였다. 탄수화물을 많이 섭취하는 날은 버티기 힘들었으며 탄수화물을 적게 먹고 지방을 많이 먹는 날들이 더 편했다는 것을 깨달았다.

세 번째 변화는 단백질 섭취량을 상당히 늘리는 것이었다. 그러자 몸에 필요한 단백질을 섭취하지 않은 날들이 가장 배가 고팠다. 올바른 양의 단백질을 섭취하는 것이 근력 강화로 이어졌다고 생각한다.

조쉬의 지시에 따라 식사 기록을 남기는 것은 내 성공에서 엄청나게 큰 역할을 했다. 이를 통해서 나는 생각했던 것과는 달리, 내가 실제로 음식을 얼마나 많이 먹고 있었는지 확실히 알 수 있었다. 매일 지방, 탄수화물, 단백질을 특정 분량만 먹기로 노력하면서, 나는 그 숫자를 정확하게 맞추고 싶었다. 그건 게임과도 같았다. 목표 분량에 얼마나 가까이 도달할 수 있을지를 항상 생각했다. 기운이 나거나 쳐졌던 날로 돌아가서 그날 뭘 먹었는지를 돌아보고, 그 컨디션의 이유가 무엇이었는지를 검토할 수 있어서 좋았다.

이 과정을 통해서 나는 나 자신의 힘을 깨닫기 시작했다. 내 자신을 의심해 본 적은 없지만, 나 스스로를 강한 사람이라고 보기 시작하기까지는 시간이 걸렸다. 나는 아담한 사람일 수 있지만 내 힘은 그렇지 않다!

조쉬는 내게 효과가 있는 방법이 뭔지를 찾았고, 지속도 가능하다는 것을 확실히 알려줬다. 가끔 나는 양자택일에 가까운 태도를 가지고 살아간다. 뭔가 일이 생기면 그것이 완전히 나쁘거나, 아니면 완전히 좋다는 생각이었다. 하지만 이제는 기분이 나쁜 경우가 있어도 그게 꼭 완전히 나쁜 것만은 아니라는 쪽으로 생각이 변했다. 지금은 안 좋은 일이 생기는 건 주기적인 장애물일 뿐이고, 상황은 좋아질 것이라고 생각한다.

나의 힘을 깨닫는 것은 내 인생에 상당한 영향을 미쳤다. 나는 특수한 필요사항이 있는 장애인 아이를 기르느라고 힘든 세월을 보냈으며, 인생의 다른 부분에서도 큰 변화들을 겪었다. 신체적으로 강해지면서 이들 상황들에 대처할 수 있는 정신력이 생겼다.

나는 동료들로부터 조언과 트레이닝과 코칭 등을 요청받기도 했다. 이건 내 힘과 관련된 가장 위대한 찬사이며 확인이었다.

하나의 과정을 신뢰하고 계속 유지하는 것은 힘든 일일 수 있다. 하지만 그걸 실천한다면 결과는 따라온다. 내게 이것을 실행할 방법을 알려준 조쉬에게 감사의 인사를 전한다.

성공 스토리: 아론 피어슨

강함과 날씬함을 동시에 이뤄 내다.

나는 체중을 늘리기 위해 거의 4개월간 노력했다. 그리고 지방을 제거해야 할 시간이 됐다. 내 생각은 간단했다. 체중과 근력을 늘리기 위해 겨울철을 이용한다는 것이었다. 나는 아무 것이나 먹었으며 근력을 얻기 위해 짐 윈들러의 5-3-1 프로그램을 따라 운동했다.

그리고 나는 조쉬에게 연락해서 지도를 요청했다. 그의 방법은 아주 간단했는데, 처음엔 말도 안 된다고 생각했다. 적당한 지방 감량을 위해서는 모든 것이 식사일지로 시작돼야 했다. 내가 처음 한 일은 체중이 감소할 때까지 음식의 질을 조정하는 것이었다. 매 식사 때마다 단백질을 먹었다. 내 몸의 성분이 어떻게 변했는지에 따라서 지방과 단백질의 비율을 조정했다. 지속적인 허기와 에너지 수준에 따라서 탄수화물 및 지방의 양을 조정했다.

조쉬에 따르면 감량을 원하는 일반적인 고객들과 나의 가장 큰 차이점은 근력에 관한 문제였다. 그의 고객들은 보통 근력 강화에는 관심이 없다. 그들 대부분은 살을 빼기 위해 근력을 희생할 생각이다. 내 목표는 약간 달랐다. 나는 그 과정에서 확연한 근력 강화를 원했다.

내 계획은 간단했다. 조쉬의 감량 프로그램을 따르면서 짐 웬들러의 5-3-1 프로그램을 계속 하는 것이었다. 체중 감량 계획을 실천하면서, 예전에 체중을 늘리기 위해 했던 근력 강화 운동들을 계속 했다. 카디오(cardio) 운동이나 감량 보조식품을 추가하지 않고서도 이것을 해냈다. 열심히 운동하고 좋은 음식을 먹는 것이 전부였다. 러닝머신은 절대로 뛰지 않았다.

그렇게 5주가 지나니 모든 것이 딱 맞아떨어지고 있었다. 오히려 내 체중은 너무 빨리 줄어들었다. 내 체중은 166파운드(75kg)까지 내려갔고 체지방은 12.5%였다. 나는 스쿼트를 355파운드(161kg)까지 할 수 있었고 데드리프트는 455파운드(206kg)까지 가능해졌다. 과거에 비해 더 기분이 좋아졌다. 나는 적게 먹었고 체중을 줄였으며 과거 어떤 때에 비해서도 강해지고 있었다. 6번째 주까지 의도적으로 감량 속도를 줄였다. 그때 내 체중은 목표인 165파운드(74kg)가 됐다.

근력 강화라는 측면에서는 아직 갈 길이 멀다. 체지방은 계속 줄어들 것이지만 솔직히 말하자면 그건 더 이상 우선순위가 아니다. 더 중요한 것은 현재 체중을 유지하면서 근력을 더 강화시키는 것이다. 현재 내 근력 상태는 다음과 같다. 스쿼트는 5회 반복 시에는 최대 315파운드(143kg)까지 가능하며 1회 반복 시에는 365파운드(166kg)까지 가능해졌다. 데드리프트는 2회 반복 시에 435파운드(197kg)이며 1회 반복 시에는 455파운드(206kg)까지 가능하다.

성공 스토리: 페이지 게이너 슈미트

계획이 큰 차이를 만든다.

학교 선생인 나는 수업을 지속적으로 계획하고 가르치고 모니터링하고 조정하는 일을 하고 있다. 나는 이와 같은 철학을 피트니스와 영양공급에도 도입시켰다. 조쉬는 식사일지 기록을 요구했는데, 그것은 그 주에 내가 무엇을 먹을지 계획을 세우는 데 도움이 됐다. 또한 잘 진행된 부분과 실수했을 수도 있는 부분, 다음 주에 수정이 필요한 부분을 사후 검토하면서 향후 계획 수립에 반영시킬 수 있었다. 식사일지는 나를 정직하게 만들었다.

교직원 모임에 참석하면 큰 생일케이크를 보게 되는 경우가 많다. 케이크에 올려진 생크림의 냄새는 취할 정도로 매혹적이다. 하지만 나는 계획에 없었던 케이크 조각을 먹었다고 식사일지에 기록하는 상황을 만들기 싫었다. 그래서 난 참을 수 있었다. 조쉬가 매주 내 식사일지를 검토하고 어떤 메뉴들이 긍정적이었는지를 논의하는 것도 도움이 됐다. 이를테면 탄수화물보다 단백질을 더 많이 먹고, 간식을 아몬드로 대체하며 사탕과 과자들을 피하는 것 등이었다. 또한 조쉬가 내 음식 선택이 부정적인 방향으로 가고 있다고 지적한 경우도 있었다.

나는 매주 체중계에 올라서서 숨을 참고 좋은 숫자가 나오길 희망한다. 운동과 건강한 음식 선택을 통해 노력하는 것들이 체중계에 숫자로 반영되길 원한다. 아니면 음식을 잘못 선택했거나 운동을 걸렀을 경우에는 체중계가 그것을 감춰주기를 바라는 마음도 있다. 체중계에서 결과를 보는 일은 동기부여가 되며, 체중은 꾸준한 속도로 감소하고 있었다.

나는 감량이라는 여행을 하면서 두 가지 작전을 사용한다. 첫 번째는 조쉬가 '자유로운 날(free day)'이라고 부르는 것이다. 이건 6일간 계획에 따라 건강한 식사를 했을 경우 7번째 날은 약간 느슨해질 수도 있다는 것이었다. 그날만은 '황홀한 죄책감'에 해당하는 디저트와 술과 음료수와 패스트푸드를 즐길 수 있었다. 그 음식들이 일주일 동안 준비된 식단 계획에 끼어들도록 하기보다는, 24시간이라는 한정된 시간에 몰아넣는 것이 '자유로운 날' 작전이었다. 다른 한 가지 방법은 '일주일에 세 끼 자유 식사' 계획이다. 이건 휴일 파티, 콘서트 또는 특별 이벤트 등이 있을 것으로 예상되는 주를 대비한 계획이었다. 여기서 관건은 자유로운 식사를 세 끼로 미리 정하고, 한 주 전체가 '자유로운 주(free week)'가 되지 않도록 해야 한다.

나는 감량 여행을 처음 시작했을 때 배운 전략들 중 많은 것들을 아직도 사용하고 있다. 이를테면 나와 남편은 장을 보러 가기 전에 그 주에 먹을 식사들을 미리 계획한다.

감량이라는 여정을 남편과 함께 하면서 우리는 생활방식 변화와 긍정적인 결정을 위해 서로 용기를 북돋아 줄 수 있다. 우리는 아들이 음식을 중요하게 여기는 집에서 자라기를 원한다. 건강한 음식 선택과 운동은 건강하고 행복한 생활을 위한 열쇠다.

성공 스토리: 대니얼 M.

'완벽'까지는 아니다. '개선'이면 된다.

나는 저탄수화물 다이어트를 했었다. 하지만 조쉬의 지도를 받으면서 생긴 큰 변화는 식사 내역을 추적하고 기록하는 것이었다. 추적 및 기록은 모든 것을 바꾸며, 매 식사 이후에 그렇게 할 경우엔 더욱 그렇다. 각 다량영양소 및 칼로리의 숫자에 근거에서 무엇을 먹고 무엇을 먹으면 안 되는지를 정확하게 알 수 있다. 조쉬와 함께 일하면서 좋았던 것은, 그는 많은 간섭을 하지 않았으며 자신의 방법대로 식사를 하도록 강요하지도 않았다는 점이다. 우리는 작고 점진적인 변화를 줬다.

식사일지 기록의 중요성은 의식 고취에 있다. 무엇을 먹고 있는지에 대해 상당히 다른 방법을 통해 의식하게 된다. 일단 의식을 하게 되면 더 나은 선택들을 할 수 있다.

나는 감량 운동을 해 봤지만 결과는 완전히 끔찍했다. 첫 달에 두 손이 고장 났고 둘째 달에는 앓아누웠다. 세 번째 달에 예전에 체중이 25파운드(11kg) 더 나가던 시절과 똑같은 무게를 들 수 있을 것으로 생각했다. 하지만 결과는? 그런 일은 생기지 않았다. 여기서 중요한 것은 내가 일주일에 3번에서 5번까지 운동을 했으며, 내 몸에 부족한 부분을 보강하는 프로그램으로 운동을 했다는 사실이다.

댄의 말처럼 "목표를 목표로서 유지하는 것"이 목표라면, 효과 없는 운동을 하더라도 걱정할 필요가 없다. 그것이 과연 효과가 있는가? 지방을 감량하고 있는가? 체중은 감소하고 있나? 뱃살이 줄어들고 있나? 그 대답이 예스(yes)라면, 계속 진행하라. 만약 들고 싶은 무게를 떨어뜨리는 일을 해야 한다면, 계속 해도 좋다.

나는 파벨의 '파워 투 더 피플(Power to the People) 프로그램' 또는 '40일 프로그램'과 같은 틀에 박힌 운동들을 많이 하고 있었다. 같은 운동들을 적은 양으로 일주일에 며칠씩 했다. 기분은 좋았고 근력은 강해졌지만 지방 감량을 하기엔 부족했다.

대부분의 사람들에게 필요한 것은 완벽이 아니라 개선이다. 만약 개선을 위해 노력한다면, 그곳에 도달할 수 있다. 그 과정에서 타협들도 있을 수 있겠지만 무엇을 타협할 것인지를 결정해야만 한다. 너무 힘든 방식의 감량을 시도한다면 자신을 망가뜨린 채로 끝날 수밖에 없다.

스스로를 온전하고 합리적인 상태로 유지해야 한다. 그리고 매일 지속적으로 가장 중요한 일들에 집중하라.

성공 스토리: 제이미 폴

마음 챙김, 별표 그리고 완벽한 덫으로부터의 자유

나는 조쉬가 권고한 길로 가는 것을 즐긴다. 일지를 사용하는 과정과 마음 챙김 및 식사 습관들로부터 감량을 진행하는 것을 통해서 더욱더 많은 것을 얻고 있다. 취침과 운동에 대해서도 마찬가지다. 이 방법을 좀 더 일찍 선택했어야 한다는 생각이 든다.

예전에 내가 살을 빼려고 했던 일들은 다이어트의 규칙에 기반한 방법이었다. 그 방법들엔 칼로리와 다량영양소를 집계하고 몇 시간 동안 금식을 하는지 등의 내용이 있었지만, 항상 더 나은 대안이 있었다.

각기 다른 다이어트들의 다양한 규칙들에 휩쓸린 결과, 결국에는 폭식증이 왔다. 나는 생각 없고 반복적이고 무아지경 상태에서 저녁부터 취침시간까지 음식을 입에 넣고 있었다. 거기서 나는 주기적으로 찾아오는 죄책감에 시달렸고, 다이어트 규칙을 더 철저히 지키겠다는 다짐을 반복했다.

나는 결국 이 방식의 다이어트가 내게는 어울리지 않는다고 깨달았다. 그렇다고 다이어트를 끊기보다는, 이 악순환의 고리에서 벗어나기 위해서 내가 한 일은 공책에 식사일지를 쓰는 것이었다. 나는 내가 먹은 모든 것을 기록했다. 비록 그것들이 끔찍한 내용들이었다고 해도.

나는 별표와 느낌표로 점수를 매겼다. 사실 채점 시스템은 따로 없었지만 말이다. 내가 잡념 없이 마음을 챙기면서 먹은 식사 또는 간식들은 별표를 받는다. 그날 한 일들 중에서 엄청난 일이 있으면 크고 두꺼운 느낌표를 썼다. 이를테면 체육관에서 내가 만족감을 느꼈거나 운동과 관련된 새로운 진전이 있었을 때 아이스크림을 다 먹지 않고 세 입 정도 남겼다는 것 등이 여기 느낌표 사례에 해당된다.

내게 생긴 가장 큰 변화 중 하나는, 내가 새로 만들어가는 식사 관련 긍정적인 습관들에 더 신경을 쓰게 됐다는 점이다. 음식의 질이 100% 이상적이지는 않았더라도 그 습관들에 대해 좋은 기분을 가지는 것이다. 나는 완벽주의자의 경향이 있다. 내게는 따낼 수 있는 작은 승리들에 집중하는 것이 승리의 비결이다. 추가로, 나는 내 사고방식 중 일부를 바꾸려고 노력 중이다. 나는 그날 하루와 내가 하루 동안 한 선택들에 대한 추가 노트들을 자주 쓸 예정이다. 일지를 통해서 나는 무엇이 제대로 됐고 무엇이 잘 되지 않았는지를 배우고 있다.

음식 관련 규칙을 지키는 것은 충분히 쉬웠지만 식사에 5분 이상을 소비하는 것과 잡념 없이 식사하는 것은 쉽지 않았다. 나는 음식을 앞에 두고 먹지 않는 것이 상당한 불안감을 생성한다는 사실을 곧 알아차렸다. 아직도 나는 이 문제로 고전한다. 하지만 처음에 비해서는 훨씬 덜 고통스럽다.

펜과 종이로 마음 챙김을 수행하는 것의 또 한 가지 장점은 거기에 걸리는 시간이다. 아침에 일어나서 잠시 동안 전날 일들을 떠올리고, 그날이 어떻게 흘러갔으며 내가 선택한 것들이 내게 어떤 느낌을 줬는지를 생각하는 것이 내게 치료의식이 됐다. 어떤 것이 제대로 됐고 무엇이 잘 되지 않았는지를 파악할 뿐 아니라, 몇 분간 조용한 고독 속에서 시간을 보낼 수 있기 때문이다.

조쉬(JOSH)

CHAPTER 8

실천하기

중요한 일 먼저

우리는 중요한 일을 모든 과정에서 먼저 놓는다.

1. **장보기, 음식 준비, 요리, 그리고 식사일지 리뷰**가 가장 중요한 것이기 때문에 우리 책 앞에 놓고, 습관에서도 맨 앞에 놓았으며 매주 '운동'의 처음을 차지한다.
2. **단백질**이 식사에서 가장 중요하기 때문에 식단 계획을 짤 때 가장 먼저 생각한다. 단백질은 항상 처음에 온다. 건강한 지방은 두 번째, 탄수화물은 세 번째다.
3. 시간이 지남에 따라 **근육이 더 강해지는 것**이 운동에서 가장 중요하다. 우리 운동 계획에서는 흘린 땀의 양, 근육통, 심폐 운동 혹은 운동을 한 총 시간보다 근육의 성장을 먼저 생각한다.

이 책의 내용은 위의 세 가지 순서대로 정리될 수 있다.

하지만 이 작은 장의 요점은 이 세 가지를 다시 정리하는 것이 아니다. 이 셋의 순서대로 중요하다는 것을 강조하기 위한 것이다.

정말 음식 계획, 음식 준비 그리고 요리를 시작하기 전에는 헬스장에 갈 생각도 하지 말아야 한다. 월요일은 '처음'을 의미하는 비유이며, 그래서 음식 계획과 음식 준비를 월요일에 넣는 것이다.

만약에 음식을 계획하거나 준비를 해 보지 않았다고 한다면 괜찮다. 우리가 작은 주간 단계로 그것을 쪼갤 수 있기 때문이다.

단백질 해법

주변 사람들은 항상 나에게 어떻게 하면 단백질을 식단에 더 넣을 수 있는지 묻는다. 나는 그들에게 어떻게 하면 '단백질을 식단에 더 넣을 수 있는지'를 물어본다면 이미 진 것이라고 답변한다.

첫째: 왜 몸무게 0.45kg당 0.75g의 단백질을 섭취하라고 할까?

최적의 성과를 원하기 때문이다. 우리는 독자가 근육량을 늘려서 좀 더 마른 체형을 가지고 더 섹시해지길 바란다. 만약에 근육량을 유지하거나 더 늘리지 않고 체중만 줄이게 되면 마른 비만이 된다. 마른 비만은 우리가 굶었을 때 나오는 모습이며, 체중은 줄었지만 외모가 건강하게 보이거나 탄탄하게 보이지 않고 불안정하게 느껴진다. 마른 비만은 체중은 줄었지만 말 그대로 외모에는 변화가 없다.

여기서 체중 감량 대신에 '지방 감량'이라고 말하는 것은 독자들이 더 섹시하게 보이길 원하기 때문이다.

섹시하게 보이려면 지방을 태우거나 근육을 유지해야 한다. 대부분의 사람에게 이 말은 체중을 빼면서 근육을 강하게 만드는 것이다. 즉, 강도 높은 근육 훈련을 하면서 동시에 충분한 단백질을 섭취하는 것을 의미한다.

다음 페이지에는 미국당뇨협회, 미국스포츠의학회, 국제스포츠영양학회지, 국제올림픽위원회 그리고 알렌 아곤의 리서치리뷰 사이트에 올라온 스포츠 선수들과 체중을 감량하는 선수들에게 각 기관에서 권장하는 단백질 필요량에 대해 서술한 내용이 있다.

어떤 권고사항에서는 0.75g의 단백질이 상위를 차지하고 있지만 어떤 권고사항에서는 최저 사항에 위치한다. 지금까지의 근거를 봤을 때 합리적인 권고사항이라 생각된다. 고객들에게 이 방법을 사용했을 때 낮은 체중을 유지했고 동시에 포만감도 느꼈으나, 독자들은 자신에 맞는 양을 연구하고 실험을 해 봐야 할 것이다. 예전에는 체중 0.45kg당 단백질 1g 이상 섭취해야 한다고 조언을 했으나 필요성을 느끼지 못했다. 때때로, 고객들에게 0.45kg당 하루에 0.75g 단백질 이하로 섭취하는 것을 조언했고 때때로 고객들은 근육을 잃고 마른 비만이 되었다. 결국 하루에 체중 0.45kg당 단백질 0.75g을 먹는 것이 지방을 없애며 근육량을 유지할 수 있게 해 주는 것을 봤기 때문에 그렇게 조언을 했다. 나중에 미국스포츠의학회, 미국당

논문	단백질/kg	단백질/lb
Position of the American Dietetic Association, Dietitians of Canada, and the American College of Sports Medicine: *Nutrition and Athletic Performance* – 2009	근력향상을 위한 스포츠맨 1.2~1.7g	0.54~0.77g
Journal of the International Society of Sports Nutrition position stand on protein and exercise – 2007	1.4~2.0g	0.63~0.9g
Dietary protein for athletes: from requirements to optimum adaptation—Phillips SM1, Van Loon LJ. *J Sports Sci.* 2011;29 Suppl 1:S29-38. doi: 10.1080/02640414.2011.619204.	1.8~2.0g	0.8~0.9g
Interview with Eric Helms about his latest peer-reviewed publication on protein needs of lean, trained athletes in an energy deficit—*Alan Aragon Research Review* October 2013	2.3~3.1g	1.0~1.4g
Effects of high-protein diets on fat-free mass and muscle protein synthesis following weight loss: a randomized controlled trial, Pasiakos SM1, Cao JJ, Margolis LM, Sauter ER, Whigham LD, McClung JP, Rood JC, Carbone JW, Combs GF Jr, Young AJ., FASEB J. 2013 Sep;27(9):3837-47. doi: 10.1096/fj.13-230227. Epub 2013 Jun 5. via *Alan Aragon Research Review* June 2013	2×일일 권장량 1.6g	0.8g
Fueling the Vegetarian (Vegan) Athlete. Fuhrman J1, Ferreri DM., *Curr Sports Med Rep.* 2010 Jul-Aug;9(4):233-41. doi: 10.1249/JSR.0b013e3181e93a6f. American College of Sports Medicine	근력 향상을 위한 스포츠맨 1.6~2.0g	0.7~0.9g
International Olympic Committee consensus paper on *Nutritional Requirements for Athletes* – 2010	1.2~1.6g	0.5~0.7g
Phys Sportsmed. 2009 Jun;37(2):13-21. doi: 10.3810/psm.2009.06.1705. Protein for exercise and recovery. Kreider RB1, Campbell B.	1.4~2.0g	0.63~0.9g

뇨협회, 국제스포츠영양학회지 권고사항과 맞는 것을 확인하고 기분이 좋아졌다.

당신이 단백질과 몸을 구성하는 성분에 대한 최신 연구에 대하여 정말로 궁금하다면 이 책을 알렌 아르곤의 리서치 리뷰 사이트에 등록하는 것을 추천한다. 알렌은 학회와 일일 권장량은 하루에 체중 1kg당 단백질 0.8g을 섭취하는 것을 권고하지만 최신 연구는 그것을 지지하지 않는다고 한다. 최신 연구에 따르면 지방 연소 프로그램에서 근육을 유지하려면 일일 권장량의 두 배(0.45kg당 단백질 0.71g) 정도 섭취해야 한다고 한다. 알렌 아르곤의 리서치 리뷰 2013년 10월호와 2013년 6월호를 참고하라.

체중 감량을 하는 도중 근육량을 유지시키는 것에 도움이 될 뿐만 아니라 탄수화물과 지방에서 단백질로 섭취 칼로리를 이동시키는 것만으로도 지방 감량에 도움을 줄 수 있다.

단백질 필요량을 얻기 위한 비법

제일 큰 비법은 단백질을 더 넣기 위하여 고민하는 것이다. 차라리 음식이 단백질이라고 생각하는 것이 좋다. 음식을 계획할 때 단백질을 먼저 고려하라. 탄수화물과 지방은 단백질을 먼저 넣은 다음 남은 자리에 넣는 음식이라 생각하자.

만약 음식이 탄수화물이라고 생각하고 있다면 전쟁을 시작하기도 전에 이미 진 것이다.

> 기억하자: **음식 = 단백질**
> 탄수화물과 지방은 단백질을 먼저 생각한 다음 남는 자리를 채우는 음식이다.

실제 생활에서는 어떻게 되나.

1. **단백질을 고른다:** 생선류, 닭, 소고기, 돼지고기, 가금류, 계란 또는 유제품
2. **양념을 고른다:** 이탈리안, 멕시칸, 인디안, 아시안, 아메리칸 등등
3. **지방을 고른다:** 아보카도, 올리브 오일, 포도씨오일, 아몬드, 캐슈넛 등등
4. **야채를 고른다:** 로메인, 브로콜리, 아스파라거스 등등
5. **탄수화물을 고른다:** 퀴노아, 현미, 과일 등등

이 방법은 대부분의 사람들이 음식을 계획할 때의 방법과 반대가 될 것이다. 대부분의 사람들은 탄수화물로 시작해서 공간이 남으면 단백질을 넣는다. 그리고 대부분 좋은 지방에 대해 거의 생각하지 않는다.

단백질을 우선으로 시작하면 추가로 단백질을 넣기가 쉽다. 만약 90g의 연어를 먹고 하루에 필요한 단백질을 충분히 섭취하지 않았을 경우에는 연어를 120g 먹으면 된다. 간단하다.

사실 이건 정말로 쉽다.

습관 부분에서 필요한 단백질의 양(체중 0.45kg당 단백질 0.75g)을 미리 이야기했지만 그것은 시작에 불과하다. 우리는 항상 체중계에서 나오는 몸무게보다 체지방량인 근육량, 섹시하고 요염한 근육 대비 지방량에 관심을 두어야 하는데, 그 이유는 체중계의 몸무게는 근육량이나 지방량 모두 포함하기 때문이다.

최종 목표는 더 섹시하게 만드는 것이다. 그리고 지방이 적은 근육일수록 더 섹시하다. 때때로 체중계에서 많은 변화가 보여야 더 지방 없는 근육이 생길 수 있다. 하지만 때로는 체중계에서 변화가 보이지 않아도 된다. 지방 없는 근육은 섹시하고 단단한 근육을 의미한다. 또, 근육은 신진대사를 의미한다. 최대한 많은 근육을 가지고 있는 것이 건강에 좋다. 그리고 더 섹시하게 보인다고 하면 더 많은 기초대사량을 가지고 있는 것이다.

만약 체중이 감소함과 동시에 근력도 떨어지고 있다면 더 많은 단백질이 필요하다는 지표다.

우리가 바라는 것은 지방을 없애면서 동시에 힘이 더 세지는 것이다. 고객들에게 나는 체지방량을 항상 측정하게 하지만 독자들은 체지방량을 측정하는 좋은 방법이 없는 것을 안다. 근육 양을 측정하는 적당히 만족스러운 기준은 운동을 하면서 반복을 더 많이 할 수 있거나 더 무거운 케틀벨을 사용하거나 더 어려운

웨이트 운동을 할 수 있는 것이다. 만약 힘이 점점 늘어나고 있다면 단백질 섭취를 충분히 하고 있다고 볼 수 있다.

단백질은 우리의 친구다. 매 식사마다 단백질로 시작하자.

건강한 지방을 쉽고 맛있게 만들기

이쯤이면 건강한 지방이 신진대사에 도움을 주며 포만감을 느끼는 데 좋다는 사실을 알았을 것이다. 또한 지방은 열량이 매우 높으며, 너무 많이 먹으면 제한된 칼로리를 초과할 수 있다.

내가 항상 농담처럼 이야기하는 것이 있는데, 저칼로리와 저지방 음식은 배고픔 및 화난 상태와 같다.

실제로 좋은 지방을 어느 정도 섭취해야 배가 부른 것을 느낄 수 있다. 그것이 진실이다.

'좋은 지방을 섭취해야 포만감을 느낄 수 있다.'

'항상 너무 많은 칼로리를 섭취하지 않는 것을 염두에 둬야 한다.'

그리고 여기서 잠깐, 지방은 엄청 맛있다.

이것이 가장 좋은 점이다. 좋은 지방은 만들기가 비교적 쉬우며 단백질과 야채의 맛을 환상적으로 바꾼다. 이탈리안 음식? 문제없다. 페스토 소스를 얹어라. 멕시칸 음식? 정말 좋다. 닭에 과카몰리를 넣어라. 맛있을 뿐 아니라 음식을 준비하기에 쉽고 좋은 지방으로 가득하기에, 건강한 신진대사의 징표인 포만감을 느낄 수 있다.

샐러드와 야채는 올리브 오일을 살짝 뿌린 다음 소금과 후추를 약간 뿌리고 오레가노나 실란초를 몇 개 넣으면 먹기 좋게 된다. 올리브 오일은 정말 건강하고 좋은 지방이다. 올리브 오일이 지겹다고 느껴지면 아마씨 오일을 샐러드에 넣어 보라.

건강하면서 살찌지 않는 패스트푸드

준비하는 데 별로 시간이 걸리지 않는 음식을 가지고 있는 것도 현명한 방법이다. 단백질 셰이크를 위한 단백질 파우더는 당연한 선택이다. 완전히 요리된 닭은 일일 고기 섭취에 좋은 고기다. 단백질이 필요한 경우 그냥 먹어도 된다.

과일 또한 정말 좋다. 준비하는 데 시간이 걸리지 않으며 그냥 먹으면 된다. 아몬드 또한 정말 쉽게 준비할 수 있다는 것이 기정사실이다.

준비하는 데 시간이 걸리지 않는다는 것은 아주 좋은 일이며, 인생을 천 배나 쉽게 해 줄 것이다. 그리고 체지방 감량을 위한 식생활에 있어서 준비가 쉽다는 것은 결정적으로 좋은 점이다.

채식주의자를 위한 조언

채식주의자들은 '고기가 아니면 다 괜찮아'라는 생각에서 식물 위주의 식단 짜기로 생각을 바꿔야 한다.

그리고 식물 위주의 식단에서 단백질을 항상 생각하고 있어야 한다. 식물성 단백질은 꽤 많다. **다른 사람과 마찬가지로 단백질이 식사의 주인이 되어야 한다.** 그다음에 식물성 지방을 넣는다. 이 두 가지를 모두 했을 경우에만 식물성 탄수화물을 넣는다.

식사 준비를 이렇게 해라.

1. 식물성 단백질
2. 식물성 지방
3. 가공되지 않은 건강한 식물성 탄수화물: 과일, 현미, 퀴노아 등

미국스포츠의학회가 현존하는 연구 결과를 검토해 본 결과, 채식주의자를 위한 단백질 섭취는 다음과 같이 요약할 수 있다.

- 채식을 하는 운동선수들은 다른 잡식성 운동선수들과 마찬가지로 체중 0.45kg당 0.75g의 단백질이 필요하다.
- 채식을 통해 0.45kg당 0.75g의 단백질을 섭취하는 것은 당연히 가능하다.

단백질, 지방, 탄수화물 순서로 우선순위를 놓고 식단 계획을 짜라. 한마디로 요약하면 채식주의자들도 잡식주의자와 같은 방법을 사용해야 한다. 탄수화물

을 먼저 생각하면 시작하기도 전에 이미 진 것이다.

채식 위주의 식단에서도 필요한 모든 단백질을 얻을 수 있다. 유제품과 달걀을 먹는 채식주의자의 경우, 유제품이나 달걀을 추가하면 된다. 아주 쉽다. 그리고 거기에 생선을 더하면 금상첨화다.

인터넷 식사일지를 통해 하루 단백질 섭취량을 계산하는 것이 좋다. 퀴노아나 콩이나 견과류에서 단백질 일부를 얻는다고 해도 단백질이 대부분인 두부나 템페, 심지어 삼 가루나 콩 단백질 파우더를 추가할 수 있다. 퀴노아 같은 탄수화물 기반의 단백질만으로는 충분하지 않으며, 지방 기반의 단백질인 땅콩이나 견과류의 경우도 그것만으로는 충분하지 않기 때문이다.

고려해야 하는 또 한 가지는 쓰레기 같은 가공 식품이 많다는 것이고, 특별히 질이 낮은 대두 음식이 있다. 이것은 사실 채식주의자를 위한 패스트푸드와 다름없다. 고기가 아니라고 해서 음식의 질을 따지지 않아도 된다는 함정에서 벗어나야 한다.

결국 채식주의자도 잡식주의자들과 같은 결론에 도달할 수 있다. 즉, 음식의 질과 양이 최종적으로 중요하다는 것이다.

우리의 습관을 검토하자

우리의 습관을 한번 검토해 보자.

- 처음 세 가지 습관은 음식을 준비하는 것과 음식을 만드는 것이다.
- 네 번째 습관은 음식 준비와 만드는 것에 대한 점수표를 만드는 것이다.
- 다섯 번째, 여섯 번째 습관은 음식의 양에 대한 것이며, 아홉 번째, 열 번째 습관은 음식의 질에 관한 것으로, 음식 준비 계획을 다시 세울 수 있으며 음식 준비를 더 효율적으로 할 수 있다.

결국 대부분의 습관은 식사 전과 식사 후로 나뉜다. 일곱 번째 습관과 여덟 번째 습관이 식사 도중에 영향을 미친다.

습관 7	천천히 먹어라.	식사에 최소한 15분은 걸려야 한다.

습관 8	80%	80%의 포만감을 느끼면 먹는 것을 중단한다.

이런 방법을 통해 완전히 새로운 시각으로 음식 섭취를 볼 수 있다.

천천히 먹고 배가 80% 정도 부르면 그만 먹자

일곱 번째와 여덟 번째 습관은 '프리시전 뉴트리션(Precision Nutrition)'의 설립자인 존 버라디가 '퍼폼 베터 서밋(Perform Better Summit)'에서 발표한 것을 가져온 것이다. 존은 영양 습관의 천재다. 그가 '아마도 고객에게 알려줄 가장 중요한 습관은 천천히 먹는 것'이라고 말하자마자 나는 집으로 달려와서 음식의 질을 유지하는 데 어려움을 겪고 있던 고객들을 위한 프로그램에 그 내용을 집어넣었다.

이런 습관을 식사일지 고객들에게 적용하는 것은 흥미로운 일이었다. 우리가 이전에 접근할 수 없었던 음식에 대한 놀라운 감정을 만들었다. 이런 습관 없이는 이제 음식 코칭을 하는 것이 어떨지 상상도 가지 않을 정도이니 말이다.

우리 몸에서 음식을 배불리 먹었다는 신호는 15분이 지나야 나오는데, 대부분의 사람들은 음식을 너무 빨리 먹기 때문에 그 신호가 오기도 전에 식사를 마친다. 시계를 놓고 15분을 목표로 먹는다고 하더라도 처음 10분간은 영겁의 시간처럼 느낄 수 있다. 이건 건강을 위험하게 만들 수 있는 적신호이며, 천천히 먹는 것은 이 프로그램에서 가장 중요한 습관일 수 있다.

먹는 속도를 늦추고, 80% 정도 배가 부를 때 식사를 멈추면 전체적인 식사 경험이 바뀔 것이다. 음식을 더 즐길 수 있게 되며 적당한 배부름을 느낄 수 있고 이전에는 느끼지 못한 건강한 음식을 충분히 섭취할 수 있다.

도로의 장애물

살을 뺄 때 일반적으로 체중계 눈금이 직선으로 떨어지는 것을 원하지만, 때때로 다시 올라가기도 한다. 이런 경우 자신을 너무 몰아붙이지 않는 것이 중요하다.

저울 눈금이 지속적으로 더, 더, 더 줄어들면 엄청 좋게 느껴진다. 하지만, 현실에서는 거의 대부분이 항상 이보 전진에 일보 후퇴… 이보 전진에 일보 후퇴를 반복한다.

한발 물러났다고 해서 기죽을 필요는 없다.

트레이닝을 하면서 많은 고객을 만났지만 체지방이 직선으로 하락하는 고객은 한 번도 본 적이 없다. 항상 체지방이 떨어진 다음 약간 올라오고, 추가로 떨어진 다음에는 다시 조금 올라오는 것을 반복한다. 우리가 신경 써야 하는 것은 시간이 지남에 따라 나타나는 큰 추세다. 그것이 감량의 방향으로 가고 있으면 된다.

매달 체중이나 체지방이 감소하고 있다면, 일주일 정도 올라가는 것에는 신경 쓰지 않아도 된다.

체지방과 체중은 조금 올랐다가 조금 떨어질 수 있으며, 전반적으로 감소하는 경향이라면 괜찮은 것이다.

무엇이 최고의 다이어트인가요?

답: 아무거나 전부

고객 중 상당수는 '더 존(The Zone)', '팔레오 다이어트(The Paleo Solution)', '복근 다이어트(The Abs Diet)', '에이펙스의 칼로리 시스템(Apex's Calorie System)', '클린 식사법(Eating Clean)', '마른 몸으로 가는 방법(Cheat Your Way Thin)', '인생의 식사법(Eating For Life)' 등 여러 방법을 통해 좋은 결과를 얻었다.

고객들에게 다이어트 방법을 수집하는 것보다 다이어트 요리책을 수집하라고 이야기하는 이유다. 그리고 대부분의 다이어트 방법은 효과가 있다.

지금 이 자리에서 나는 할 수 있는 한 많은 다이어트 책을 사야 한다고 말하겠다. 처음에 책을 사고서 여러 종류의 다이어트 방법을 보면서 자신에게 질문을 하는 작은 게임을 하나씩 하면 된다. '이 다이어트 방법이 음식의 질을 따지는 것인가? 음식의 양을 따지는 것인가, 아니면 음식의 비율을 따지는 것인가?'

많은 다이어트 책을 보면 거의 비슷한 이야기를 하고 있는 것을 알 수 있다. 좋은 책일 경우 내가 이야기한 것의 대부분을 담고 있을 것이다. 질이 좋은 음식을 먹으라고 할 것이다. 음식의 양을 줄여야 한다고도 할 것이다. 음식의 비율을 어떤 방법으로 변경해야 한다고 말할 것이며, 어느 다이어트 책에서는 자신만의 특수한 비율이 있다고 이야기할 것이다. 때때로, 음식을 섭취하는 시간에 대해서도 나올 것이다. 하지만 결국 책이 짚어 줄 수 있는 범위는 이 네 가지 개념이다.

새로운 다이어트 책을 볼 때마다 자신에게 다음과 같은 질문을 해라. '이 책이 음식의 질, 음식의 양, 음식의 비율 혹은 먹는 타이밍에 대한 책인가?' 다이어트 책이 눈속임에 기반한 다이어트 방법인지, 혹은 정말로 현명하게 질과 양 비율을 모두 갖추고 있으나 하나에만 집중하는 눈속임을 통해 책을 팔려고 하는지. 실제로 그쪽이 이상적일 수 있다.

사실, 다이어트는 음식의 질, 양 그리고 음식의 비율로 결정된다.

대부분 특정 다이어트가 균형 잡힌 것이 아님을 알 수 있다. 전적으로 음식에 질에 대한 다이어트이거나 음식의 양에 관한 다이어트이거나 아니면 음식의 비율에 대한 다이어트일 것이다. 사실 그것도 나쁘지는 않다. 왜냐하면 이제 이 책을 읽은 독자는 그걸 알아차릴 수 있기 때문이다. 속으로 '그래, 이 책을 쓴 사람은 그것을 중심에 두고 있군'이라고 생각하면 된다.

대부분의 경우 책의 저자는 특정 시장이나 특정 인구 집단에 대해 이야기를 한다. 그 인구 집단에 대해서는 위의 세 가지 중 어느 하나가 약간 더 중요할 수 있다. 어쩌면 그 저자는 그 인구 집단이나 특정한 고객을 자주 만났기 때문에 인구 집단이나 고객에게 잘 되는 방법을 가지고 있을 수 있다. 그것 또한 나쁘지 않다. 그리고 이 책을 읽은 독자들은 다른 저자들이 이야기하는 것을 알 수 있기 때문이다.

때로는 음식의 품질을 논하는 다이어트가 될 수 있

다. 저자는 음식의 질을 높이면 음식의 양이 더 나은 쪽으로 변할 것이라고 가정한다. 또, 많은 다이어트 책에서 음식의 양에 대부분을 할애하고 음식의 질은 별로 언급하지 않는 것을 볼 수 있다. 하지만 그건 별로 좋은 생각은 아니다. 목표치에 가깝게 갈 수는 있어도 목표치에 끝까지 도달할 수는 없을 것이다.

지금 이런 필터를 장착했다면, 원하는 아무 다이어트 책이나 모두 구해서 읽으면 된다. 이를 추천하는 이유는 책 안에 들어 있는 요리법을 모으기 위해서다. 다이어트 요리법을 최대한 많이 모아라. 건강을 위해서나 지방 감량을 위해서나 더 나은 외모를 가지기 위하여 다이어트를 처음 시작하면, 많은 사람들은 밍밍한 음식을 먹기 시작한다. 양념 없이 찐 브로콜리와 삶은 닭가슴살을 먹는다. 왜 후춧가루를 약간 뿌리거나 토마토소스를 얹거나 고수를 얹거나 양파를 얹지 않는 것인가?

난 독자들이 다이어트 책에 나온 요리법들을 수집하는 습관을 가지게 하고 싶다. 완전히 맛있는 음식을 쉬운 요리법을 통해 먹을 수 있으며, 이는 다이어트를 성공시키기 쉽게 만든다.

심지어 다이어트 요리책에서 다이어트에 대한 것은 하나도 얻지 않고 음식 조리법만 알아낼 수도 있다. 사실 이것이 더 좋은 방법이다. 요리법만 얻을 수 있기 때문에.

≪라이트 요리≫ 같은 잡지의 많은 독자들이 좋은 다이어트 결과를 얻은 이유는 지금까지 나온 규칙에 충실했기 때문이다. 사람들은 이미 지방 감량과 체중 감량을 하고 원하는 몸을 가질 수 있게 해 줄 수 있는 위에 나온 세 가지 변수에 대한 규칙을 알고 있다. 독자들은 이 규칙에 맞는 요리법을 모은다. 어떤 다이어트 책을 따르든지 음식 요리법을 평가하고 분류하며 숨어 있는 교훈과 과장을 알아낸 다음, 그 요리법에 동의하는지 자세히 살펴보는 습관을 들이는 것이 좋다. 그리고 많은 좋은 요리법을 모아야 한다.

사람들은 자신에게 맞는 다이어트를 찾기 위하여 너무나 많은 시간을 허비하는데 사실 내 고객의 90%는 어떠한 다이어트라도 단지 습관을 들이는 것이 더 중요했다.

그래서 영화 〈베스트 키드〉가 그렇게 끔찍한 이유 중 하나다. 오해하지 마시라. 난 그 영화를 감상하는 것은 좋아한다. 하지만 그 영화가 가르치는 교훈은 최악이다. 필살기 하나만 얻으면 모든 것을 얻을 수 있다는 교훈 말이다.

대부분의 사람들은 다이어트에 대하여 이런 방식으로 대한다. '내가 다이어트 필살기 하나만 얻을 수 있다면'. 하지만 현실은 영화 〈록키〉와 비슷하다. 필요한 기술을 익히기 위하여 수개월 동안 운동하는 모습이 담긴 영상 말이다. 록키는 영화에서 뛰고 샌드백을 때리며 스파링을 하고 권투 글러브질을 하며 줄넘기를 뛰고 스피드 백 때리는 연습을 하고 또 스파링을 한다. 이 모든 연습이 인생 동안 연습에 더하여 하는 것이다.

그래서 영화의 마지막을 보면 록키는 필요한 모든 기술을 얻는다. 필살기는 없고 단지 엄청난 노력과 엄청난 기술만 얻었을 뿐이다.

새로운 다이어트 방법을 찾기 위하여 노력하지 말고 차라리 11가지 습관에 집중하라.

식사 프로그램 평가하기

습관이 무엇인지 이야기했으니 이제 식습관 프로그램을 평가하는 데 있어서 중요한 세 가지를 확인하도록 하자. 앞서 나온 다이어트용 식단 프로그램은 세 가지 기준을 모두 충족하는 것을 알 수 있으며 따라서 각각 프로그램이 얼추 비슷하다고 이야기한 이유가 바로 그것에 있다.

좋은 식단 프로그램에는 다음 세 가지가 필요하다.

1. 일반 사람이 먹는 것보다 더 많은 양의 단백질
2. 일반 사람이 먹는 것보다 더 적은 양의 칼로리
3. 일반 사람이 먹는 것보다 나은 품질의 탄수화물과 지방

일반인들은 비만인 것을 기억하라. WebMD에 따르면 미국인의 63.1%가 과체중이거나 비만에 속한다.

따라서 일반 사람들이 먹는 것을 먹으면 안 된다.

이 세 가지가 모호하게 들릴 수 있지만 꼭 그런 것은 아니다. 모든 것은 간단하게 계산될 수 있다.

『살은 월요일에 빠진다』의 성공 열쇠	
체중	먹는 음식의 양(칼로리)
체지방	먹는 음식의 질 및 근력

우리는 답을 항상 알고 있었다. 체중계 무게가 너무 많이 나가는 경우 더 적은 칼로리의 음식을 먹어야 한다.

원하는 만큼 날씬하지 않다면 우선 더 많은 단백질과 더 양질의 탄수화물과 지방을 통해 음식의 질을 높여라.

또한, 운동의 강도를 올릴 필요가 있다. 이 프로그램에서는 더 많은 횟수의 케틀벨 스윙을 하거나 더 무거운 케틀벨을 사용하는 것, 그리고 더 많은 웨이트 운동을 하거나 더 힘든 운동을 하는 것이다.

순리에 맡긴다고 하면 실제로는 매우 간단하고….

매스미디어나 좋은 의도를 가진 친지와 가족 그리고 체지방 감소에 대하여 사실 아무것도 모르는 피트니스 전도사가 하는 터무니없는 말들을 모두 없애버릴 수 있을 것이다.

터무니없는 방법을 모두 지우고, 음식의 질과 음식의 양에 영향을 미치는 '11가지 습관'으로 바로 진행하자.

얼마나 많은 칼로리를?

나에게 하는 질문 중 가장 많은 것은 과연 하루에 얼마나 많은 칼로리의 음식을 먹어야 하느냐는 질문일 것이다. 그리고 대부분의 다른 사람들은 이런 일에 대비하여 미리 공식을 만들어 놓곤 하지만 난 그러지 않는다.

난 실험을 하고 그에 맞춰서 조정하는 트레이너다. 그리고 이 책을 읽는 지금 그것을 할 것이다. 당신의 인생이 체지방 감량에 있어서 궁극적인 가이드가 되게 하라.

단지 해야 할 것은 식사일지를 일주일 동안 써 보는 것이다. 일주일이 지났을 때 그 주에 섭취한 칼로리의 양을 평균 내보자.

지금 내가 먹는 양이 적당한 양인가?	
일주일에 1.5kg 이상 빠질 때	너무 음식을 적게 섭취하고 있다.
일주일에 0.5~1.0kg 정도 빠질 때	지방을 없애기 위한 적절한 양을 섭취하고 있다.
몸무게가 비슷할 때	체중을 유지하기 위한 양을 먹는 중이다.
몸무게가 늘어날 때	너무 많은 칼로리를 섭취 중이다.

정말 간단하다. 그리고 이 시스템을 이제부터 매주 사용하면 된다.

이것부터 시작하는 것으로 하자.

이 프로그램에서 내가 가장 좋아하는 것은 하루에 얼마나 활동적인지, 근육의 양이 얼마나 있는지, 남자인지 여자인지 상관없다는 것이다. 우리 프로그램의 다른 것과 마찬가지로 이것도 당신의 몸과 삶이 어떤 상태인지에서 시작한다.

만약에 체중을 유지하는 정도의 칼로리를 섭취하고 있고 체중을 줄이고 싶다면 매일 200칼로리를 줄이면 된다. 일주일간 해 보고 다시 돌아와서 무슨 일이 있는지 확인한다. 지방 500g이 빠졌다면 훌륭하다. 체중이 더 이상 변동이 없을 때까지 그 칼로리를 유지한다.

만약에 정체구간을 만나게 되면 다시 칼로리를 줄인다.

하루에 칼로리를 최소한으로 섭취할 수 있는 한계가 있다는 것은 알아두는 것이 좋다. 미국스포츠의학회에 따르면 여성은 최소 하루에 1,200칼로리를 섭취해야 하며 남자의 경우 1,800칼로리를 섭취해야 한다. 다른 이상한 사람이 뭐라고 하더라도 최소보다는 낮게 가지 않는 게 중요하다.

만약 최저 칼로리 섭취량에 도달하게 되면, 이 챕터 뒤에 나오는 고급 영양 계획을 위한 준비를 마친 것이다. 이쯤 되면 다시 음식의 양을 늘려야 할 때가 되며, 장기적으로 보면 늘어난 칼로리 섭취에도 불구하고 몸을 날씬하게 만들 수 있게 된다.

다른 사람들의 경우 그냥 자신이 어느 위치에 있는지 확인한 후 그 위치에서 시작하고, 칼로리 감소를 위해 노력하면 된다. 음식의 양을 잘 살펴보면서 규칙적으로 음식 양을 줄이기 위하여 노력하는 것이다.

기억하라. 양이 전부는 아니다. 체중계의 몸무게가 전부다.

규칙, 계획 그리고 더 많은 규칙

난 규칙을 좋아한다. 또, 난 계획 짜는 것을 좋아한다. 그래서 독자들에게 항상 계획을 세우라고 말하고 싶다.

계획은 대부분 중간에 바뀐다.

계획을 망치는 것은 수없이 많다. 세간에서 이야기하듯 준비를 철저히 해도 실패할 수 있다.

중요한 점은 계획을 가지고 있는 것이다. 만약에 바꿔야 할 일이 생기면 왜 바꾸는지 알고 있어야 한다. 예를 들면, 내 고객 중 아픈 사람이 있다고 하면 계획을 바꾸어 강도를 한 단계 낮출 수 있다.

만약 쉽게 지루해지는 성격이라면 운동 때마다 여러 운동을 섞어 지루하지 않게 해 준다. 만약 매주 여러 단계를 적응하는 운동에서 두 번째 운동이 힘이 든다고 하면 처음으로 돌아가 한 달에 한 운동 단계를 적용할 수 있다. 계획은 때때로 바뀔 수 있다.

어떤 습관을 유지하는 데 어려움이 있다면 매주 하는 것이 아니라 한 습관에 2주일을 쓸 수 있다. 혹은, 완전히 다른 규칙을 세울 수 있다. 어떤 사람은 더 빠르게 변화할 수 있기 때문에 한 가지 습관이나 한 번의 식사를 변경하는 것보다는 모든 아침 식사의 습관을 한 번에 바꿀 수도 있다. 혹은, 모든 점심식사 습관을 바꿀 수 있다.

또는, 그냥 매 월요일만 바꾸고, 바꾼 월요일만 한 달간 집중할 수 있다.

습관을 바꾸는 방법은 여러 가지가 있을 수 있다. 하지만 원칙은 바뀌지 않는다. 일주일에 한 가지 습관만 바꾸는 것이다. 어떤 식사나 끼니가 내 계획을 진행시킬 수 있는지 알고 있어야 한다.

표를 이용하여 자유로운 식사를 미리 계획하기

	월	화	수	목	금	토	일
아침	×	×	×	×	×	×	×
점심	×	×	×	×	×	×	×
간식	×	×	×	×	×	자유	×
저녁	×	×	×	×	자유	자유	×

계획: 매주 초에 자유 식사를 계획해서 언제 자유 식사를 하는지 미리 알고 있어야 한다. 이 표는 매일 4번 식사(식사 3회와 간식 1회)를 가정하고 쓴 것이지만 식사 3회로 계획하는 것도 쉽다.

실제: 매 주말이 되면 새로운 표에 실제로 섭취한 것을 작성해서 점수를 매겨 본다. 위 예를 보면 25개의 미리 정한 식사가 있고 3개의 자유 식사가 있다. 목표는 정해진 식사의 X를 세고 자유 식사의 '자유'를 더해 보는 것이다.

또한 이 표를 이용하여 매주 얼마나 더 나아질 것인지 계획을 세워 볼 수 있다.

예 1: 지난주에 15번 미리 정한 식사와 13번의 자유 식사가 있다고 하자. 식사 계획과 준비 전략을 이용해서 숫자를 더 낫게 만들 수 있다. 만약 다음 주에 미리 정한 식사를 17번 하고 11번의 자유 식사를 했다고 하면 일주일에 두 번의 식사만큼 나아진 것이다! 계속 반복하다 보면 일주일에 자유 식사가 3회로 줄어들 수 있게 된다.

예 2: 표를 보고 아침과 점심은 전부 미리 정한 식사에 맞추어 먹고 있다고 하지만 저녁은 모두 자유 식사를 했다고 하자. 한 번에 한 식사 전략을 이용해서 저녁을 좋게 만들 수 있다.

이 계획표는 존 베라디가 몇 년 전에 인터뷰에서 이야기한 것이고 그 이후로 이 표는 내 고객의 음식을 평가하는 데 있어서 정말 중요한 것이 되었다.

만약 인터넷으로 식사일지를 쓰지 않고 종이로 쓴다고 하면 그 식사일지에 바로 표를 그릴 수 있다. 자유 식사에 빨간색 테두리를 치고, 자유 식사와 계획 식사를 매주 더하기만 하면 된다.

자유 식사와 자유 식사 날에 대하여

처음에 명확하게 이야기해야 할 것은 음식의 90%를 바르게 먹고 있다면 추가로 나머지 10%는 신경 쓰지 않아도 된다는 것이다.

자유 식사보다는 자유 식사 날이 사람들의 정신훈련에 더 도움이 되는 것 같다. 내가 본 많은 사람들은 자유 식사 날짜에 더 잘 맞출 수 있었는데 그건 시작과 끝나는 시간이 명확했기 때문이다. 자유 식사는 때때로 일주일에 세 번으로 시작했다가 일주일에 다섯 번으로 바뀔 수 있다. 자유 식사는 빠져나갈 수 있다.

하지만 모든 것은 개인에 맞춰야 한다. 내 고객 중 매주에 한 번 자유 식사 날로 시작해서 좋은 결과를 얻은 사람도 있고 일주일에 몇 번 나누어서 자유 식사를 먹어서 좋은 결과를 얻은 사람도 있다. 너 자신을 알라. 자유 식사 날에 잘 맞는 사람도 자유 식사에 어려움을 겪는 경우가 있고, 일주일에 자유 식사를 나눠서 하는 것이 맞는 사람이 하루 자유 식사날로 하는 것에 안 맞는 수도 있다.

그러니까 개인 맞춤이 중요하다.

내 고객 중 몇 명은 처음 음식 계획표에서 자유 식사가 일주일에 27회인 사람이 있었다. 그리고 일주일에 한 개씩 자유 식사를 줄여나갔다. 그 고객들은 매달 체지방량을 3%씩 뺐고 일주일에 자유 식사를 27회에서 23회로 줄였으며 결국 19회까지 줄였다. 아직도 나는 이게 이렇게 쉬운 것이라는 것이 믿겨지지 않는다.

이와는 반대로 일주일에 자유 식사를 한 번만 하는 고객들도 있었는데 그것도 운동이 끝난 다음에야 한 번 먹는 정도였다. 멀리 내다볼 것도 없이 그 고객은 뒤에 나오는 고급 부분에 나오는 체계적인 음식 재섭취가 필요해 보인다.

그러니까 이것이 내 요점이다. 사람은 다 다르다. 고객들에게 같은 생리학적 규칙을 적용시키지만 각각 다른 배경과 동기, 개인의 과거 및 습관에 따라 달라진다.

체지방 감소가 느려지면서 자유 식사량을 줄여야 한다고 생각한 사람들이 꽤 많다. 그 사람들의 식사일지를 확인해 보면, 일주일에 자유 식사를 단 세 번만 하고 있었다.

일주일에 세 번의 자유 식사는 절대로 문제가 아니라고 이야기할 수 있다. 다른 18번의 식사를 살펴보면 좀 더 식사를 적게 할 수 있는 방안을 찾을 수 있을 것이다.

이것이 자유 식사를 바라보는 방법이다. 아무거나 마음에 드는 것을 먹어라. 원하는 것을 먹으라는 이야기다. 과자를 좀 먹어도 된다. 피자를 먹어도 된다. 음식의 질과 관련해서는 아무거나 원하는 것을 먹어라.

하지만 식사 질이 바뀐다고 해소 폭식을 하라는 것은 아니다. 자유 식사 날이기 때문에 굳이 초콜릿 쿠키 한 봉지를 꾸역꾸역 먹을 필요는 없다.

1. 만약 먹는데 배가 아프기 시작하면 자유 식사나 자유 식사 날은 중지한다.
2. 만약 배가 부른다거나 배부른 것을 넘게 되면 자유 식사나 자유 식사 날은 그 시점에서 끝이다.

일상에서 자유 식사와 자유 식사 날을 성공적으로 수행하기

자유 식사와 자유 식사 날을 성공적으로 수행하기 위해 첫 번째로 가장 중요한 것은 자유 식사나 자유 식사 날을 미리 계획하는 것이다. 만약 자유 식사나 자유 식사 날이 식단에 없다면 자신에게 너무 가혹한 것이며, 이 다이어트는 성공적으로 지속되기 어렵다.

첫째, 심리학적 측면이 있다. 만약 어떤 것을 절대로 먹을 수 없다고 한다면 그것을 엄청 먹고 싶게 된다.

둘째, 일주일에 한 번 원하는 것을 마음껏 먹을 수 있다고 하면 식탐을 줄여 줄 뿐만 아니라 주변 사람이 억지로 음식을 먹이는 상황도 피할 수 있다. 회사에서 동료가 집에서 만들어 온 슈퍼-디럭스 땅콩버터 초콜릿 컵케이크를 가지고 왔다고 하자. 그것을 거절할 수 있을 뿐만 아니라, 며칠 남지 않은 다음 자유 식사 날에 초콜릿을 먹을 수 있게 된다.

다음으로, 이 방법은 특정 음식이 나쁘다거나 우리를 죽일 수 있다는 식의 아주 나쁜 사고방식에서 벗어날 수 있게 해 준다. 절제하기만 하면 음식은 아무거나 먹어도 된다.

어떤 사람들은 자유 식사를 정말로 자유롭게, 대충 그때그때 봐 가면서 할 수 있게 된다. 그리고 자유롭게 음식을 먹는 것이 너무 과해져서 체중계나 체지방에서 그것이 보이게 된다면 다시 자유 식사를 줄이거나 엄격한 식단을 계획하는 것으로 돌아오면 된다.

다이어트를 심하게 한 경우 자유 식단을 통해 신진대사를 증진시킬 수 있다. 만약 다이어트를 정말 심하게 해서 신진대사량이 줄어드는 것이 멈추었다고 생각되면 자유 식사의 날이 필요하다는 뜻이다. 일주일에 하루 정도 자유 식사의 날로 정하는 것이 신진대사량을 조절하는 방법이다. 몸에게 '나는 죽어가지 않는다'는 신호를 전달해 주는 날이다. 신진대사량이 갑자기 줄어드는 것을 막아 줄 것이다.

자유 식사의 날에 신진대사를 다시 시작하기 위해서는 다음과 같은 것들이 필요하다.

> 그날은 탄수화물이 많아야 하며,
> 지방도 많아야 한다.
> 또 최소 여섯 시간 정도는 지속되어야 한다.

이 세 가지 요점이 신진대사량을 유지하는 데 있어서 필요한 것이다.

하루 자유 식사 날을 넣는 것만으로 신진대사량을 유지하면서 다이어트를 할 수 있다는 사실에 매우 놀랄 것이다. 또한 자유 식사 날을 넣지 않을 경우 짧은 다이어트를 하더라도 신진대사가 감소한다는 것 또한 놀랄 만한 사실이다.

이날 사람들이 종종 하는 실수가 있다. 아이스크림 1리터를 먹고 초코칩 쿠키 두 봉지를 먹으면서 텔레비전을 보는 것이다. '그날'이 끝나면 대부분 만족스러워하지 않게 된다. 만약 그렇게 하고 싶으면 말리지는 않겠다. 하지만 좋은 기회를 날려 버리는 것이 된다.

내 고객들의 개인적인 경험에 비추어 볼 때 일반적인 사람들은 자유 식사의 날을 사교의 날로 사용할 때 가장 만족도가 높았다. 배우자와 같이 근사한 저녁을 먹으러 나간 다음 디저트와 와인을 마셔라. 친구들과 같이 닭날개와 피자를 먹어도 좋다.

자유 식사의 날을 사교의 날로 하면 정말 좋은 날로 인식이 된다. 정크 푸드를 강제로 입 안으로 쑤셔 넣는 의미의 자유가 아니라, 원하는 아무 음식이나 먹는 자유인 것이다. 선택의 자유는 사람을 더 행복하게 해준다. 자유 식사의 날을 일주일 중 가장 멋진 사교의 날로 정할 것을 강력하게 추천한다.

계획 vs. 의지력

보통 사람들은 접근하기 쉬운 음식을 먹는다. 집 안에 있는 음식을 먹게 된다. 회사에 있는 음식을 먹는다. 미리 준비해 놓은 음식이나 손에 닿을 수 있는 음식을 먹을 것이다.

회사에서 집으로 돌아오면 저녁시간이며, 만약에 부엌에 좋은 음식이 없다고 한다면 재난의 조리법이 될 것이다. 얼마나 의지력이 있는지와 상관없이 계획은 망가질 것이다.

실패하려고 맞추는 것이다.

음식이 실제로 필요해지기 전에 미리 냉장고를 채워 놓아야 한다. 제대로 된 음식은 상하기 쉽기 때문에 일주일에 두 번 정도는 장을 보러 가야 한다. 일주일에 몇 번은 농산물 직판장이나 마트에 가서 며칠 동안 먹을 수 있는 좋은 음식을 사야 한다.

음식을 준비할 때 한 번에 많이 준비하라. 요리를 한다고 하면 가스레인지의 모든 불이 붙을 정도로 하라. 불 두 개는 단백질을 준비하는 데 사용하고 나머지 둘을 탄수화물을 준비하는 데 사용한다고 하면 정말 멋지다.

예를 보면, 첫 번째 불에서는 다진 이탈리안식 소고기 1kg에 오레가노, 바질, 양파, 소금, 후추 그리고 약간의 토마토를 찐다.

두 번째 불이나 그릴에서는 멕시칸식 닭가슴살에 커민, 소금, 검은 후추와 약간의 고추 소스, 양파와 피망을 조리한다. 마지막으로 고수 잎을 몇 개 넣어라.

세 번째 불에서는 현미와 현미 겨로 만든 브라운 파스타를 조리한다.

네 번째 불에서는 퀴노아와 브로콜리를 요리한다.

위에 나온 예가 음식을 한 번에 조리하는 방법이지만 한 번에 한 가지 단백질과 한 가지 탄수화물을 가지는 세 끼 식사를 준비하든지, 아니면 다른 단백질과 탄수화물을 먹는 세 끼 식사를 준비해도 된다.

그리고 전자레인지용 용기에 한 끼 식사 분량으로 나누어서 저장한다.

이 중에서 사흘 분량의 식사는 냉장고에 보관하고, 남은 것은 모두 냉동고에 보관한다.

이것이 바로 승리를 위한 준비다.

텔레비전을 보면서 한 끼를 때울 때 건강한 음식을 먹을 수 있도록 준비한 것이다.

또 다른 방법은 보아스 해드 후추, 건강한 런천 미트, 터키 또는 좋아하는 아무 고기나 미리 준비하는 것이다. 과일을 잔뜩 준비하고 약간의 견과류도 준비하라.

만약에 바빠서 음식 준비를 못했다고 하자. 전자레인지 용기에 준비된 다진 소고기나 현미가 없다. 그때는 항상 간단한 스낵 식사를 준비할 수 있다. 스낵 식사는 항상 최고의 대안이 될 수 있다. 얇게 저민 칠면조 고기와 바나나와 약간의 딸기를 잘라 놓을 수 있다. 아몬드 10개를 던져 넣는다. 자, 단백질도 있고, 탄수화물도 있고 지방도 있는 음식이 완성됐다. 전부 건강하며 간단히 만들 수 있고, 완벽하다. 그리고 만드는 데 2분밖에 걸리지 않는다.

냉장고 안에 세계에서 가장 쉽고 빠른 패스트푸드를 준비해 놓은 셈이다.

부엌이 이렇게 준비되었다고 하면 승리를 위하여 한 걸음 더 나아간 것이다. 집에 오면 살찌게 만들 수 있는 음식보다는 마른 근육을 만들기 위한 건강하고 좋은 음식을 더 쉽게 얻을 수 있다. 이렇게 준비해 놓은 경우의 지방 감량은 많은 의지력이 필요 없게 된다.

의지력과 동기 부여에 대해서는 잊어라. 사실, 의지력이나 동기 부여를 하지 않는 쪽이 더 낫다. 이기기 쉬운 상황을 만들어라. 이기기 쉬운 상황을 만들고 좋은 음식을 먹어라.

나는 이것을 '하류로 수영하기'라고 불렀다. 상류로 거슬러서 수영을 하는 것처럼 어렵게 만들면 많은 노력과 의지력이 필요하다. 반대로 좋은 음식을 집 안에 넣어 놓고 쉽게 목표에 도달할 수 있게 하면 하류로 수영하는 것처럼 쉽다. 쉽게 만들자.

이제 식당 음식을 살펴보자.

여러 잡지나 책을 보면 식당에 가면 무엇을 먹어야 하는지에 대한 글이 많다. 하지만 나는 이 문제를 매우 간단하게 만들었다.

- 모든 식당은 샐러드나 닭을 사용한 음식이 있다.
- 대부분의 식당은 생선과 야채를 이용한 요리가 있다.
- 많은 식당은 스테이크 샐러드가 있다.

외식을 하면 위에 세 가지를 생각하라. 셋 중 하나를 먹으면 다한 것이다. 외식을 이보다 더 어렵게 생각하지 말라.

음식 준비와 주변에서 음식을 먹으라고 내밀 때

다음에 이야기할 것은 사회생활을 할 때의 문제인데, 이건 매우 큰 부분을 차지한다.

대부분의 사람들은 다른 사람에게 음식을 권한다.

2010년에 미국에서 미스 피트니스로 선정된 타린 배그로스키는 언젠가 부모님이 대회가 코앞인데도 빵 종류 음식을 계속 먹이려고 시도했다는 사실을 나에게 이야기한 적이 있다. 그녀만 그런 것이 아니다. 모든 사람들은 음식 계획에 맞지 않는 음식을 자꾸 먹이려고 하는 사람들에 포위돼 있다.

대부분의 사람들은 이해하려고 하지 않지만, 그래도 괜찮다. 그 사람들은 단지 친절할 뿐이고, 음식을 나눠주려고 하는 것뿐이다.

좋은 음식을 집과 회사에서 먹을 수 있도록 물리적으로 준비하는 것 외에 사회적으로 준비를 해야 한다. 미리 어떤 음식을 받아먹을 것이며 어떤 이야기를 할 것인지 정해야 한다. 아나 매싱거가 한 가지 해결방안을 이야기해 주었는데, 음식을 못 먹는다고 하지 말고 음식을 안 먹는다고 말하라는 것이다.

만약에 음식을 못 먹는다고 하면 문장이 약해 보인다. 못 먹는다고 하면 음식 계획의 포로가 되는 삶을 살고 있는 것처럼 느껴진다. "음, 미안해요. 이 피자는 못 먹겠네요. 내 계획서에 이것은 없어요. 네? 정말로 먹으면 안 될 것 같아요. 무슨 계획이요? 아, 이 책에서 나온 계획이요…."

이렇게 이야기하면 계획을 주체적으로 행하는 것이 아닌 것처럼 느껴지며 왜 특정 음식을 먹지 못하는가에 대하여 질문을 할 것이고, 몇몇 사람은 왜 먹지 않는지에 대하여 자신을 설득하라고까지 나올 수 있다.

음식을 안 먹는다고 말하는 것은 더 강력하게 보이면서 동시에 타당한 이유를 제공하지 않아도 된다.

음식을 안 먹는다고 말하면 내 신념을 선언하는 것이다. "사무실 전체가 피자를 먹어요? 신경 써 주셔서 감사합니다. 하지만 저는 점심을 싸 왔어요. 그리고 주중에는 피자를 안 먹어요. 좋네요. 여러분이 먹을 피자가 더 많아진 셈이에요."

식사일지와 계획 다시 짜기

식사일지는 이 계획을 모두 관통하는 핵심이다. 이 논의에서 하나만 얻어간다고 하면 식사일지를 작성해야 한다는 점이다.

다시 한번 강조하겠다. 내 고객 중 식사일지를 작성한 사람 모두가 원하는 결과를 얻었다.

식사일지를 쓰는 방법은 여러 가지다. 직접 손으로 식사일지를 작성할 수 있고, 인터넷으로 쓸 수 있으며 또는 스마트폰으로도 쓸 수 있다.

만약 직접 식사일지를 쓴다고 하면 달력에 쓰는 것을 추천한다. 달력을 쓰는 것의 장점은 속임수를 써서 하루 건너뛰는 것이 불가능하다는 점이다. 날짜가 이미 달력에 있기 때문에 하루를 까먹고 건너뛰는 것이 어렵다. 혹은 설령 하루 건너뛰었다고 하더라도 쉽게 볼 수 있다.

수기로 쓰는 식사일지의 장점은 쉽게 작성할 수 있으며 휴대가 편하다는 것이다. 먹은 음식을 직접 쓰는 것보다 쉬운 것은 없다. 수기로 작성한 식사일지는 음식의 질을 추적하는 데도 유용한데, 나중에 평가를 위하여 훑어보기만 해도 되기 때문이다.

식사일지 점수 매기기

우선 단백질이 들어간 음식에 별표를 한다. 다음에는 아래 나와 있는 것처럼 고객 개인의 레벨에 맞추어 탄수화물과 지방 규칙에 어긋나는 날짜에 동그라미 표시를 한다. 지금 고객의 레벨에 맞추어 동그라미를 그린 다음 매주 간단하게 본다.

'이 주는 80% 정도 목표에 도달했어요.' 또는 '이 주는 90% 정도 목표에 도달했네요'.

이론상으로 가능한 탄수화물 정도	
시작	설탕이 들어간 디저트와 술 그리고 칼로리가 있는 모든 음료수 제한
중간	설탕이 들어간 디저트와 술, 칼로리가 있는 음료수와 패스트푸드 계속 제한. 드라이브 스루, 전자레인지 그리고 편의점에서 온 음식 모두 제한. 흰 밀가루, 흰쌀 그리고 파스타를 손바닥만 한 조각으로 제한
가장 엄격함	탄수화물을 과일, 야채, 발아 곡식 빵, 현미 그리고 퀴노아로 제한

* 탄수화물의 질 수준은 연속적인 여러 단계로 이루어져 있다. 이 표는 식사일지의 점수를 매기기 위한 기준으로 만들었다. 목표로 가는 데 있어 필요할 경우만 이보다 더 엄격한 기준으로 간다.

이것이 손으로 쓴 식사일지를 채점하는 방법이다. 사실 이건 음식의 질을 측정하는 대부분의 방법이다.

인터넷과 핸드폰 식사일지 앱은 정말 좋다. 이 두 개는 음식의 질을 계속 측정해 줄 뿐만 아니라 음식의 비율과 양 또한 계속 측정해 주기 때문에 훌륭하다. 이 두 가지가 가장 좋은 선택이 된다. 음식의 비율, 음식의 질과 음식의 양을 매일 측정해 줄 뿐만 아니라 시간이 경과에 따라서도 측정해 준다.

음식의 평균을 보면서 평가해 보는 것이 한 번 어긋난 음식을 먹은 것이 전체적인 계획에 어긋나지 않는 것을 보여 준다는 점에서 매우 좋은 방법이다. 반대로 완벽한 하루가 필요한 모든 것을 만들어 주지는 않는다. 몸에게 필요로 하는 것은 시간에 지남에 따라 평균을 낸 결과이다. 그게 정말 좋은 것이다.

손으로 쓴 식사일지는 쓴 사람의 음식 선택에 대한 질에 대하여 대부분 작성되긴 하지만 인터넷 식사일지는 칼로리와 미세 영양소 비율을 보는 데 쓰인다.

이 점이 식사일지를 쓰는 이유이긴 하지만 정말 중요한 것은 식사일지에서 무엇이 일어나고 있는지 확인하는 것이다. 인간은 자신을 속이는 데 엄청난 재능을 가지고 있다. 자신을 속이기 위하여 실제로 거짓말을 하는 것은 아니다. 인간의 뇌는 자신이 싫어하는 세부 사항을 빼 버리고 자신이 좋아하는 것에 집중하게 만들어졌다.

나의 모든 고객들은 매달 한 번씩 신체 치수를 측정하고 체중계에서 몸무게를 측정하고 체지방 지수를 잰다. 숫자로 원하는 목표에 도달하지 못한다고 한다면 심도 깊은 이야기를 할 차례다.

90%의 경우 원하는 목표에 도달하지 못했다고 하면 식사일지를 쓰고 있지 않다거나 어떤 것을 빼먹고 있다는 말이 된다. 이때 심도 깊은 이야기가 정말로 깊은 이야기가 되는데 대화가 정당해야 하기 때문이다.

나머지 10%의 경우 식사일지를 정말로 정확하게 썼다고 하더라도 원하는 결과에 도달하지 않는 경우다. 식사일지를 점검하면서 놓치는 부분이 없는지 다시 한번 점검해야 한다. 음식을 먹는 양이 현재 수준과 맞지 않는다거나 너무 많이 먹고 있다는 것을 의미한다.

너무 많이 먹고 있다고 하면 음식의 양을 조절한다. 음식 선택 수준을 높여야 한다고 하면 다음 음식 선택 수준으로 이동하면 된다.

식사일지를 살펴보게 된다면 수수께끼는 존재하지 않는다. 자세한 내용을 작성했기 때문에 명백하게 볼 수 있다.

식습관이 잘 풀리지 않는다고 해서 나쁜 사람이거나 실패했다는 의미가 아님을 알았으면 좋겠다. 잘 풀리지 않는 전략을 사용하고 있을 뿐이다.

전략적 차원에서 이야기하자면, 음식을 준비하는 방법이나 음식을 준비하지 않는 방법이나 모두 잘 되지 않고 있다는 것이다. 음식을 준비함(계획, 쇼핑, 요리)에는 사실 기술이 필요하다. 그게 전부다. 식사일지로 돌아가서 다음에 먹을 음식을 준비하고 계획하는데 실패한 날을 찾고 준비할 시간을 더 넣으면 되는 것이다.

고객 중 몇몇은 식습관을 전부 포기하는 경우도 있었다. 사실 정말로 필요한 것은 한 시간 운동시간을 사용해서 다음 주 음식을 준비하고 다음 주 사교 모임이나 다른 사람들이 음식을 줬을 때 무슨 이야기를 해야 할지에 대하여 논한다. 일이 음식 준비 시간을 넘쳤을 때 어떤지 이야기하고 회사에 음식을 싸 가는 것에 대하여 이야기를 하고 저녁을 어떻게 준비해야하는지에 대하여 이야기한다.

준비가 되도록 훈련하는 것이다.

다른 고객들은 마트에 가서 양질의 음식을 산 다음 나에게 문자를 보내거나 전화를 한다. 마트에 자주 가는 것이 그 고객들이 넘어야 할 장벽이었던 것이다.

이 점을 정말 잘 알았으면 좋겠다. 식사일지를 보고 인생에 어떤 이벤트가 생기면 식사일지를 지키는 것을 방해할 수 있는지 알아야 한다. 뒤를 돌아봤을 때 어떤 이벤트가 방해한 것인지를 알아야 하며 다음에 일어날 일에 대하여 대비해야 할 것이다.

식사일지에 이야기 전체가 담겨 있다.

반복하는 것이 지루하다는 것은 잘 알고 있다. 하지만, 모든 전략이 성공하기 위해서는 미리 준비하는 것이 중요하다.

식사일지에 준비해야 하는 모든 것이 담겨 있으며 어느 곳에서 계획과 틀어졌는지 다 나와 있다. 그것은 의지력과 상관이 없다. 동기부여와도 관련이 없다. 부모님이 음식에 대하여 알려준 것 또한 상관이 없다.

준비가 부족한 것이 문제다. 일주일에 한 번은 식사일지를 보고 무슨 일이 일어났는지 고민하는 시간을 가져라. 그리고 다음 주에 어찌 할 것인지 계획을 세워라.

어떤 부분에서 틀린 점을 발견했을 때 그 부분을 집중적으로 공격하면 되기 때문에 흥분해도 된다. 다음 주를 위한 전투 계획을 짜면 된다. 매일 어떤 것을 공략해야 원하는 결과를 얻을 수 있는지 명백하게 볼 수 있다.

식사일지를 작성할 때 제일 처음에 해야 하는 것은 무슨 일이 있었는지 그대로 적는 것이다. 고급 식사일지(슈퍼 울트라 메가 식사일지)의 경우 매 페이지를 둘로 나누어서 계획과 실제 일어난 일을 적는 것이 된다.

만약 인터넷 식사일지를 사용한다고 하면 계획은 다른 곳에서 먼저 해야 할 것이다. 그래도 괜찮다. 계획을 컴퓨터에서 미리 작성할 수 있다. 계획을 쓰는 것으로 계획을 짤 수 있다. 심지어 식단을 계획해 주는 앱도 있어서 쇼핑리스트를 자동으로 작성하게 할 수도 있다.

사실 하나의 앱으로 계획과 쇼핑을 하고 다른 앱으로 식사일지를 작성하는 것이 약간 귀찮을 수도 있다. 둘 중에서 식습관에 더 중요한 영향을 주는 하나에만 좀 더 집중할 수도 있다.

예를 들면 아침으로 오믈렛을 먹는다고 하고, 오전 중간에 단백질 셰이크를 먹고 칠면조 가슴살과 현미를 점심에 먹는다고 하자. 나중에 돌이켜 보고 무슨 일이 있었는지 보면서 '아침에 오믈렛 먹는 계획이 틀어졌지. 무슨 일이 있었나. 계란이 하나도 없었어'라고 할 수 있다.

이것은 의지력이 낮아서 생긴 일이 아니다. 계획을 세우지 않았기 때문에 냉장고에 계란이 없었던 것이다. 결국 미리 장을 보는 것이 중요한 것임을 알 수 있다. 그래서 다음 주에는 언제 쇼핑하러 갈 수 있을까?

이런 종류의 식사일지를 작성하다 보면 점점 더 전략적인 사고를 하게 된다. 많은 것을 바꾸며, 음식이 더 이상 감성적인 일이 아니게 된다. 좋은 사람인가 나쁜 사람인가 하는 문제도 아니다. 동기 부여와도 무관하다. 단순히 전략적인 사고방식인 것이다.

이렇게 볼 수 있다. 냉장고에 계란이 있었지만 늦게 일어났다고 하자. 계란을 요리하기에 충분한 시간이 없었다. 그것이 문제다. 아침에 계란을 준비하는 데 시간이 모자라고 아침에 더 시간을 만들 수 없다고 하면, 해답은 전날 잠을 일찍 자는 것이다.

'다음 주에는 침대에 20분 먼저 들어가서 아침에 계란을 요리하기 위하여 20분 먼저 일어날 수 있을까?'

이제 정말로 이상한 것이 일어난다. 위에 대한 질문에 할 수 있다고 대답하거나 할 수 없다고 대답해도 괜찮다. 대답은 본인이 결정하는 것이다.

'저녁에 절대로 일찍 잘 수 없기 때문에 아침에 계란을 준비하기 위하여 일찍 일어날 수 없을 거야.'

이렇게 대답해도 괜찮다. 중요한 것은 이렇게 대답한다는 것을 알고 있는 것이다.

대신에 10초 만에 준비할 수 있는 단백질 파우더를 준비하거나, 운전하며 출근하는 도중에 고기와 과일을 먹을 수도 있다. 이 점이 전략적인 사고를 하면서 할 수 있는 다른 선택들이다. 기존 계획과 실제 일어난 것을 사심 없이 비교해 보면서 생각해 보는 것이다. '이렇게 일이 일어났네. 그리고 이런 점은 잘 진행된 것 같아. 하지만 이런 점은 잘 진행되지 않았어. 다음 주에는 어떻게 하면 다르게 할 수 있을까?'

식사일지를 보면서 무슨 일이 일어났는지 확인하고 전략적으로 고민해 보자. 그리고 다음 주 계획을 세우기로 한다. 실제 생활에서 어떤 것을 성공적으로 할 수 있는지, 그리고 어떤 것은 할 수 없는지를 엄격하게 평가할 수 있을 것이다.

다른 어떠한 것도, 다른 어떤 행동에 시간을 보내는 것도 이것만큼 날씬한 몸을 만드는 데 도움을 주지 못한다.

- 운동은 빼먹어도 계획하는 것을 빼먹지 말자.
- 운동은 빼먹어도 음식 준비하는 것을 빼먹지 말자.
- 운동은 빼먹더라도 마트에서 장보는 것을 빼먹지 말자.

음식을 제대로 먹는 것을 우선하면 더 효율적으로 살을 뺄 수가 있을 것이다.

이 책에서 얻어야 할 것이 하나 있다면 식사일지를 쓰는 것과 계획 세우는 시간이며, 그것이 성공을 위한 지름길이다. 이것이 원하는 모든 것이 될 것이다. 이는 음식이 원하는 몸을 만드는 데 마법과 같은 역할을 할 것이며 식사일지가 음식을 제대로 먹고 있는지 확인시켜 줄 수 있다.

식사일지 시간

이제 식사일지에 대해 공부하는 시간이다. 나는 지금 우리가 식사일지를 함께 보는 것처럼 이야기를 진행할 것이다. 처음 몇 주 동안 식사일지를 평가하면서 정형화된 양식으로 정착될 때까지 이 부분을 다시 읽기를 권장한다.

식사일지의 첫 부분은 92페이지에서 이야기할 치수 측정에 있다. 매주 다양한 치수를 돌려가면서 측정하기 바란다. 한 주에는 체지방량을 측정한다. 다음 주에는 체중계에 올라가서 몸무게를 측정한다. 다음 주에는 허리나 몸의 둘레를 측정한다.

이번 주에 무엇을 측정하는지 결정하기 전에 전주에 식사일지에 쓴 것이 무엇인지 생각해 보는 시간을 갖는다. 식사일지를 열어 볼 필요는 없다. 그냥 생각만 해 보는 시간이다. 이번 주 측정한 수치가 점점 더 좋아진다거나 나빠지는지 생각해 보자. 잠깐 틈을 내서 측정치가 어떤지 추측해 보자.

그다음에 실제로 측정한다.

측정을 한 다음에 생각한 추정치와 실제로 측정한 값이 맞는지 확인한다. 측정한 값이 정확한 값인지 추측해 본다.

그리고 지금 측정치와 3주전 측정치를 비교해 본다. 숫자가 올라갔는가? 아니면 내려갔는가? 지난 3주간 행동을 생각해 보자. 측정치가 그렇게 바뀐 것이 납득이 되는가?

3주 사이로 측정한 값이 매주 측정한 값보다 아마도 더 정확할 것이다. 3주 전이랑 비교해서 연관성이 있는지 좀 더 고민해 본다. 그리고 이번 주와 어떤 연관성이 있는지도 고민해 본다.

그리고 식사일지를 자세히 살펴본다. 먼저 각각의 날을 자세하게 살핀다. 단백질이 매 식사마다 들어갔나? 음식의 총량은 어떤가? 음식의 총량이 지방을 연소시키기 위해 설정된 것이 맞는가?

탄수화물의 질은 충분한가? 먹은 음식 중 탄수화물의 질이 지방을 줄이는 다이어트 법에서 기대하고 있는 양과 맞는가? 그리고 양질의 지방을 살펴본다. 포만감을 느끼기 위한 양질의 지방이 있는가? 지방이 너무 많아서 총칼로리 양을 늘리고 있지는 않는가?

지난 주 매일 이렇게 고민을 하면서 살펴본 다음 식사일지를 매일 작성했는지 아니면 하루 정도 빼먹은 것이 있는지 살핀다. 인터넷 식사일지가 있다면 한 주 동안의 평균을 볼 수도 있다. 만약 수기한 식사일지가 있다면 짐작하거나 실제로 평균을 계산해 본다.

근육을 유지하고 포만감을 느끼기에 충분한 단백질을 섭취하고 있는가? 한 주 동안 먹은 음식의 총량을 보고 평균 음식량을 확인한다. 한 주 동안 음식의 평균량이 지방을 연소시키기에 적당한 양인가?

다음에 한 주 동안의 음식의 평균 비율을 확인한다. 그 음식이 포만감을 주고 있나? 아니면 비율이 벗어나서 배가 좀 더 고프게 되었는가?

이런 것을 다 본 다음 측정치로 돌아가서 다시 한번 확인해 본다. 해당 측정치가 정확한 것인지 자신에게 질문한다. 만약 측정치가 정확하다고 한다면 전략적인 사고를 하고 있는 것이다.

만약 측정치가 정확하지 않다면 이번 주 측정치는 무시하면 된다. 다음 주 측정치를 보고 올바른 방향으로 가고 있는지 확인해 보면 된다.

이번 주 측정치가 식사일지에서 본 것으로 정확한지 아니면 이번 주만 틀리게 나온 것인지에 대하여 추측해 본다. 어느 쪽이라도 괜찮다.

다음 식사일지를 보고 없는 것이 무엇인지 확인한다. 다음 주에 계획이나 전략을 짤 때 더 잘할 수 있는 점이 있는가? 간단하게 단백질을 매 식사마다 충분히 섭취하지 않았다면 다음 주 식사에 단백질을 더 넣으면 될 것이다. 혹은, 다음 주에 특정 상황을 준비해야 할 정도로 복잡할 수도 있다.

다음 주에는 전략적으로 한 가지를 개선시키기 위하여 노력하며 한 가지만 개선시키면 된다.

그 한 가지 점을 적은 다음에 이번 주를 되돌아본 다음 적은 것이 맞는지 확인해 본다. 정말 제대로 된 것이 무엇인지 확인한다. 계획을 세우고 얼마나 잘 수행했나? 어떤 계획을 세웠는가? 식사일지에서는 어떤 것인가? 마지막에 제대로 수행한 경우에는 무슨 일이 있었나?

만약 끔찍한 한 주를 지내고 한 주 동안 제대로 한 것이 식사일지 쓴 것밖에 없다고 한다면 자신에게 축하를 하자. 식사일지가 모든 것의 기본이다. 거기에 추가로 성공한 모든 것에 대하여도 축하를 하는 것이 좋다. 지난주에 한 것 중 제대로 한 것을 최대한 많이 찾아내야 한다.

결과에 상관없이 이번 주에도 다시 반복하여 이 일이 기계적이고 전략적이 되게 만든다. 만약 어떤 것이 없다고 하더라도 나쁜 것은 아니며, 없는 것이 없다고 하더라도 좋은 것이 아니다. 심지어 모든 것을 제대로 했다고 하더라도 잘하는 것이 아니다.

이것을 지방 연소 과정이라고 불리는 단순한 기계처럼 생각했으면 좋겠다. 그것이 어떻게 작동하는지, 인생에서 어떤 식으로 작용하는지, 어떤 것이 더 잘될 수 있는지 고민하면서 따라 하자. 이 기계는 이곳저곳을 손보면서 즐거움을 얻을 수 있는 기계다.

지난주에 없었던 것 중 하나를 더해야 한다. 사실 몇 주 동안 빼먹은 것이 없을 수도 있다. 대부분의 시간은 어떤 것이 없어서 다음 주에 새로 넣을 것이 생길 것이다. 또 지난주에 제대로 수행한 것이 있어서 다음 주에 다시 반복할 수 있게 요점을 잡을 수 있다. 이제 다음 주에 가지고 갈 것이 두 개로 늘어났다.

이 두 가지를 머리에 넣고 다음 주 식단을 매 식사별로 작성한다. 만약 종이로 된 식사일지가 있다고 하면 종이 한 면에 적으면 된다.

만약 인터넷 식사일지를 사용한다면 문서창을 열어놓고 두 창을 양옆으로 놓는다. 매 식사마다 다음 주 식사를 계획하고 이기기 위한 준비를 한다.

어렵거나 계획에서 어긋날 수 있는 것들을 미리 살펴본다. 장을 보러 가기 전에 사야 할 것을 미리 계획한다. 음식 준비를 위하여 음식을 언제 나눠 놓을 것인지, 언제 음식을 먹을 것인지, 어느 음식을 먹을 것인지 미리 계획을 세우고 시간을 비워 둔다.

자, 다 됐다. 다음 주를 위한 준비는 끝났다. 출발하면 된다. 다음 주 계획을 가지고 있다.

다음 주에 무슨 일이 일어나든지 간에 지나간 주는 지나간 것이며 다음 주 계획은 완성된 것이다. 계획을 정확하게 따르지 않을 수 있지만 그래도 계획이 있는 것이다. 99%의 사람들보다 더 앞서나가고 있다.

전략도 가지고 있다. 계획에서 새로운 한 가지 것을 가지고 있으며 다음 주에 할 것이다. 지난주에 정말 잘된 한 가지 또한 있으며, 이번 주에도 다시 할 계획이다.

자, 이제 즐길 준비가 됐다. 어서 가자!

음식 준비를 일요일과 월요일에 해야 하나?

음식 준비는 하고 싶을 때 언제든지 하면 된다. 일요일 통째로 해도 된다. 월요일 밤에 전부 해도 된다. 홀수 날에 한 주가 시작되면 그날 다 해도 된다.

중요한 점은 한 주에서 처음 하는 운동 전에 미리 해 놓는 것이다. 사실은 월요일 저녁에 음식을 한다고 해도 그 전에 미리 계획을 짜 놓아야 한다는 점이다.

내 조언은 매주 같은 아침, 점심과 저녁을 먹는 것이다. 생각하는 것을 피하라. 그냥 매 월요일마다 같은 것을 먹어라. 우리는 이걸 마찰 피하기라고 불렀다. 생각하고 결정하고 새 계획을 짜고 선택하는 것은 어렵다. 그것이 마찰이 된다.

만약 매주 월요일 음식 계획만이라도 같은 것이 된다면 매주 시작은 제대로 한다는 결론이 된다. 이게 매주 다시 계획하는 것보다는 덜 힘들다.

여자들을 위한 세상에서 가장 쉬운 월요일 음식

아침

단백질 셰이크에 다음과 같은 것을 넣어라.

- 유청 단백질 (물에) 2스쿱: 200칼로리, 단백질 36g, 지방 4g, 탄수화물 12g
- 바나나 1개: 121칼로리, 단백질 1g, 지방 0g, 탄수화물 31g
- 케일 2잎: 34칼로리, 단백질 2g, 지방 0g, 탄수화물 34g
- 생선 오일 5캡슐: 45칼로리, 단백질 0g, 지방 5g, 탄수화물 0g

점심

- 얇게 저민 고급 칠면조 120g: 120칼로리, 단백질 28g, 지방 2g, 탄수화물 0g
- 사과 1개: 72칼로리, 단백질 0g, 지방 0g, 탄수화물 20g
- 아몬드 18개: 192칼로리, 단백질 7g, 지방 17g, 탄수화물 7g

저녁

- 양념된 다진 칠면조 180g: 240칼로리, 단백질 30g, 지방 12g, 탄수화물 0g
- 현미 파스타 반컵(조리됨): 97칼로리, 단백질 1g, 지방 0g, 탄수화물 24g
- 토마토와 바질 파스타 소스 반컵: 50칼로리, 단백질 1g, 지방 2g, 탄수화물 10g
- 브로콜리 1컵: 31칼로리, 단백질 3g, 지방 0g, 탄수화물 6g
- 엑스트라 버진 올리브 오일 2테이블스푼: 240칼로리, 단백질 0g, 지방 28g, 탄수화물 0g
- 마늘 1티스푼: 4칼로리, 단백질 0g, 지방 0g, 탄수화물 1g

총열량 1,445칼로리, 단백질 110g, 지방 69g, 탄수화물 145g

방법과 이유

위에 식단을 살펴보면 모든 것이 쉽게 보인다. 그리고 마찰을 줄이려고 한다면 쉬운 것이 좋은 것이다.

하루를 시작하면서 단백질 셰이크를 한 잔 마신다. 쉽다. 사실 간단한 방법으로 하루를 시작하는 것이면서 동시에 훌륭한 단백질 양을 섭취하는 것이다. 그리고 케일을 단백질 셰이크에 조금 넣는다고 하면 사실 맛은 느껴지지 않겠지만 야채를 더 먹는 훌륭한 방법 중 하나다. 바나나를 먹는 것도 쉽다. 지금까지는 아주 좋다. 단백질 셰이크를 마신 후에 그날 하루에 필요한 생선 오일 보충제를 먹는다. 아주 좋다.

점심에는 시장에 가서 고기 120g을 산다. 나는 칠면조를 샀지만 사실 닭이나 구운 소고기나 좋아하는 아무거나 선택하고 먹기 좋게 어떤 양념을 해도 상관없다. 그리고 건강한 지방을 위해 아몬드를 약간 얹은 다음 사과를 추가한다. 매우 건강한 하루이며, 아직까지는 말라 보인다.

저녁 때 사실 실제로 음식을 조리해야 하지만 이것도 쉬운 방법이 있다. 양념이 된 다진 칠면조를 구한다. 요리를 하고 토마토소스를 얹는다. 현미 쌀 파스타를 조금 사용할 것인데 한 컵 반은 많은 양이 아니다. 사실 고기 양념에 현미 쌀 파스타를 살짝 뿌린 정도다.

브로콜리를 써 놨지만 사실 어떤 채소를 먹든 상관없다. 냉동 야채를 많이 사서 냉동실에 계속 놓는다. 만약 쪄서 먹는다고 하면 좋다. 만약 마늘로 양념할 것이어도 좋다. 시간이 모자라서 파스타 조리 중 마지막에 살짝 데쳐도 좋다. 심지어 브로콜리와 올리브 오일을 섞어서 파스타 위에 얹어도 된다. 아주 훌륭하다.

여기서 얻을 수 있는 교훈은 음식은 쉽게 먹을 수 있게 만들어야 한다는 것이다.

만약 더 쉽게 해결하고 싶다면, 건강식을 취급하는 체인 레스토랑에 가서 저녁을 먹어도 된다.

샐러드를 샐러드 드레싱과 쌀과 콩을 빼고 먹은 다음에 아래를 먹자.

- 로메인 상추: 10칼로리, 단백질 1g, 지방 0g, 탄수화물 2g

- 닭고기 2인분: 380칼로리, 단백질 64g, 지방 13g, 탄수화물 2g
- 토마토 살사: 20칼로리, 단백질 1g, 지방 0g, 탄수화물 4g
- 과카몰리 100g: 150칼로리, 단백질 2g, 지방 13g, 탄수화물 8g

총 저녁 식사:
560칼로리, 단백질 68g, 지방 26g, 탄수화물 16g

이 방법을 쓰면 요리는 안 해도 된다.
한번 섭취량을 필요한 양만큼 조절하면 된다.
그리고 채소나 단백질, 탄수화물을 마음에 드는 대로 자유롭게 바꾸면 된다.
전체 과정을 실행하기 쉽게 만드는 게 중요하다. 그리고 위에 나온 것은 그것을 쉽게 하기 위한 설명에 불과하다.
쉽게 하자.

남자들을 위한 세상에서 가장 쉬운 월요일 음식

아침

단백질 셰이크에 다음과 같은 것을 넣어라.

- 유청 단백질 물에 2스쿱: 200칼로리, 단백질 36g, 지방 4g, 탄수화물 12g
- 바나나 2개: 242칼로리, 단백질 2g, 지방 0g, 탄수화물 62g
- 케일 2잎: 34칼로리, 단백질 2g, 지방 0g, 탄수화물 34g
- 생선 오일 5캡슐: 45칼로리, 단백질 0g, 지방 5g, 탄수화물 0g

점심

- 엷게 저민 고급 칠면조 180g: 180칼로리, 단백질 42g, 지방 3g, 탄수화물 0g
- 사과 2개: 144칼로리, 단백질 0g, 지방 0g, 탄수화물 40g
- 아몬드 18개: 192칼로리, 단백질 7g, 지방 17g, 탄수화물 7g

저녁

- 양념된 다진 칠면조 240g: 320칼로리, 단백질 40g, 지방 16g, 탄수화물 0g
- 현미 파스타 1컵(조리됨): 193칼로리, 단백질 1g, 지방 0g, 탄수화물 14g
- 토마토와 바질 파스타 소스 반컵: 50칼로리, 단백질 1g, 지방 2g, 탄수화물 10g
- 브로콜리 1컵: 31칼로리, 단백질 3g, 지방 0g, 탄수화물 6g
- 엑스트라 버진 올리브 오일 2테이블스푼: 240칼로리, 단백질 0g, 지방 28g, 탄수화물 0g
- 마늘

스낵

마지막으로 단백질 파우더로 만들어진 단백질 스낵을 하나 먹는다. 다른 맛을 낸 셰이크보다는 맛이 없지만 이건 가지고 다니기 매우 편하다. 셰이커 보틀과 물, 그리고 단백질 파우더를 넣고 흔든 다음 세워 놓는다. 10초를 센다. 오후 중간에 배가 고파지면 언제든지 할 수 있다. 저녁 늦게 과자를 먹는 시간에도 할 수 있다. 쉽다!

- 단백질 파우더: 200칼로리, 단백질 36g, 지방 4g, 탄수화물 6g
- 물

총: 2053칼로리, 단백질 172g, 지방 77g, 탄수화물 225g

축하하고 행복해지자

스스로 축하하고 행복해하는 것이 웃기게 보일 수도 있지만 이것이 가장 큰 차이를 만들 수 있다. 습관을 바꾸는 것을 축하하자.
사람들은 자신이 하는 것과는 반대의 결과를 얻는

경우가 많다. 보통 사람들은 '내가 정한 목표에 도달하면 진짜 정말 행복할 거야'라고 말한다.

그리고 행복감이나 만족감을 느끼기 위하여 마지막까지 기다린다.

그렇게 하는 것은 사실 실망스러운 것인데, 지방을 빼는 것은 매우 힘들기 때문에 중간에 긍정적인 지원을 받지 못하면 끝까지 가지도 못할 것이다. 습관을 바꾸는 것은 매우 어렵다.

사실, 습관을 바꾸는 것이 전부다.

고객 중 습관을 바꿨지만 결과가 안 나오는 사람이 있다면 난 걱정하지 않는다. 고객은 옳은 일을 하고 있고 언젠간 결과를 얻을 수 있다고 생각하기 때문이다. 일주일 동안 결과가 정체된다고 해도 심각한 것이 아니니다. 다음 주에는 좋아질 것이다.

하지만 고객 중 습관을 바꾸는 데 어려움을 느끼는 사람이 있다고 하면, 나는 밤을 새면서 어떤 작은 변화를 만들거나 다른 변화를 만들거나 다른 체계를 짜거나 책임을 지게 해서 바뀐 습관을 어떻게 지속시킬 수 있을지 고민할 것이다.

습관이 전부다. 생일 축하를 하는 것처럼 습관이 바뀌는 것을 축하해 보자. 10년 만에 처음으로 아침에 단백질 셰이크를 먹는 것이라면, 생일보다 더 귀한 일이기 때문에 축하를 할 일이다. 사실, 바꿔야 할 식사는 대략 30회 정도 된다고 하고, 정말 바꿀 수 있다고 하면 그것보다 생일이 인생에서 더 많을 수 있다.

이것이 습관을 바꾸는 것을 축하해야 하는 이유이며, 결과를 향해 갈 수 있는 동력이다.

두 번째 이유는 리절트 피트니스(results fitness)에서 일하고 있는 맨탈 트레이닝의 천재인 마이크 운스치에게 배운 것이다. 행복감을 위하여 기다릴 필요는 없다.

대부분의 사람들은 피트니스 운동에서 최종 목표에 도달하기 전까지 실제로 행복해하지 않는다. 사람에 따라 그 목표가 매우 멀리 있을 수 있다.

결과를 향해 가는 것은 이런 작은 습관을 바꾸는 것에 있다. 장기 목표에서도 물론 행복해야 한다. 그리고 '이번 주에 1kg이나 빠졌어!'와 '이번 주에도 1kg 빠졌어!' 그리고 그다음 주에도 계속 하는 것과 같은 중기적인 계획에서도 행복해져야 한다.

하지만 그런 행복감은 다음 아침식사를 계획하는 것과 다음 점심 때 단백질을 더 먹는다거나 그 주에 어떤 변화를 만드는 것과 같이 더 작은 습관 변화에 대해 인지하고 행복해하지 않는다면 오지 않는다.

그리고 지금 우리는 거기에서 몇 걸음 더 나아갈 것이다.

예전에 목표를 정하는 가장 큰 이유는 그 목표에 도달할 수 있는 사람이 되기 위해서라는 이야기를 들은 적이 있다.

대부분, 우리가 원하는 목표는 우리가 어떤지, 어떻게 보이는지 그리고 다른 사람들이 좋아하며 존중받을 수 있는 것으로부터 기분이 좋아지는 것에 있다. 그리고 우리와 상관 있는 사람과 더 연결되었다는 느낌이나 더 자유롭게 사랑을 주고받는 관계에 대하여 겨우 한 걸음 정도만 나아간다고 하더라도 좋다. 이것은 우리가 무엇인가에 대한 표현이며 우리가 우리 자신에게 어떻게 되고 싶은지, 그리고 소중히 여기는 사람에게 어떻게 보이기를 원하는지에 대한 것이다.

목표에 도달하는 사람이 된다고 한다면, 지금 그런 사람이 되고 있다고 한다면, 원하는 사람이 되는 데 있어서 더 많은 기회를 가질 수 있다.

그리고 그 사람은 지금 작은 승리에 대하여 행복해하며 축복하는 사람이다.

CHAPTER 9

고급 식사 프로그램

고급 지방 감량 식사 프로그램

사람들은 초보자와 고급자 간의 차이가 없다고 자주 말한다. 고급자는 초보자에 비해 기본이 더 나을 뿐이라는 것이다. 이건 대부분 사실이다. 불행하게도, 직설적인 문장들이 인체에 항상 들어맞는 것은 아니다.

지방 감량에서는 질, 양, 그리고 영양소에 대한 기본은 절대 변하지 않는다. 이걸 명심해야 할 것이다.

그리고 그것들을 제대로 하는 기본인 11가지 습관 역시 변하지 않는다.

고급 프로그램은 그 기본적인 것들을 모두 갖췄을 뿐 아니라 결과를 최대치로 끌어냈을 때 하는 것이다. 여기서의 키워드는 '결과'다. 알고 있는 대부분의 사람들보다 더 좋은 결과를 얻었어야 한다. 이것이 고급 식사 프로그램으로 넘어가기 위한 필요요건 중 하나다.

물론 다른 것도 있긴 하다.

고급 프로그램을 위한 자격

1. 적어도 3개월간 식사일지를 계속 썼다.
2. 단백질 필요량을 이미 충족시켰다.
3. 결과를 얻었다. 여성의 경우는 체지방을 23% 미만으로 낮췄어야 하고 남성은 14% 미만이어야 한다.

이 요건들을 만족시키지 못한다면, 계속 기본에 충실해야 한다. 고급 프로그램이 아니라 11가지 습관을 계속 연마해야 하는 것이다.

결국 이건 전적으로 기본에 대한 얘기인데, 그렇다면 우리는 애초에 왜 고급 프로그램을 필요로 하는 것일까?

계속 더 낮은 칼로리를 섭취하도록 스스로를 혹사시킬 수는 없다. 그로 인한 혜택이 좀 더 복잡해지는 시점이 온다. 그 시점이 바로 탄수화물 순환섭취(주기화)가 필요한 때다.

그리고 바로 그때가 기본을 모두 완벽하게 해낸 시점이다. 좋은 일을 너무 많이 한 것이다. 영리한 과식(smart refeed)이 필요한 상황이라고 할 수 있다.

우리가 하는 가장 고급화된 프로그램은 탄수화물 순환섭취이다. 탄수화물 순환섭취에서 우리는 4번째 변수를 조종한다.

복습의 의미로 다시 보자면, 초급자 및 중급 지방 감량 고객들은 3가지 변수를 가지고 노력한다.

1. 음식의 양
2. 음식의 질
3. 다량영양소의 비율

고급 지방 감량 훈련자들은 여기에 4번째 변수를 더한다.

4. 다량영양소의 타이밍

우리가 살펴볼 두 번째 고급 프로그램은 체계적 과식(structured refeed)이다. 이건 너무 심하게 또는 너무 오래 다이어트를 했을 때 생기는 문제를 다루기 위한 것이다.

탄수화물 순환섭취

탄수화물 순환섭취는 단순히 음식의 양과 질을 조절하는 것보다 지방 감량에 효과적이라고 나타난 바 있다. 다른 말로 하자면, 동일한 양의 칼로리를 섭취할 경우 탄수화물 순환섭취를 할 때 지방을 더 감량할 수 있다. 고급 수준에 올라선 고객들에겐 정체기를 깨고 감량의 다음 레벨로 올라가기 위한 강력한 전략이다.

그렇다면 탄수화물 순환섭취란 무엇인가? 탄수화물 순환섭취는 탄수화물을 많이 먹는 날과 적게 먹는 날을 번갈아서 배치한다는 의미다.

여기서 나는 어떻게 먹느냐에 따라 그날들을 정한다. 결국 다음과 같은 의미다.

탄수화물을 적게 먹는 날은 단백질과 지방을 주로 먹는 날이다.

탄수화물을 많이 먹는 날은 단백질과 탄수화물을 주로 먹는 날이다.

탄수화물 순환섭취는 좋은 결과를 내며, 많은 사람들이 그것을 좋아하는 듯하다. 약간 복잡하기는 하지만 로테이션을 둬서 다량영양소 타이밍과 비율을 조절하는 건 재미가 있다. 뭘 먹을지에 대한 결정을 단순화시킨다는 측면에서도 그렇다. '탄수화물을 안 먹는 날'에는 매일 50g가량의 탄수화물만을 먹게 될 것이다. 누군가 약간 더 필요하다고 주장하며 80g을 제안할 경우엔 그것도 좋다. 전체 섭취 칼로리 중에서 탄수화물의 비중을 20% 미만으로만 줄이면 성공이다. 그러면 낮은 탄수화물 분량이라고 할 수 있다.

우리는 낮은 탄수화물 또는 '탄수화물 없는' 날로 시작한다. 탄수화물을 50g만 먹는 것이다.

다음 쟁점은 단백질이다. 탄수화물 순환섭취를 하는 동안에 나는 고객들에게 목표 체중 1파운드(0.45kg)당 단백질 1g 정도를 먹으라고 한다. 이보다 약간 많거나 적어도 괜찮다. 식사일지를 본 결과 단백질 섭취량이 이보다 적어서 많이 차이가 나는 고객들의 경우에는 좀 적은 단백질 분량으로 시작한 적도 있다. 그래도 탄수화물 순환섭취는 가능하다. 그리고 그들이 근력과 근육을 유지하는 중이라고 해도 가능하다.

나머지 영양소들을 채울 시간이다. 나머지 에너지는 필요 칼로리까지 지방으로 채운다.

탄수화물을 많이 먹는 날도 쉽다. 목표 체중 1파운드(0.45kg)당 단백질 1g 정도로 식단을 짠다. 그리고 나머지 잔여 칼로리의 대부분을 탄수화물로 메운다. 지방을 약간 더하는 것은 괜찮다.

여기서는 당연히 퀴노아, 현미, 고구마, 과일, 야채 등의 고급 탄수화물을 섭취해야 한다.

탄수화물 안 먹는 날

단백질: 목표 체중 1파운드(0.45kg)당 단백질 1g
탄수화물: 약 50g. 야채로 충당
지방: 나머지 칼로리를 지방으로 채울 것
녹색잎 야채: 최대한 많이 먹는다.

탄수화물 많이 먹는 날

단백질: 목표 체중 1파운드(0.45kg)당 단백질 1g
탄수화물: 나머지 칼로리를 탄수화물로 채울 것
지방: 최대한 적게 먹음
녹색잎 야채: 최대한 많이 먹는다.

처음에는 칼로리 등 숫자를 계산하는 것이 번거로워 보일 수도 있다. 하지만 인터넷에 있는 다량영양소 계산기를 이용하면 이건 상당히 쉬운 일이다.

그런 까닭에, 만약 고전적인 방법에 따라서 이걸 한다면 알아야 할 것은 단백질 1g이 4칼로리라는 사실이다. 탄수화물 1g은 4칼로리이며 지방 1g은 9칼로리다.

참고로, 술 1g은 7칼로리다. 하지만 이건 이 프로그램에 넣지 말기 바란다. 아쉽게도 '단백질 먹는 날'과 '술 마시는 날'은 이 프로그램에 없기 때문이다.

이제 재미있는 부분이 나온다. 이렇게 프로그램을 짤 경우 일주일이 어떻게 되는지 살펴보자.

탄수화물 순환섭취의 기본 템플릿				
탄수화물 안 먹는 날	주 4일	단백질	지방	야채
탄수화물 많이 먹는 날	주 2일	단백질	탄수화물	야채
자유 식사의 날	주 1일	자유	자유	자유

공격적인 탄수화물 순환섭취의 기본 템플릿				
탄수화물 안 먹는 날	주 5일	단백질	지방	야채
탄수화물 많이 먹는 날	주 1일	단백질	탄수화물	야채
자유 식사의 날	주 1일	자유	자유	자유

느긋한 탄수화물 순환섭취의 기본 템플릿				
탄수화물 안 먹는 날	주 5일	단백질	지방	야채
탄수화물 많이 먹는 날	주 1일	단백질	탄수화물	야채
자유 식사의 날	주 1일	자유	자유	자유

이상적으로는, 탄수화물 많이 먹는 날을 이틀 연속으로 배치해서는 절대 안 된다. 나는 보통 기본 템플릿으로 시작한 후 고객들의 반응을 본다. 대부분의 사람들은 기본 템플릿을 아주 잘 따라 한다.

하지만 나는 이걸 할 때마다 모두 고객들로부터 피드백 및 결과를 받아서 프로그램을 조절한다. 피드백과 결과가 있으면 짐작이나 추측에 의존하지 않아도 되기 때문이다.

조절이라는 관점에서 보면, 많은 사람들은 느긋한 탄수화물 순환섭취 템플릿에서 상당히 좋은 결과를 낸다. 나는 이것을 고급 수준의 고객들과 함께할 것이고 정체기를 박차고 나오는 것이 목표이기 때문에, 여기서는 처음부터 기본 탄수화물 순환섭취 템플릿을 사용하겠다. 우리가 원하는 결과를 얻으려면 항상 공격적이어야 한다.

내 피트니스 코치 인생을 돌이켜 보면, 탄수화물 순환섭취로 인한 효과가 미미했던 고객은 3명이었다. 그래서 우리는 더 공격적인 탄수화물 순환섭취 계획을 실행해야 했다. 그 계획에서 우리는 탄수화물을 적게 먹는 날을 5일 배치했으며 탄수화물 많이 먹는 날을 하루, 하루는 자유 식사의 날로 정했다. 그러자 그들 역시 경이로운 결과를 얻었다. 이건 규칙이 아니라 예외이지만, 이렇게도 결과를 얻을 수 있다는 것이다.

언제나 그렇듯이 나는 가능하면 확실하게 가장 단순한 프로그램으로 시작한다. 하지만 더 복잡한 프로그램을 하게 되더라도 항상 템플릿이 준비돼 있다. 최종적으로는 몸이 식사 계획에서 필요한 것을 정확히 말해줄 것이다.

탄수화물 순환섭취 중에는 항상 힘들거나 보통 수준의 근력 운동들을 탄수화물 많이 먹는 날에 하라. 탄수화물을 먹지 않는 날에 쉬운 근력 운동들을 하는 것은 전적으로 괜찮다.

탄수화물 순환섭취가 가장 효과를 내려면 모든 자유 식사를 하루에 몰아야 한다. 이러면 그날은 이 프로그램에서 '탄수화물을 아주 많이 먹는 날'이 된다.

만약 식사 약속 등으로 인해 한 주 중에 자유 식사 3끼 중 한 끼를 다른 날에 배치해야 한다면, 탄수화물을 많이 먹는 날에 그 자유 식사를 배치하라. 그러면 자유 식사의 날은 또 다른 '탄수화물 많이 먹는 날'이 될 것이다.

마지막으로 고려할 사항은 단백질과 탄수화물을 먹는 날이 아니라 탄수화물 및 지방을 먹는 날 운동을 해야 하는 상황이 올 경우다. 가끔 그러는 거라면 괜찮다. 그 주의 가장 힘든 운동을 단백질과 지방을 먹는 날에 배치하지만 않으면 된다.

사례 - 탄수화물 순환섭취 기본 템플릿	
월요일	탄수화물 안 먹는 날
화요일	탄수화물 많이 먹는 날
수요일	탄수화물 안 먹는 날
목요일	탄수화물 많이 먹는 날
금요일	탄수화물 안 먹는 날
토요일	탄수화물 안 먹는 날
일요일	자유 식사의 날

과식: 다이어트의 주기화

만약 운동이 계절같이 순환하는 성격이 있다면, 음식에도 계절이 있어야 맞지 않겠는가? 어떤 때에는 여름이고 어떤 때에는 겨울이다. 하지만 여름은 다시 돌아온다. 그것이 운동과 음식의 본질이다. 항상 여름만 있을 수는 없다.

다음 섹션에서 우리는 운동의 계절들에 대해 언급할 것이다. 그런데 음식에도 계절은 있다. 가장 의욕적이고 열성적인 고객들은 다이어트를 너무 심하게 하려고 하는 이들이다. 그들은 다이어트를 너무 심하게 하거나, 너무 길게 한다. 또는 과도한 다이어트로 인해 병을 앓고서 완전히 회복된 적이 없다.

벼락치기를 해야 할 때가 있고, 회복이 필요할 때도 있는 것이다. 과식은 심한 다이어트를 한 후에 회복하는 시간이다.

요점은 이것이다. 매주 하루 섭취 칼로리를 100칼로리씩 늘린다. 그리고 유지되는 수준을 약간 넘었을 때 멈춘다. 아주 천천히 칼로리를 늘린다.

이상적으로는, 이렇게 오래 굶주리지 않았더라면 가질 수 있었던 근육을 다시 추가하면 될 것이다. 그것은 장기적으로 볼 때 신진대사를 엄청나게 촉진시킬 것이다. 이걸 명심하라. 빈약해지고 상처받은 신진대사를 복구하는 것뿐 아니라, 신진대사량을 더 촉진시킬 수 있도록 근육을 키울 것이다.

만약 온라인 식사일지를 사용 중이라면, 식사일지들이 주는 추정치는 거의 맞을 것이다. 지방 감량을 위해 목표로 설정한 칼로리를 지킨다면 감량에 성공할 것이다. 비슷하게, 현상 유지를 위해 목표를 재설정하고 실천한다면 아마도 현상 유지에 가까운 결과를 얻게 될 것이다.

과식 프로그램을 하게 되면, 현상 유지를 위한 칼로리에 적어도 한 달은 투자한다고 생각하라. 그다음에는 지방 감량을 위한 목표 칼로리를 다시 설정할 수 있으며, 그때는 감량이 훨씬 쉽게 느껴질 것이다.

재미있는 부분은 다시 내려오는 길에 있다. 당신은 일일 섭취 칼로리를 200칼로리 줄일 것이며 다시 지방이 줄어드는지를 볼 것이다. 만약 지방 감량이 1~2주 내로 일어나지 않는다면, 200칼로리를 추가로 줄인다.

과식 프로그램 이후에 새로운 사실을 발견할 것이다. 과거보다 칼로리를 더 많이 섭취해도 지방 감량이 가능해질 것이다. 이건 좋은 일이다. 더 많은 칼로리를 섭취하면서도 더 마르고 탄탄해지고 강해지고 섹시해지고 건강해질 수 있다면 그건 엄청나게 멋진 일이다.

대부분의 사람들이 과식 프로그램에서 범하는 가장 큰 실수는 음식의 질을 완전히 바꾸는 것이다. 그들은 형편없는 음식들을 잔뜩 먹고 뚱뚱해진다. 음식의 질 문제가 생긴다.

내가 '영리한 과식'이라는 용어를 쓰는 이유가 여기 있다. 형편없는 음식들을 잔뜩 먹는 것은 어리석은 과식이다. 우리는 칼로리를 늘려나갈 것이다. 다만 음식의 질은 떨어뜨리지 않는다.

기억하는가? 체중은 칼로리에 의해 좌우된다. 과식

프로그램 중에 체중은 증가할 것이다. 지방과 근육을 5파운드(약 2.3kg) 늘릴 것을 기대하라. 그러나 걱정은 안 해도 된다. 지방은 나중에 다시 뺄 것이며, 마르고 섹시한 근육은 유지할 것이다.

만약 기술적 실패로 인해서 체중이 10파운드(약 4.5kg) 늘어났다면, 현상 유지를 넘어선 것이라고 간주하고 칼로리를 늘리는 것을 중단해야 한다. 2주에서 한 달 간은 현상 유지를 하고, 다시 살을 빼는 프로그램을 진행하라.

하지만 우리는 체지방 비율이 음식의 질과 근력을 좌우한다는 것도 안다. 그렇기에 만약 과식 프로그램 기간에 음식의 질을 훌륭하게 유지하고 근력 운동을 계속 한다면, 아주 건실한 마른 근육을 얻게 될 것이다.

이 섹시하고 마른 근육은 더 강하고 건강하고 강력한 신진대사 능력을 선사할 것이다.

다시 반복하겠다. 과식 프로그램이 엉터리 음식들을 잔뜩 먹는다는 의미는 아니다. 더 질이 좋은 음식을 먹는 것이다.

이건 모두 주기화(periodization)로 요약된다. 주기화는 올라가는 힘든 시기와 내려가는 쉬운 시기들을 포함한 장기적 계획을 의미하는 멋진 단어다. 나는 보통 계절에 빗대서 겨울과 여름이라고 한다.

영리한 트레이너는 운동 프로그램을 항상 주기화 시킨다. 만약 오랫동안 강도 높은 다이어트를 하고 있었다면, 음식에 대해서도 주기화를 생각할 필요가 있다.

대부분의 사람은 과식 프로그램을 걱정할 필요가 없다. 이건 다이어트를 너무 오랫동안 지나치게 잘한 사람들에게 생기는 문제를 해결하기 위한 것이다. 자격 요건으로 다시 돌아가서, 여성의 경우는 체지방 23% 이하 상태를 아주 오랜 기간 동안 유지했을 경우 과식 프로그램을 할 자격이 된다.

내가 전략적 과식의 개념을 처음 들은 것은 라일 맥도날드의 책에서였다. 이후에 래인 노튼의 유투브 비디오가 내 과식 프로그램 방식에 큰 영향을 줬다. 천천히 칼로리 섭취를 늘려서 살이 찌는 것을 최소화시키고 근육은 극대화시키는 것이다.

말 나온 김에 언급하자면, 나는 내 코치 인생 대부분에서 고객들과 과식 프로그램을 진행하는 데 꽤 버벅거린 게 사실이다. 리 필(Leigh Peele)을 알게 되기 전까지는 그랬다.

리는 전략적 과식의 전문가이며, 현재 내가 고객들을 상대로 과식 프로그램을 진행하는 데 가장 큰 영향을 준 사람이다. 만약 훌륭한 단계적 과식 계획을 원한다면 그녀의 저서인 『살 빼기 트러블슛(Fat Loss Troubleshoot)』과 『굶기 모드(Starve Mode)』를 추천한다.

과식 기간 중의 운동 프로그램

과식 기간에는 어떤 종류의 수행 목표를 설정하는 것이 좋다. 추가로 먹는 음식을 연료라고 생각하고 체중은 잠시 잊어라. 그리고 재미있는 일을 하는 것이다.

계절 비유로 다시 돌아가자. 영양 프로그램에서 겨울이 왔다는 것은 근력과 피트니스에서는 여름이 왔다는 의미가 될 수 있다.

또는 『살은 월요일에 빠진다』의 관점에서 보면 벼락치기(Bring It!) 프로그램으로부터의 수행 목표를 가지고 있는 동안에는 식사 프로그램은 현재 상태를 유지해야 한다. 벼락치기 프로그램은 이 책의 후반부에 나온다.

다음은 과식 기간에 추진할 수 있는 목표들이다.

- 데드리프트에 치중하면서 파워리프팅 프로그램을 한다.
- 풀업에 치중하면서 아주 공격적이고 특수한 풀업 프로그램을 한다.
- 택티컬 근력 챌린지 데드리프트, 택티컬 풀업, 5분 스내치 테스트를 위해 훈련한다.
- 5km를 달리는 훈련을 한다. 또는 5km를 더 빨리 달려 보라.
- 철인3종 경기의 스프린트를 위해 훈련한다.
- 5km 진흙탕 또는 장애물 달리기를 위해 훈련한다.
- 기계체조, 파크루르(parkour), 곡예(acrobatics) 또는 요가의 바디웨이트 기술들을 연마한다.
- SFG 또는 RKC의 케틀벨 인스트럭터 자격증에

도전한다.

- 역도 코치와 계약해서 용상 및 인상(snatch)을 배운다.

이들 중 어떤 것을 해도 훌륭한 선택이다. 그리고 '체중 끌어내리기' 프로그램의 6단계를 마쳤다면, 위에 적은 것들을 시도하기에 충분한 근력과 컨디션을 갖췄을 것이다.

이 운동들은 체중 끌어내리기 운동의 축소판과 같이 하면 아주 효과가 좋다. 일주일 중 이틀은 체중 끌어내리기 단계 중에서 골라서 계획을 자고, 사흘은 5km 달리기 훈련을 하는 것이다. 또는 바디웨이트 기술이나 데드리프트 프로그램도 좋다.

저 중에서 무엇을 하든지, 너무 중복되는 운동은 피하도록 유의하라. 만약 데드리프트 프로그램을 한다면 체중 끌어내리기 프로그램의 데드리프트는 피한다. 5km 달리기 훈련을 한다면 인터벌 트레이닝은 생략한다.

그리고 물구나무서기, 팔뚝으로 서기, 크로우, 물구나무서기 자세에서 푸시업, 스트래들 플란체(straddle-planche) 등의 바디웨이트 운동을 한다면, 체중 끌어내리기 운동에서 푸싱과 프레싱 동작들을 뺀다. 중복되는 운동을 하지 않는다면 이틀간 한 운동을 하고 이틀간 다른 운동을 하는 것이 효과가 아주 좋다.

반면, SFG 또는 RKC 자격증을 위한 훈련 등을 하려면 전용 프로그램이 필요하다.

철인3종경기 중에서 스프린트만 훈련하려고 해도 운동하는 시간의 대부분은 거기에 투자해야 할 것이다. 그래도 괜찮다. 뭔가 구체적인 것을 정해서 3개월 스케줄로 훈련하다가 체중 끌어내리기 프로그램으로 돌아오면 된다.

요점은 이것이다. 지방 감량 게임에서 생각을 바꿔라. 칼로리를 올리고 신진대사를 재설정한다. 동시에 근력 또는 피트니스 관련 목표인 결과 획득 또는 마른 몸매에도 집중하라.

고급 식사요법과 하나의 변화

고급 수준까지 올라선 사람들은 이미 11가지 습관들을 모두 익혔을 테니 한 주에 습관 하나씩 바꿀 걱정은 하지 않아도 된다.

내 경험에 따르면, 목표로 정한 다량영양소 및 칼로리의 숫자를 이미 잘 실천하고 있는 사람들은 다른 목표를 줘도 잘 해낼 수 있다.

이를테면, 칼로리와 다량영양소 관련 목표를 실천중인 사람에게 얘기해서 그 목표를 탄수화물 순환섭취로 바꾸더라도 그 사람은 그것을 보통 일주일 내에 할 수 있다. 고급 수준의 고객들에게는 이미 다른 모든 것이 적응되어 있기 때문에, 영양소만을 바꾸는 것은 작고 쉬운 변화다. 초보자가 일반적인 식사 준비 습관을 들이는 것보다는 훨씬 쉬운 일이다.

스포츠에 비유하면 이해가 쉽다. 프로 운동선수와 아마추어의 차이는 프로의 경우 기본이 몸에 배어 있다는 것이다. 그렇기에 전략이나 경기의 흐름을 읽는 시야 등 다른 부분에 전념할 수 있다.

지방 감량에 있어서도 마찬가지다. 고급 수준의 훈련생들에게 11가지 습관은 이미 몸에 배어서 자동적으로 실천이 된다. 그들에겐 다른 종류의 변화를 시도할 충분한 역량이 있다. '하나의 변화'가 그들에게 적용되지 않는다는 얘기가 아니다. 그들에게 있어서 하나의 변화는 초보자나 중급자의 그것보다 더 큰 변화라는 의미다.

조쉬(JOSH)

CHAPTER 10

변화를 측정하는 방법

변화를 측정하는 법

변화를 측정하는 법은 항상 까다로운 주제이며, 그에 합당한 이유가 있다. 변화를 어떻게 측정하는지에 따라서 자신을 어떻게 대해야 하는지와 신체의 변화를 긍정적 혹은 부정적으로 바라볼 것인지가 결정된다.

사회와 매스 미디어가 운동을 어떤 방식으로 하고 식사는 어떻게 해야 좋은 결과를 얻는지 가르치지 않는 것처럼, 변화를 측정하는 방법 또한 가르쳐 주지 않는다.

당연한 것을 먼저 시작하자. 바로 체중계이다. 대중은 체중계를 성공을 측정하는 신처럼 숭배해야 할 것으로 느낌과 동시에 다른 모든 '깨어 있는' 트레이너들은 악마의 물건으로 여겨 왔다. 다른 것과 마찬가지로 진실은 그 중간 어디쯤에 놓여 있다.

체중계의 몸무게는 소비한 칼로리와 비슷하며 체지방량은 음식의 질과 비슷하다고 이야기한 것을 기억한다면, 체중계 몸무게가 뜻하는 바를 정확하게 이해할 수 있을 것이다. 끔찍한 호르몬 이상이거나 의사의 진료를 받아야 하는 대사증후군인 경우를 제외하면, 체중계 몸무게가 너무 높으면 너무 많이 먹고 있다는 의미다.

애매모호한 것은, 대부분의 여성이 실제로는 그렇지 않지만 스스로는 체중계의 몸무게가 너무 높다고 생각하는 것에서 온다. 근력 운동을 하고 있는 여성은 보이는 모습보다 체중계에서 5kg 정도 더 나갈 것이다. 대부분의 친구들은 55kg라고 이야기할 것이지만 실제로는 60kg 정도 나간다. 무슨 이야기인지 감이 올 것이다.

이 일은 가끔 일어나는 것이 아니라 항상 일어난다.
이건 결국 지방 대 근육에 관한 이야기로 이어진다.

1. 지방은 볼품없는 부분이다. 근육보다 무게당 부피를 더 차지하고 따라서 추가 지방은 몸집이 커 보이게 만든다.
2. 근육은 날씬하고 단단한 부분이다. 지방보다 부피를 덜 차지한다. 이것이 근육 운동을 한 사람들의 몸집이 날씬하게 보이는 이유다.

이제는 더 이상 '날씬한 근육' 대 '부피가 큰 근육' 논쟁은 없다.

그냥 '근육'이 있거나 '지방'이 있는 것이며, 어떤 것을 더 원하는지는 독자들이 선택할 차례다.

마른 비만 및 근육 대 지방을 설명하는 표

살이 찌면서 약한 상태	
근육이 적음	지방이 더 많음

부피가 큰 근육질 덩어리	
근육이 더 많음	지방이 더 많음

마른 비만과 굶주린 상태	
근육이 적음	지방이 더 많음

마르면서 섹시한 근육(균형 잡힌 상태)	
근육이 더 많음	지방이 적음

당연히 근육을 더 키우고 지방을 축적하지 않는 것이 목표가 되어야 한다. 하지만 많은 여성들은 예전에 있었던 '근육은 부피가 크다'는 생각에 사로잡혀 있다. 사실 1990년도에는 많은 사람들이 그런 사고방식에 익숙했다. 지금은 다르다. 근육만 있거나 지방만 있다. 균형 잡힌 상태가 이 둘을 제외한다고 하면 특별한 것이 없다. 따라서 길고 가는 근육이란 존재하지 않는다. 근육은 부피가 작다. 지방은 부피가 크다. 만약에 어떤 사람이 마르고 균형이 잡혀 있지 않다면 지방 때문이다.

대부분의 여성에게 균형이 잡힌 상태란 지방이 조금 적으면서 더 많은 단단한 근육이 있는 상태다.

이 때문에 남자들에게는 근육질 몸매로 만들기 위해서 오랜 시간이 걸린다. 근육은 부피를 차지하지 않는다. 1kg의 지방이 차지하는 부피를 근육으로 대체하려면 몇 kg의 근육을 만들어야 한다.

제발 부탁이니 다음 진부한 문장에서 가르침을 배워라

섹시한 사람을 볼 때 항상 기억해야 할 것은, 섹시하게 보인다는 것은 근육이 많음과 동시에 지방이 적다는 것을 의미한다는 것이다. 하지만 많은 사람들은 아직도 이 말을 이해하지 못한다. 세상에서 가장 지겹게 보이는 것은 많은 여자들이 완전히 마른 비만인 몸을 가지고 있으면서도 몸무게를 2~3kg 더 빼야 한다고 생각하는 것이다. 실제로는 몸무게를 뺄 필요가 없다. 마른 비만에서 '마른' 부분을 기억하자.

실제로 마른 비만인 여자가 섹시하게 보이지 않는 이유는 체중계상 몸무게가 적게 나간다고 하더라도 대부분이 지방이고 근육이 얼마 없기 때문이다. 마르면서 균형 잡힌 몸매를 가지려면 근육을 조금 키워야 한다.

세상에서 가장 지겹게 보이는 것 두 번째는 25kg 정도 비만인 남자들이 그 상태에서 근육 운동을 하는 것이다. 사실 지방을 빼면 더 근육질로 보일 것이다.

대체로 여자는 항상 몸무게를 줄이는 것이 답이라고 생각하고, 남자는 항상 근육을 키우는 것이 답이라고 생각하는 경향이 있다. 새로운 뉴스! 해답은 둘 다 그 중간에 있다. 여자와 남자 둘 다 섹시하게 보이려면 지금 생각하는 것과 반대로 생각하기만 하면 된다.

결과 측정하기

결과를 측정하는 것에 대하여 이야기를 해 보자. 변화를 측정하는 것은 자신을 다스리는 일 중에서 중요한 부분 중 하나다. 제대로 변화를 측정하는 것은 결과에 도달하는 데 있어서 중요하다.

식사일지를 따라가 보는 것은 미래에 대해 전략적으로 생각하는 데 필요한 모든 것을 준다. 지금 무엇을 잘 하고 있으며 무엇을 잘못 하고 있는지를 알 수 있다.

결과를 측정할 때 기억해야 할 것이 세 가지 있다.

- 지금 체중계에 나오는 몸무게
- 조금 뒤에 이유를 설명해 줄 체지방량
- 줄자를 이용하여 배꼽 근처, 엉덩이와 가장 넓은 부분에서 측정한 허리둘레

이런 결과를 측정 시 가장 선호하는 간격은 매 3주 단위로 측정하는 것이다. 사실, 매주 다른 종류의 측정치를 측정할 것을 추천한다. 한 주에는 체중계의 몸무

게를 측정하자. 다음 주에는 체지방량을 측정하고, 한 주가 지나면 허리둘레를 측정한다. 그리고 다시 처음 측정치로 돌아와서 측정한다.

많은 사람들은 체중계 몸무게를 이야기할 때 공포에 떤다. 반대로 또 다른 많은 사람들은 체중계 몸무게를 측정하는 데 필요 이상으로 많은 관심을 쏟는다. 하지만 체중계 몸무게는 세 가지 측정치 중 가장 덜 중요한 측정치일 뿐이다.

다만 몸무게는 이런 것들을 알려준다. '이번 주에, 혹은 이번 달에 내가 얼마나 먹었던가?' 혹은 측정하는 간격에 관하여 말이다. '측정하는 시간 동안 칼로리로 측정한 음식의 양이 올라갔는가 내려갔는가?' 이것을 아는 것이 중요하다.

몸무게는 섭취한 음식의 양에 대하여 이야기해 주기 때문에 다른 측정치에서 측정한 숫자에 대하여 좀 더 명확하게 해 줄 수 있다.

다음 측정치는 체지방량이다. 나는 체지방량을 측정하는 것을 좋아한다. 다른 사람이 옆에서 측정해 줄 수 있다면 더르민법이나 워머슬리 방법을 사용한 캘리퍼스를 사용하는 것을 좋아한다. 더르민법이나 워머슬리 방법은 이두박근, 삼두박근, 견갑근과 장골을 측정한다. 이 네 가지 숫자를 더하고 인터넷 계산기로 계산하면 된다.

만약에 다른 사람 없이 혼자 한다면 장골을 측정하는 단일 부위 측정을 하면 된다. 배꼽에서 엉덩이 뼈 2/3 지점 정도 되는 부분에서 지방을 캘리퍼스로 측정한다.

결론적으로 mm(밀리미터)로 변환된 숫자를 보게 될 것이다. 만약 그 숫자가 내려가면 어떤 좋은 일이 일어나고 있다고 생각할 수 있다. 만약 그 숫자가 올라가고 있으면 별로 효과적이지 않는 것을 하고 있다는 이야기가 된다.

이것이 내가 체지방량을 측정하는 방법이다. 더르민법이나 워머슬리 방법으로 체지방을 측정하고 있더라도 배 부분에 있는 가장 지방이 많고 큰 부위를 측정하는 것을 권장한다. 이것이 체지방량을 측정하는 데 어떤 도움을 주는 것은 아니지만, 그 부분의 성과를 측정하는 데는 가장 좋은 방법이기 때문이다.

캘리퍼스로 측정하는 데 있어 몇 가지 다른 아이디어들이다.

- 만약에 측정이 익숙하지 않거나 제대로 측정할 자신이 없으면 각각 세 번을 측정한 다음 평균을 낸다. 나는 항상 복부 지방 두께를 측정 할 때 세 번 평균을 낸 것을 사용하는데 복부의 지방량이 중요하기 때문이다. 또한, 그곳을 제대로 측정하기가 가장 어렵다.
- 또한 캘리퍼스로 측정한 체지방량은 약간의 의심을 가지고 봐야 한다. 다른 많은 것이 측정을 망칠 수 있다. 이 측정은 인간 오류에 가장 민감한 곳이다
- 인간의 오류가 없다고 하더라도 이 부분은 가장 변덕스러운 곳 중에 하나다. 때때로 어떤 것을 먹은 다음에 몸이 반응해서 결과치가 이상하게 나오기도 한다. 운동을 끝낸 직후에는 피부가 약간 더 단단하다. 지방은 말 그대로 더 미끄러지지 않기 때문에 실제보다 지방이 약간 더 있다고 측정할 수 있다.

나는 캘리퍼스로 측정한 지방량에 대하여 절대적으로 강조하지는 않지만 결과치는 있으면 좋겠다고 생각한다. 너무 그것을 절대적인 수치로 사용하지는 말고 시간에 따라서 어떻게 변하는지 대략적인 모습을 보는 용도로 사용하자. 만약에 모든 것이 제대로 돌아간다면 매달 3% 정도의 체지방 변화를 볼 수 있을 것이다. 만약에 적당히 제대로 돌아간다면 2% 정도의 변화를 볼 수 있을 것이다. 매달 1% 혹은 그보다 더 적은 체지방량이 변한다고 하면 뭔가를 빼먹고 있는 것이다. 음식의 질이나 양에서 잘못됐을 수 있으며, 혹은 음식의 비율이나 음식을 제대로 준비하지 못하는 이유일 수도 있다. 식사일지로 돌아가서 어떤 것을 바꿀 수 있는지 전략적인 사고를 해 보자.

정말로 정확한 체지방량을 측정하고 싶으면 DEXA (X 레이 골밀도 측정법)를 추천한다. 근처에 병원이나

검진 센터가 있다면 DEXA법을 이용할 수 있다. 체지방량을 측정하는 가장 정확한 방법이니, 한번 알아보는 것도 좋다.

마지막 측정법은 가장 바른 수치를 얻을 수 있는 훌륭한 측정치를 제공해 준다. 복부 둘레를 측정하는 데 잘못 측정하기란 쉽지 않다. 복부 둘레 측정은 줄자를 배에 두르고 숫자를 읽는 것밖에 없다. 예전에 헬스장에서 일할 때는 위에서부터 내려오면서 측정했다. 목, 이두박근, 우리가 왜 측정하는지 사실 잘 모르는 손목 둘레도 측정했다. 심지어 아래팔도 측정했다. 배 둘레는 배꼽 주변에서 측정했다. 엉덩이에서 가장 두꺼운 부분도 둘레를 측정했다. 무릎에서 18cm 위에서 허벅지도 측정했다. 장딴지도 측정했다. 이게 측정을 하는 것도 한 방법이 될 수 있다. 만약 더 간단한 것을 원한다면 어떤 일이 일어나고 있는지 비교적 정확하게 보여 줄 수 있는 배 둘레나 엉덩이 둘레를 측정하라. 보통 배 둘레는 배꼽 주변을 측정한다. 가장 둘레가 작은 자연스러운 배 둘레는 측정하지 않는데, 왜냐하면 그곳에는 지방이 저장되고 있지 않기 때문에 별로 중요한 정보가 없다. 만약 마른 몸을 가지고 있다면 배꼽이 배 둘레를 측정하는 데 중요한 이정표가 될 수 있다. 만약 몸이 더 크다면 가장 큰 둘레를 측정하면 된다.

이렇게 생각해 보자. 우리가 가장 큰 배 둘레의 지방을 줄이고 싶기 때문에 그곳을 측정한다고 생각하자.

엉덩이를 측정할 때는 엉덩이를 지나서 가장 두꺼운 부분을 측정하면 된다. 이런 측정치를 생각할 때 가장 중요한 것은 이 측정치가 절대적인 '진실'이라고 생각하지 말고 적당한 정확도를 가진 측정치이며, 시간이 지남에 따라 변화를 따라간다고 생각하면 된다.

만약 그 변화치가 좋아지거나 나빠지고 있다면, 무엇을 변화시켜야 할지에 대한 약간의 정보를 얻을 수 있다.

체지방량은 항상 음식의 질과 운동의 질의 결과임을 명심하자. 몸무게는 항상 음식의 양을 나타낸다.

둘레를 측정한 것이 위의 두 수치를 합친 것을 아마도 가장 잘 나타내고 있을 것이다.

둘레 측정치가 좋은 이유는 다른 것을 모두 평균 내서 보여 주기 때문이다.

체중	음식의 양(칼로리)
체지방량	음식의 질과 근육 양의 정도
둘레	음식의 양과 질을 합친 값

위에서도 나왔지만, 나는 이 측정값을 신봉하지 않는다.

세 가지 측정값을 모두 사용해야 하는 이유는 가끔 이상한 측정치가 나올 수 있기 때문이다. 어떨 때는 측정치가 이해되지 않을 수 있다. 스트레스 받지 말고 그냥 꾸준히 하면 된다. 일주일을 기다리고 다음 측정값을 보자.

그러면 다음 측정치가 이전 측정치와 같은지 확인해 볼 수 있다.

만약 연속된 두 번의 측정 결과 지방이 줄어들고 있다면 그 값을 믿어라! 만약 연속된 두 번의 측정 결과 지방이 늘어난다고 하면 그 또한 믿어라!

만약 두 측정값이 서로 다른 이야기를 하고 있다면 일주일간 기다린 다음 다시 측정한다. 세 가지 중 같은 이야기를 하고 있는 두 가지 값을 믿으면 된다.

만약 체지방 측정값이 오락가락하고 있지만 체중과 허리둘레가 줄어들고 있다면 지방이 줄어들고 있는 것이다. 그냥 체지방량을 제대로 측정하지 못하는 것뿐이다.

반대로, 체중은 그대로이지만 체지방량과 허리둘레가 계속 줄어들고 있으면 근육은 늘어나고 있고 지방은 줄어들고 있다는 것이다.

당연한 얘기지만, 만약 체중과 허리둘레 및 체지방량이 모두 증가하고 있다면 너무 많은 음식을 먹고 있다는 뜻이다.

대개 측정값은 다이어트가 잘 되고 있는지 아닌지를 보여 준다. 어떤 고객의 다이어트가 잘 되고 있지 않은데 하나의 측정값만 가지고 있다고 한다면, 식사일지가 엉망진창이 아닌 한 나는 그 측정값에 특별히 무게를 두지 않는다. 하지만 그 고객의 식사일지가 엉망진창인 경우, 제대로 되고 있지 않다고 이야기할 수 있다.

하지만, 예를 들어 모든 것을 제대로 하고 있다고 가정하자. 식사일지는 잘 되고 있는 것처럼 보인다. 식사일지를 쓸 때 정직하게 썼다. 음식의 양은 적당하다. 질도 적당하다. 음식의 비율 또한 적당하다. 모든 것이 좋다.

이때 제대로 하고 있지 않다는 증거인 이상한 측정값이 나오더라도, 처음에는 신경 쓰지 마라. 일주일 뒤의 다음 측정을 기다린다. 하지만 다음 측정값에서도 퇴보하고 있다고 한다면 슬슬 관심을 가져야 한다. 그리고 식사일지를 본 후 내용이 괜찮다면, 식사일지가 정확하게 작성된 것이 아니라는 생각이 들 것이다. 거기서부터 시작하면 된다.

모든 것을 제대로 하고 있는데 한 주의 측정값이 지방이 늘었고, 체중이 증가했거나 허리둘레가 증가했다고 해서 바로 실망하지 말라는 의미다. 어떠한 이유가 있든지 그 특정 주에 측정값이 정확하게 측정되지 않을 수 있으며, 그래도 괜찮다. 시간의 흐름에 따라 나오는 변화만 살펴본다. 시간이 지남에 따라 올바른 길로 가고 있는 것이 중요하다.

이것이 측정값을 이해하는 데 가장 중요한 것이다.

어떤 날에는 측정값이 틀릴 수 있다. 하지만 시간이 지나면 측정값이 법칙이 된다.

만약, 시간이 지남에 따라 모든 측정값이 한 방향으로 가거나 다른 방향으로 가고 있다면 일이 잘 풀리고 있거나 그렇지 않다는 것을 알 수 있다. 알맞은 양의 음식이나 적절한 음식의 질이 어느 정도인지 감이 있다고 하더라도 시간에 따른 측정값이 진실을 알게 해 준다.

측정값이 좋은 점은 세기 쉽다는 것이다. 숫자를 바로 보면 된다. 지난 석 달 동안 모든 것이 감소하고 있다. 어떤 날에는 측정값이 위로 튀기도 했지만 전반적으로 감소하고 있다. 하지만 그 이후로 한 달이나 지나는 동안에 모든 것이 증가하고 있고 결과가 후퇴하며 퇴보하고 있다고 느낄 수 있다. 실제로 생각보다 자신에게 엄격하지 않을 수도 있다. 그렇다면 식사일지로 돌아가서 무언가 빼먹고 있지 않는지 확인해 봐야 한다.

마지막으로 사람이 일부러 식사일지에 거짓말을 쓰는 경우는 드물다. 현실은 쓰는 것을 까먹거나 빼먹기 쉽다는 것에 있다. 어떨 때는 인간은 뭔가를 까먹도록 만들어진 것 같기도 하다.

측정값을 검토하면서 스스로에게 관대했던 점이 있는지, 뭔가를 까먹거나 빼먹지는 않았는지 확인해 보자. 측정값에 대해서 우리가 알아야 할 것은 이게 전부다.

체지방량 자세히 살펴보기

제대로 측정할 수 있다고 한다면 체지방량 값은 변화를 측정하는 훌륭한 방법이다.

나는 캘리퍼스를 이용해서 고객들의 체지방량을 측정하는 것을 좋아하는데, 퍼스널 트레이너라고 하더라도 캘리퍼스를 이용해서 측정하는 것은 기술이 필요할 뿐만 아니라 대부분의 사람들이 제대로 하지 못하는 방법이다. 사실, 다른 트레이너가 제대로 측정하는 것을 마지막으로 본 게 한참 전의 일이다.

배수량을 이용해서 측정하는 것은 정확하긴 하지만 물에 일정 시간 동안 들어가 있어야 하기 때문에 불편하다.

DEXA 방법이 아마도 가장 좋은 방법이다. 정확하며 동시에 쉽다. 그냥 누워 있으면 측정해 준다. 주요 측정값은 뼈의 단단함을 나타내지만 곁다리로 정확한 체지방 값도 구해 준다.

전기 저항을 이용한 것이 어떤지 사람들은 물어본다. 이전에는 그 방법이 효과가 없다고 이야기를 했지만 요즘은 정확한 측정을 해 준다. 하지만 중요한 점은 정확한 전기 저항 체지방계는 일천만 원에서 이천만 원 사이 가격대를 가지고 있다. 고급 헬스장에서 가끔 볼 수 있지만 개인적으로 사용하기에는 너무 가격이 비싸다.

이런 기계가 근처에 없다면 숫자가 대신 해 줄 수 있다. 숫자는 다이어트를 멈춰야 할 지점을 알려주는 데 엄청나게 유용하다. 사실을 이야기하자면 많은 사람들은 체중이 얼마나 줄었는지와 무관하게 '퍼펙트' 하다고 느끼는 경우가 드물다. 하지만 체지방량은 언제 자신의 체중이 충분히 날씬해졌고 다른 일을 할 수 있는지 객관적으로 알 수 있는 훌륭한 지표이다.

사람들이 이런 생각을 하는 이유 중 일부는 자신의 이미지와 신체 이형성증(dysmorphia) 때문이다.

마음의 긴장을 풀어라. 당신만 그런 것이 아니라 모든 사람이 그렇다. 사람들은 자신을 정확하게 보지는 않는다. 그리고 다른 사람이 당신을 보는 것처럼 자신을 보지 않는다.

나를 믿고 숫자를 믿어라. 만약 여자가 18~23% 체지방량 범위에 있다고 한다면 다이어트를 멈춰도 된다. 세계 99%의 다른 여자들보다 더 섹시하다. 비키니를 입으면 엄청나게 섹시하고 입고 싶은 옷을 아무거나 입을 수 있다.

남자들이 당신에게 매료될 것이며, 다른 여자들은 당신을 닮고 싶어할 것이다. 다이어트는 끝났다.

내가 저 범위를 제시한 것은 충격적이게도 여자들은 남자와 신체 모양이 다르다. 남자는 체중이 적게 나갈 때마다 더 섹시하게 보인다. 여자들은 그렇지 않다. 어떤 여자들은 23% 체지방량에서 더 섹시하게 보이고 어떤 여자는 18%에서 더 섹시하게 보이고 어떤 여자들은 그 중간에서 그렇다.

다른 말로 이야기하자면, 만약 엄청 스포티하게 마른 체형이 더 잘 맞는다고 한다면 그 자체로 섹시하며 그렇게 하는 것이 좋다. 만약 체형이 훌륭한 여성의 곡선을 가지고 있다면 그것도 마찬가지로 섹시한 것이다. 곡선을 유지하는 것이 좋다.

내가 생각하는 실제 체지방량

체지방량 30% 이상: 고쳐야 할 것이 있다. 건강과 남의 시선이 신경 쓰인다면 30%보다는 더 적게 나가야 한다.

체지방량 26%: 정말로 건강한 상태다. 그리고 텔레비전에서 체지방량 26%인 여성들이 평균치에 근접한다고 해도 대부분의 미국인은 건강하거나 평균이 아니며 이 수치는 미국인 80%보다 더 건강한 수치다.

체지방량 23%: 몸매가 정말 잘 잡혔다. 공식적으로 건강한 몸매의 소유자며 미국인 90%보다 더 건강하다. 이 수치는 건강하며, 말랐고 고쳐야 할 것이 전혀 없다. 신체 모양에 따라서 다이어트가 이 체지방량에서 완벽하게 끝났다고 할 수 있다.

체지방량 21%: 대단히 섹시하다. 옷을 입으면 맵시가 나고 원하는 옷을 무엇이든 입을 수 있다. 수영복을 입어도 기분이 좋다. 또한 이 정도면 턱걸이(친업)를 3개 정도 할 수 있으며 체중의 3배 되는 무게를 데드리프트 할 수 있다.

체지방량 19%: 연예인급 몸매다. 옷을 입으면 놀라울 정도로 맵시가 난다. 비키니를 입을 수 있는 여름을 학수고대한다. 마른 상태에서 공식적으로 승자다. 남자들은 당신에게 매료되며 여자들은 당신처럼 되길 원하고, 친구들 사이에서 부러움을 한 몸에 받는다. 사실 마지막은 반쯤 농담이다.

남자들의 경우 위에 나온 순서와 똑같지만, 체지방량은 10% 정도 낮아진다.

체지방량 22% 이상: 고쳐야 할 것이 있다. 건강과 남의 시선을 신경 쓴다면 22%보다는 더 적게 나가야 한다.

체지방량 17%: 정말로 건강한 상태다. 그리고 체지방량 17%인 남성들이 평균치에 근접한다고 TV에서 말하더라도 대부분의 미국인은 건강하거나 평균이 아니며, 이 수치는 미국인 80%보다 더 건강한 수치다.

체지방량 14%: 몸매가 정말 잘 잡혔다. 공식적으로 건강한 몸매의 소유자이며 미국인 90%보다 더 건강하다. 이 수치는 건강하며 말랐고, 고쳐야 할 것이 전혀 없다. 신체 모양에 따라서 다이어트가 이 체지방량에서 완벽하게 끝났다고 할 수 있다.

체지방량 12%: 대단히 훌륭한 몸매다. 옷을 입으면 맵시가 나고 원하는 옷을 아무거나 입을 수 있으며 수영장에서 윗옷을 벗어도 기분이 좋다. 동시에 이 정도면 턱걸이(친업)를 10개 정도 할 수 있으며 체중의 1.5배 무게의 데드리프트를 3회 정도 할 수 있다.

체지방량 9%: 연예인급 몸매다. 대부분의 남자들은 정말로 단단한 복근을 가지고 있다. 여자들은 기절할 것이고 남자들은 지나가면서 하이파이브를 할 것이며 윗옷을 입지 않고 오래 걸어 다니다 보면 언젠가 TV 리얼리티 프로그램에 출연할 수 있을지도 모른다.

캘리퍼스, 내장지방 그리고 나이

캘리퍼스 측정치를 가지고 나이를 계산하지는 않는다. 하지만, 나이가 들어가면서 추가적으로 필요한 지방이 장기 주변에 축적된다. 외모에는 크게 영향을 주지 않지만 DEXA 검사나 배수량 검사에서 체지방량이 높게 나오는 데 일조한다.

미국 자문 위원회에서 발간한 운동 체지방 % 차트에 따르면 20세가 지나면 매 5년마다 남자들은 내장지방으로 1%씩 축척되며, 여자들은 2% 정도 축척된다.

당신은 이미 연예인급 몸매를 가지고 있고 고쳐야 할 곳이 전혀 없어요

내 여성 고객이 체지방량 19%에 도달하면 이렇게 이야기해 준다.

그리고 이것은 정말 중요하다. 바로 이것이 우리가 다이어트를 멈추고 목표에 도달했다는 이야기를 할 수 있는 측정치를 사용하는 가장 큰 이유다.

좀 더 솔직하게 이야기하면 체지방량 측정치는 다이어트를 얼마나 더 해야 하는지 알려주는 것이 아니다. 오히려 다이어트를 그만두어야 하는 시점을 알려주는 도구다.

자신에게 이야기하는 방식이 중요하다.

> 넌 이미 연예인 몸매를 가지고 있어. 더 이상 고쳐야 할 것이 없어.

만약 여성 고객 중 한 명이 19% 체지방을 가지고 있다면 더 이상 다이어트를 안 해도 된다고 이야기해 준다. 이미 연예인 몸매인 데다 미국 여성의 99%보다 섹시한 몸매를 가지고 있다. 만약 말리부에 살고 있다면 가끔 해변가를 다녀보자.

예전에 여성 고객이 16% 체지방량에 도달했거나, 심지어 14%의 체지방량에 도달하도록 도와준 적이 있지만 나는 매번 레슨을 할 때마다 그녀에게 '이미 몸매는 연예인과 같고 더 이상 고칠 것이 없다'고 이야기해 줬다.

정말로 체지방량 14%나 16%까지 다이어트 하는 것은 여성에게 도움이 되지 않는다. 평지풍파를 일으킬 수 있는 발언인 것도 알고 있다. 헬스 업계에서 많은 사람들은 모델급 몸매의 체지방량으로 다이어트 해야 한다고 주장하지만 사실 그건 말도 안 되는 이야기다. 많은 고객들은 그렇게 보이길 원하지도 않는다.

만약 체지방량 19%를 달성해서 고객에게 몸매가 훌륭하고 다이어트를 그만해도 된다고 한다면 변화가 생긴다.

그것을 받아들이기 힘이 든다.

정말로 사람들은 끝났다는 것을 받아들이기 힘들어 한다.

그래서 나는 이것을 19% 체지방량을 달성하기 한참 전부터 말해 준다. 여성이 26% 체지방량을 달성하면 정말로 건강하다고 이야기해 주고, TV에서 26%의 체지방을 가지고 있으면 평균 체형이라고 이야기하더라도 미국 여성의 80%보다 앞서나가고 있는 것이라고 말이다.

그 지점에 도달한 자체를 즐겨야 한다. 또한 이보다 더 마르게 보이고 싶어 하는 것도 완벽히 괜찮으며 정상적이며 건강한 것이다.

여성이 23% 체지방량에 도달하면 정말로 훌륭한 몸매가 되었다고 알려준다. 공식적으로 건강한 몸매의 소유자며 미국의 90% 여성보다 더 앞서나가고 있다고 이야기해 준다. 건강하며 마르고 더 이상 고칠 것이 아무것도 없다.

만약 연예인급 몸매를 가지고 싶다면 연예인 몸매로 만들어 줄 수 있지만, 그러지 않아도 이미 훌륭한 몸매다.

21% 체지방량에서는 정말로 다른 사람들보다 앞서 나가고 있다는 것을 알아야 한다. 여성들은 21% 체지방량에서 자신이 정말 섹시하다고 느껴야 하고 몸매에 대하여 자랑스러워야 한다.

그것과 더불어 이때쯤이면 고객들은 건강과 관련한 생각을 완전히 바꾸게 된다. 더 힘세고, 더 건강하며, 턱걸이를 하고, 체중만큼 데드리프트를 하고 즐거운 시간을 보내면서 자신을 운동선수로 여긴다.

이 시점에서 연예인이 된 것이다.

다이어트는 성공했다.

이제는 운동의 초점을 피트니스와 관련된 다른 목표로 바꾼다. 이전에 하고 싶었던 재미있고 신나는 운동으로 말이다. 진흙에서 마라톤을 하거나 케틀벨 인증을 위하여 운동하거나 5km 달리기를 하거나 군대에서 주관하는 체력장에 도전하거나 하는 등 원하는 것을 하면 된다.

이보다 더 마를 수도 있으나 필요하지도 않고, 목표로 삼을 것 또한 아니다.

속이 들여다보이는 이야기를 하자면, 한참 전에 내가 위에 나온 체지방 등급을 생각했을 때 나는 '일반인'만 상대로 운동을 가르치고 있었다. 그 이후로 피트니스 모델 몇몇에게 음식에 대해 조언을 해 줬으며 많은 케틀벨 강사와 퍼스널 트레이너에게 조언을 했다. 이 사람들은 직업상 위 가이드라인보다 좀 더 말라야 하고, 사진을 찍기 위하여 보통의 사람들과 다르게 초인적으로 마른 몸을 가져야 한다.

포토샵, 셀룰라이트, 그리고 현실에서 멋쟁이처럼 보이기

가능한 모습이 어떤 것인지, 어떤 모습을 위해 노력해야 하는지 그리고 어떻게 보여야 하는지에 대해 많은 논란이 있다.

두 가지 기본 메시지는 다음과 같다.

1. 매스 미디어에서 얻는 메시지: 포토샵 처리가 된 모델처럼 보여야 한다.
2. 대부분의 인터넷: 그것 전부 포토샵 처리된 것이고 현실성이 떨어진다.

그리고 나는 당연히 위 둘 사이다.

나는 연예인들의 운동 및 식단에 대해 글을 쓰는 것을 좋아한다. 또한, 연예인이 해변가에서 도촬당해 찍힌 자연스러운 사진을 보는 것도 좋아한다. 우리는 연예인들이 정말로 어떻게 보이는지 알 수 있다. 연예인이 운동하는 헬스장에 가 보면 정말 어떻게 생겼는지 볼 수 있다. 요점은, 파파라치가 찍은 포토샵 처리가 되지 않은 상태의 연예인은 정말 섹시하며, 엉덩이나 허벅지에 약간 지방이 있을 수 있다는 것이다. 그리고 생각보다 더 많이 배에 지방이 있는 것을 알 수 있다.

그렇다. 현실에서는 모델이나 심지어 여배우들도 셀룰라이트를 가지고 있다.

나는 연예인의 포토샵 된 후 사진과 현실에서 보이는 것에 대한 기사를 읽는 것을 좋아한다. 다시 말하지만 포토샵 되지 않은 연예인들은 현실에서 매우 건강한 여자처럼 보인다.

포토샵 없이 보는 경우 대부분의 연예인은 정말 평평하고 섹시하며 부러움을 살 만한 복근을 가지고 있고, 허리의 경우에는 추가 지방이 하나도 없다고 하더라도 잡지 커버에서 보는 정도로 얇은 허리는 아니다.

연예인이 정말로 평평하고 마르고 섹시한 복근을 가지고 있거나, 정말로 매끈하며 셀룰라이트가 없는 환상적인 허벅지를 가지고 있을 수는 있다. 하지만 나이가 20세 근처이거나 사진을 찍기 위하여 굶지 않는 이상 두 가지를 동시에 가지는 경우는 찾아볼 수 없다.

여기에서 강조하고 싶은 것은 누구나 현실에서 볼 수 있는, 정말로 마르고, 섹시한 모습을 가지게 할 수 있다는 점이다. 친구들과 배우자 모두 그 변화를 눈치챌 것이다. 현실에서는 그런 변화가 더 충격적이기 때문이다.

하지만 슬픈 것은, 자기 자신을 포토샵 처리된 모델과 비교하느라 눈치 채지 못할 수도 있다는 것이다.

다리에 마지막 남은 셀룰라이트를 없애기 위해서 체지방을 14%까지 낮추고 싶어한 여자 고객이 항상 생각난다. 그리고 14%까지 낮췄을 때, 다리에 약간의 셀룰라이트가 남아 있었고 그 점이 그녀를 완전히 짓눌렀다. 그녀의 배는 완벽한 식스팩 복근을 가졌으며 다른 헬스장 멤버들은 그녀가 모델인지 궁금해했지만, 그녀 자신은 완벽하지 않은 다리의 10cm에 짓눌려 있었다.

지금도 그 일을 생각하면 슬프다. 이것이 인간의 본성이라면 정말로 세상에서 가장 바보 같은 일이다. 다른 모든 사람이 부러워하는 훌륭한 점을 정작 자신은 작은 단점만 항상 보고 있는 것이다.

많은 여성 고객들이 '내 남편이 내가 변한 모습을 보고 정말 놀래요!'라고 하거나 '내 남자친구는 내 몸이 얼마나 변했는지 이야기해 주며 정말 좋아하고 있어요'와 비슷한 이야기를 한다. 이런 이야기는 대부분 체지방이 21~23% 정도 되었을 때 일이다.

강조를 위하여 다시 반복하자면 여성 고객들은 친구들이나 가족, 그리고 배우자로부터 체지방이 21~23%정도 되면 많은 칭찬을 받는다.

그리고 이건 포토샵 처리가 된 사진 수준과는 한참 떨어져 있다.

그냥 이야기하지만, 대부분의 남자들은 현실적으로 생긴 여자 앞에서 정말 행복하게 보인다.

내가 큰 헬스장에서 일할 때, 고객 대부분은 여성이었다. 그녀들은 나에게 다가와서는 다른 고객을 보며 '저렇게 보이려면 뭘 해야 하나요?'라고 묻는다. 그 다른 고객은 대부분 19% 체지방을 가지고 있다. 그리고 흔히 14% 체지방을 가진 고객을 보며 '저렇게까지 마르고 싶지는 않아요'라고 이야기한다.

다른 사람의 모습에서 관찰하기는 쉽다. 하지만 자신을 보고서 느끼기는 어렵다.

한 바퀴 빙 돌자면, 주변에 친지들이 당신에 대해 얼마나 멋지게 보이는지 칭찬을 하고 스스로가 놀랍게 보인다고 하더라도, 잡지 표지 모델과 비슷하게 보일 수는 없다. 그래도 괜찮다. 현실은 정말로 살기 좋은 곳이기 때문이다.

CHAPTER 11

목표에 맞는 마음가짐

목표에 맞는 마음가짐

요약하자면 이렇다. 나뿐만 아니라 우리 중 다수는 지방 감량을 위해 음식을 기반으로 접근했다가 실패해 본 적이 있다. 나는 항상 "의사가 나에게 한 끼 식사를 권했지만 충분치 않아서 지금은 두 끼를 먹는다"고 농담한다.

'살은 월요일에 빠진다'는 말은 분명 독특한 접근법이다. 그러나 '다시 시작하자'라고 한숨지으며 실패해 본 적이 있을 것이다.

하지만 이것은 다시 시작하는 것이 아니다.

이것은 이전과는 다르게 하는 것이다. 나는 살을 빼려는 모험을 하기 전에 마음을 올바르게 잡는 것을 권장하고 싶다. 우리는 이 다섯 가지 단계를 이용할 것이다.

1) 전치사(우리말의 조사에 해당하는 단어)를 잘 검토하라.
2) 사명에 대해서 생각해 봐라.
3) 찾아라. 그 일을 끝내라.
4) 그것은 단지 하나의 문제일 뿐이다.
5) 그것을 꼭 해야만 하는 것으로 만들어라.

목표와 목표 설정은 우리가 행하는 모든 일의 중요 포인트다. 스티브 레드베터는 우리가 만약 하나의 목표를 가지고 있다면 성공할 확률이 80%라고 말한다. 슬프게도 우리가 만약 세 가지 목표를 가지고 있다면 통계학적으로 그 세 가지를 얻을 가능성은 목표를 전혀 설정하지 않을 때와 비교하여 차이가 없다.

다시 말해서 그것은 그리 좋아보이지는 않다.

실제로 어떤 질문이든 나의 가장 흔한 대답은 '당신의 목표는 무엇이냐?'다.

처음부터 확실히 짚고 넘어가자. 목표(진정으로 무엇을 원하는지)를 생각하는 데 쏟아붓는 매 순간은 금이 풍부하게 매장되어 있는 금맥에 투자하는 것과 같다. 혹은 내가 종종 운동선수 고객에게 말하는 것처럼 그것은 슬쩍 훔치는 것과 같다. 그것은 굉장히 쉽고 분명하여 일단 하나의 일에 마음을 굳히게 되면 왜 다른 모든 사람들이 이것을 하지 않는지 의아해할 것이다.

몇 년 전에 내 친구 중 하나는 그 당시에 팔 수 있는 건 무엇이든 길거리에서 파는 데 많은 시간을 보내고 있었다. 그는 누군가로부터 어떤 좋은 충고를 듣게 됐고, 모바일 대학으로 발길을 돌려 오디오북을 수집하기 시작했다. 그 당시 오디오북은 안에 수십 개의 카세트테이프가 들어 있는 큰 박스 형태로 되어 있었다. 길거리 판매의 경험 덕분에 순탄하게 일이 진행됐고, 그는 제대로 된 사업 방향 전환을 기대하고 있었다.

그는 점점 더 많은 테이프들을 사게 되면서 종종 남는 테이프를 나에게 주었다. 그중에서 얼 나이팅게일의 '선두에 서라(Lead the Field)'는 내 삶을 변화시켰다. 진주만 공격의 생존자인 나이팅게일은 동기부여

연구의 선구자였다. 그의 웹 사이트에 핵심이 요약되어 있다.

> "얼 나이팅게일이 29세였을 때 『생각하라. 그러면 부자가 되리라(Think and Grow Rich)』를 읽는 동안 마른 하늘에 날벼락처럼 무언가 깨달음을 얻게 되었다. 그 깨달음은 그가 지금까지 찾고 있었던 질문에 대한 해답이 바로 그가 읽었던 6문장이라는 것을 알게 되었을 때 찾아왔다. 우리는 우리가 생각하는 것이 된다는 것."

우리는 우리가 생각하는 존재가 된다.

이것에 대해 생각해 보길 원한다. 아주 많이. 당신을 향한 나의 첫 번째 바람은 당신의 인생에서 많은, 대부분의, 혹은 모든 목표들을 이루게 되는 것이다. 나는 대다수가 우리가 초등학교 시절 장차 되고 싶은 것에 대해 꿈꾸고 있었던 그 순간에 원하지 않았거나 전혀 기대하지 못했던 것들을 해 왔다는 것이 걱정스럽다.

목표들을 지원하는 데 있어 나는 나비(Nabi)가 되고 싶다. 나비라는 이름은 히브리어에서 왔는데 종종 예언자(prophet)라는 용어로 번역된다. 물론 나쁜 번역은 아니지만 forthteller와 fortuneteller의 차이에 대해 생각해 보길 원한다.

Nabi는 마음을 들여다본다. 종종 우리는 모든 종류의 예언자들을 fortuneteller(점술가)로 본다. 우리는 돈을 내려놓고 점술가는 카드를 젖히고 손금을 읽으며 배가 곧 도착할 것이고 넌 진정한 사랑을 찾을 것이라고 말한다. 그것은 forthteller(예언자)가 아니다.

Forthtelling이라는 것은 친구, 가족 구성원 혹은 조력자(mentor)가 하는 기술이다. 어머니나 아버지와 이런 대화를 했을지도 모른다. "잘 들으렴, 네가 계속 X를 하게 되면 너는 Y를 준비하는 편이 나을 거야."

알다시피 여기서 그것이 부정형의 말일 필요는 없다. "잘 들으렴. 지금처럼 올바른 음식섭취를 하고 운동을 열심히 한다면, 평생 건강하고 행복한 삶을 누리게 될거야."

우리는 스스로가 바라고 되고 싶은 바를 꿈꾸며 이를 이루려고 한다. 그러나 우리는 오늘 우리가 하는 선택을 통해서 그 미래를 통제하게 된다.

난 종종 농담으로 세상에서 가장 잘 훈련된 사람들은 '내일 다이어트를 시작하려는 사람들'이라고 말한다. 내일부터 그들은 운동을 하고 아삭한 채소들만 먹으며 물을 마시는 훈련을 하게 될 것이다.

물론 그것이 먹으려 했던 것이 아니라 지금껏 먹었던 것이라는 게 문제다.

나의 일은 당신의 미래를 예측하는 것이 아니다. 나의 일은 이런 목표들에 있어서 당신을 지적하고 인도하며 함께 걷는 것이다. 목표 설정은 단순히 자신을 여기 A지점으로부터 저기 B지점으로 안내하는 것이다. B라고 하는 목표가 결정되었을 때 살을 빼거나 몸을 만드는 것의 구체적인 상황으로 가기 전에 한 가지를 더하길 원한다.

당신의 전치사를 잘 살펴보길 원한다.

무슨 말이냐고?

대학 수업 중에 교수 한 분이 한 지도자로부터 얻은 통찰을 들려주셨는데 그것은 나의 인생에서 성공에 대한 가치관을 바꿔 주었다. 그것은 바로 '너의 전치사를 검토하라'는 것이다.

나의 아내는 전치사는 토끼가 통나무에 대해서 할 수 있는 어떤 것이라고 규정한다. 토끼는 통나무 주위에, 에서, 뒤에, 아래에, 바로 아래에, 옆에, 사이에, 너머에, 근처에, 함께, 안에, 없이 존재할 수 있다.

그 지도자가 제시한 위대한 질문은 바로 이것이다. 무엇이 너의 전치사들인가?

간단히 말해 누구와 함께, 주위에, 아래에, 옆에 그리고 그 밖의 나머지들(전치사들)에 존재하느냐이다.

연관성을 더 많이 갖게 되면 될수록 목표를 성취할 가능성이 커진다. 지원해 주는 시스템이 용기를 북돋아 주고 몸만들기에서 가장 중요한 사회적 단계인 식사 준비나 쇼핑과 같은 것들을 도와줄 것이다.

이것에 대해 생각해 보아라. 당신의 전치사를 잘 들여다 볼 것.

미안한 말이지만 목표를 달성하지 못할 수도 있다.

최근에 난 피트니스 산업에 대한 이 농담을 죽도록 써먹고 있다.

이것은 러닝머신이다. 이것은 그 위에서 걷는 방법이다. 나에게 돈을 지불해라.

1980년대 이후로 피트니스 산업의 대형화 그리고 24시간 연중무휴의 풍경 속에 많은 이들은 여전히 트레이닝의 기준은 심폐운동과 보디빌딩이라고 생각한다. 앤드류 리드는 대부분의 체육관이 노아의 방주 모델처럼 모든 것 중 두 가지에 근거한다고 기록한다.

당신은 안내데스크로 가고 패리스라는 이름의 전문 트레이너 자격을 가진 아가씨가 한 달에 49.95달러로 평생 운동할 수 있는 거래를 제안한다. 그들은 당신이 은행을 바꾸기 전까지 계속해서 당신 계좌에서 돈을 인출할 것이다. 정말 그렇다.

그런 후 체육관 가격은 떨어졌다. 난감한 일이다.

트레이닝 전문가 토머스 플러머에 따르면 사람들을 데려오기 위해 한 체육관은 1년에 1.99달러(잘못 적은 게 아님)를 제공한다고 한다. 잘 들어라, 만약 체육관이 러닝 머신 대여하는 일만 하고 있다면 그 구입자는 항상 가장 싼 러닝 머신으로 가게 될 것이다. 만약 목표가 불분명하고 가벼워서 일주일에 세 번 러닝 머신 뛰러 체육관에 간다면 일 년에 그 사람에게 2달러(정확히 1.99달러)만 내라(가장 싼 곳으로 가라).

어떤 도시에서는 체육관이 많은 노숙자들의 제2의 고향이 되었다. 한 달에 단돈 몇 달러면 스파와도 같은 편안함을 제공해 주는 따뜻한 장소가 되기 때문이다.

앞으로 나아가기 전 무언가를 다시 생각해보길 원한다. 어떻게 운동하느냐가 정말 중요하다. 적절한 운동을 하는 올바른 자세와 방법을 배울 필요가 있다.

그러나 운동을 하는 이유는 무엇인가? 왜 날씬하고 균형 잡힌 몸매에 더 나은 운동능력을 갖길 원하는가?

기억하라. 방법에 대한 대답은 매우 중요하다. 이 책을 통해서 운동을 하는 방법에 대한 대답을 발견할 수 있을 것이다.

빅터 프랭클은 역사상 최고의 책 중 하나인 『죽음의 수용소에서(Man's Search for Meaning)』에서 니체를 인용하며 다음과 같이 강조한 바 있다. "만약 당신이 살려는 이유를 가지고 있다면 방법이 무엇이든 당신은 참을 수 있다." 나치 강제 수용소에서의 생존은 우리가 인류 역사에서 가장 끔찍했던 순간을 되돌아보고 세상을 더 나은 곳으로 만들 수 있는 통찰력을 가져다준다.

이유를 어떻게 찾아야 하는지에 대한 프랭클의 깊은 통찰로 인해 나의 인생은 바뀌었다. 우리는 세 가지 면에서 그 이유를 배우게 된다.

사랑
고통(이게 가장 쉽다는 게 슬픈 일이다)
일

스포츠에서 항상 강조하는 열정이라는 단어는 '고통받는 것'을 뜻하는 어근 pati로부터 왔다. 그것은 사랑과 관련된 것이지만 분명 사랑을 위해 고통받는 것을 뜻한다.

다른 사람처럼 난 내가 사랑하는 것들을 위해 고통받고 많은 것들을 포기해 왔다. 나의 원반 경력을 돌아보면 하루에 4시간에서 7시간 훈련하며 그것을 위해 인생에서 많은 걸 포기해야만 했다. 그럴 가치가 있었을까?

지금 이 순간 난 과거를 회상하며 미소 지으며 대답한다. '분명히 그럴 가치가 있었다고.'

종종 머리 속에 두 가지 생각이 맴돈다.

> "인간의 마지막 자유는 우리 자신의 생각들을 통제할 수 있는 능력이다".
>
> — 빅터 프랭클

> "도덕적 문화의 가장 높은 단계는 우리가 우리의 생각들을 통제해야 한다고 인식하게 될 때이다."
>
> — 찰스 다윈

내 생각에 의심할 여지없이 육체, 마음, 영혼에 있어서 진정한 피트니스는 우리 자신의 생각 즉 우리 자신의 의지가 우리 의사결정 과정을 지배한다는 것을 깨닫는 것으로부터 온다. 이것이 바로 이유이다.

가르칠 때 서사시(epic) 속으로 들어가 보는 게 항상 가장 흥미롭다. 일전에 그냥 이야기(story)와 서사시(epic)의 차이가 무엇이냐는 질문을 받았다.

"서사시란 큰 것 이야기이다."

서사시는 이야기나 주제가 큰 것을 다룬다. 일반적으로 서사시는 사랑과 같은 큰 사건들 그리고 사랑과 밀접한 친구들인 욕망, 죽음, 그리고 신에 대한 내용을 다룬다. 『길가메시(Gilgamesh)』와 『아더왕의 전설(the Arthurian legends)』부터 〈사구(Dune)〉와 〈대부(The Godfather)〉까지 내가 좋아하는 작품 대부분은 서사시다. 노아의 홍수가 담겨 있는 『길가메시』에는 그 이야기의 영웅이 그가 만든 거대한 장벽에 의해 불멸을 얻으려고 했으나 실제로는 그의 이야기에서 다뤄졌던 점토명판에 의해 진정한 불멸을 달성하게 된다.

우디 앨런은 다음과 같이 말하며 자기 작품이 아니라, 자신의 존재 자체의 불멸성을 원했다.

"나는 내 작품을 통해 불멸성을 얻고 싶지 않다. 나는 죽지 않음으로써 불멸의 인간이 되고 싶다."

베오울프(Beowulf, 영국 서사시에 등장하는 영웅)와 같이 길가메시는 그의 이름이 영원히 기억되길 원했다. 그는 목표를 달성했다. 하지만 불멸의 엉겅퀴를 삼킴으로써도 아니고 거대한 장벽의 건설로써도 아니라 그 무언가 무미건조한 점토명판에 의해 기억된다.

그것이 바로 생각해 보길 바라는 것이다. 목표 이면에는 무엇이 있는가? 무언가 더 큰 것이 있다. 그것은 이른바 사명이다.

미안하지만 목표를 달성할 수 없을 수도 있다. 만약 그것이 선수권대회라면 다른 사람들도 그것을 원한다. 그것이 만약 피트니스 목표라면 과거, 현재, 미래를 포함하여 삶은 의사와 반하여 움직일 수도 있다.

목표보다 더 큰 것에 집중하길 바란다. 그것은 사명이다.

인생, 우주 그리고 모든 것의 열쇠는 다름 아닌 바로 이것이라는 것을 강조하고 싶다.

사명은 사명, 바로 그 사명을 계속 유지하는 것이다.

사명은 '결정'이라는 하나의 큰 과업을 진행하는 데 도움을 준다. 결정(decide)은 살인(homicide), 자살(suicide), 부친살해(patricide)와 어근이 같다. 그것은 자르거나 죽이는 것을 뜻한다. 그러나 사명은 또한 집중을 일관되게 유지시켜 준다.

여기 재밌는 테스트가 있다. 한번쯤 해 봤을 것이다. 영화를 보러 가고 싶어 한다. 〈바람과 함께 사라지다〉라는 영화라고 가정하자. 당신은 모두에게 영화를 보러 가자고 말한다. 모든 이들은 무슨 영화를 보고 싶은지 서로 의논한다. 에드나는 레트(Rhett, 〈바람과 함께 사라지다〉의 주인공 이름)를 싫어하므로 〈바람과 함께 사라지다〉를 보러 가지 않을 것이다. 래리는 코미디 영화를 원하고 빌은 공포를 원한다. 한 시간 후 당신은 단추를 잃어버린 광대의 이야기를 다룬 어떤 프랑스 영화를 보고 있다.

무언가를 결정하기 위해 잘못된 방향으로 들어간 것이다. 결정이란 것은 딱 자르는 것을 의미한다.

'나 〈바람과 함께 사라지다〉 보러 갈 건데 같이 가고 싶은 사람?'

길고 지루한 이야기가 있는데, 내가 어떻게 미식축구 49ers 대 브롱코스 경기를 보고 싶을 때 카디널스 대 자이언츠 경기에서 박차고 일어났는지에 관한 것이다. 결정의 실패는 모든 종류의 계획 수정과 타협이 따르게 된다.

사명을 어떻게 찾는가? 당신의 이야기를 찾아라.

내 일터 중 하나에서 한 여성이 케틀벨을 발견하고 1년에 100파운드를 감량했다. 그녀는 '저는 이제 인생을 바꾸고 싶어요'라고 말했다.

물론 난 그녀를 고용할 거다.

내가 사람들에게 자신의 이야기를 발견하라고 가르치는 간단한 방법이 있다. 기하학에서처럼 주어진 기정사실들을 먼저 발견해야 한다.

기정사실들은 무엇인가? 나는 상대방이 결혼했는지 아이가 있는지를 알아내기 위해 이런 농담을 항상 하게 된다. '크리스마스를 축하합니까?' '선물을 개봉할 때 크리스마스 전날에 합니까, 아니면 당일에 합니까?' '세척기에 넣기 전에 안경을 헹굽니까?'

내 동생 필의 여자 친구는 욕실 문을 닫아 두는 것

때문에 우리 집을 이상하게 생각했다. 그 이유는 이러하다. 그녀의 집의 경우 욕실 문이 닫혀 있다는 것은 사용 중이라는 의미인데, 우리 집은 항상 닫혀 있다는 것이다.

무엇이 옳은가? 그것은 중요하지 않다. 하지만 누군가가 오른손으로 포크를 쥐고 고기를 썰고 있다면 이상하다고 생각할지도 모른다.

우리가 생활하며 그냥 규칙들이라고 여긴 그런 이상한 일들이 보통 우리의 기정사실이다.

어떤 관계 속에 더 오래 있을수록 점점 더 많은 단추(규칙)들을 갖게 되는 듯하다. 아이가 없는 상사 한 분이 계셨는데 부모들에게 가장 어려운 것은 바로 엘리베이터처럼 되지 않는 것이라고 생각했다. 나에게 말하길 '난 이해가 안 된다. 바비가 무언가를 말하고 엄마와 아빠는 3층으로 간다. 바비는 내 단추를 누르려고 하는데 난 도무지 뭐하는지를 모르겠다. 그래서 난 그에게 정확히 무엇을 해야 할지 말해 주고 그는 그렇게 한다.'

이것은 당신의 개인적 기정사실들이다.

만약 내가 '그 드레스 멋져 보여요'라고 말하고 당신이 '왜요? 다른 것들을 입으면 뚱뚱해 보이나요?'라고 응답한다면 내가 말할 수 있는 기정사실은, 가능한 빨리 이 관계에서 벗어나는 것이다.

당신의 기정사실들을 발견하거나 최소한 당신의 기정사실에 대한 약간의 통찰력을 줄 수 있는 몇 가지 재밌는 방법들이 있다. 다른 사람들의 목록을 보면 재미있다. 간략히 요약하자면,

당신이 가장 좋아하는 영화 10편은 무엇입니까?
당신이 가장 좋아하는 책 10권은 무엇입니까?
당신 인생에서 최고의 것 10가지와 최고의 도전 10가지는 무엇인가요?

나의 영화 목록 10선은 이렇다.

- 〈패튼(Patton)〉
- 〈스타트랙 2(Star Trek II: The Wrath of Khan)〉
- 〈아라비아의 로렌스(Lawrence of Arabia)〉
- 〈스타워즈(Star Wars)〉
- 〈꿈의 구장(Field of Dreams)〉
- 〈애니멀 하우스(Animal House)〉
- 〈삼총사(The Three Musketeers - with Michael York)〉
- 〈로빈훗(Robin Hood-with Errol Flynn)〉
- 〈브리가둔(Brigadoon)〉
- 〈성공시대(How to Succeed in Business without Really Trying)〉

여러 번 쓰다 보니 영화의 대부분이 다윗과 골리앗 혹은 약자와 관련된 주제를 갖고 있다는 것을 느끼게 되었다. 운동 선수 시절 이런 영화들의 주제처럼 열심히 노력했다.

션 그릴리는 나에게 새로운 질문 하나를 더해 주었다. 지금까지 먹어 봤던 것 중 최고의 식사 10가지는?

이건 내가 몇 년 전에 내 딸들에게 했던 질문과 딱 들어맞는다. 당신이 저녁 외식에 갔는데 세 가지 중 둘은 엉망이고 하나가 완벽하다. 어떤 점에서 최고의 식사가 된 것일까? 골라봐라!

음식
서비스
일행

두 딸 모두 제대로 골랐다. 그들은 일행을 선택했다. 션이 최고의 식사에 대한 이런 통찰을 공유했을 때 난 내 목록을 만들면서 위대한 저녁 만찬의 경험은 음식이 아닌 전적으로 사람들과 관련된 것이란 것을 깨달았다.

난 매년 이런 행위를 하게 된다. 그리고 그 목록을 간직한다. 1989년에 난 이렇게 썼다.

1989년의 최고의 10가지

임신
티프(Tiff) 이스턴 항공사 취업
1700 South에 거주지 새 단장

1989년 1월 18일 순자산가치 4,145달러 부채 63,500달러

참고로 오늘-

켈리는 1학년 교사이며 동시에 아내이자 엄마이다.
이스턴 항공은 이후에 문 닫았다.
우리는 그다음 해에 이사했다.
순자산이 그때에 비해 훨씬 증가했으며 몇 년째 부채는 없는 상태다.

인생의 모든 영역에서 발전이 있었는지를 알 수 있기 때문에 이런 작업은 매우 도움이 된다. 게다가 단순한 목표 설정보다 더 중요한 것이 무엇인지에 대한 힌트를 또한 얻게 된다.

내 딸들은 부모가 이 프로젝트를 실시하는 학교에 갔다. 이 학교의 학부모는 자신의 자녀들과 인생 목록에 대한 확인을 함께 한다. 부모와 아이가 책이나 영화 목록들을 함께 보게 하는 것은 인생에서 최고의 순간 중 하나이다.

이 정보를 풀어 볼 때 인생의 이유(why)에 대한 통찰을 얻게 된다. 많은 사람들은 내가 사명에 대해 진술한 것이 T. H. 화이트의 『아더왕 이야기(The Sword in the Stone)』에서 '그냥 두지 마라'는 문구와 같다고 생각한다.

하지만 실제로 그것은 차이가 있다. 나는 모든 결정을 할 때 스스로에게 질문한다. 이게 차이를 만들까? 만약 그것이 이 행복한 결정의 시야를 조금이라도 넓혀 준다면 난 그렇다고 대답할 것이다.

종종 우리의 묘비에는 탄생과 죽음의 날짜를 나타내는 숫자 두 개가 있고 그 사이에 조그만 대쉬(dash)가 있다. 그 대쉬는 우리가 차이를 만들어야 하는 시간인 것이다.

당신의 이야기를 파악할 시간을 잠시 가져라. 왜 이 목표를 갖게 되었는가? 그것은 인생 여정에 대한 더 폭넓은 그림과 부합하는가? 그런 시간을 갖는 것은 마치 채굴할 금맥을 받는 것과 같다.

인생에 대해서 당신의 기정사실들은 무엇인가?

최고의 10가지 목록을 공유하는 데 있어 즐거운 점은 자신의 머리를 들여다보고 무엇이 중요한지를 알 수 있다는 점이다. 그리고 기억하라. 만약 당신이 당신은 한 달에 많은 책을 읽었지만, 책 10권을 제대로 읽어 본 적이 없는 누군가와 만난다면 이건 나중의 문제일 수도 있다. 당신의 10가지 최고의 식사 동안에 곁에 누가 있는지 생각해 봐라. 가능하면 더 자주 그들과 함께 식사하는 것을 고려할지도 모른다.

당신이 아는 것을 공유하고 싶어 할지도 모른다.

"세상의 지혜라 불리는 것이 있는데 사람들은 중년이 돼서야 그것을 갖게 된다. 그것은 논리적이지도 않고 변함없는 법을 준수하지도 않기 때문에 젊은 세대들은 배울 수가 없다. 그것은 어떤 규칙이 없다. 여성들이 오랜 시간이 지나 중년에 접어들어서 비로소 균형 감각이 개발된다. 그녀가 자신의 녹슨 신체를 증오하기 시작할 때, 비로소 할 수 있다는 감정이 솟구치는 것을 불현듯 발견하게 된다. 그녀는 계속 살아갈 수 있다…."

– T.H. 화이트, 『과거와 미래의 왕(The Once and Future King)』

당신의 사명은 당신 묘비의 두 번째 숫자(죽은 날짜) 이후에도 오랫동안 지속될지도 모른다.

당신은 목표를 달성하지 못할 수도 있다. 하지만 그 과정에서 차이를 만들어 낼 수 있다.

당신의 전치사를 살펴봐라.
당신의 사명에 대해 생각하라.

CHAPTER 12

피트니스 산업 관련 문제들을 보는 간단한 방법

아일랜드에서 휴가를 보내는 동안 난 하루 종일 돌을 만지면서 보낼 굉장한 기회가 있었다. 그렇다. 돌(stone)이다.

아일랜드는 이집트 피라미드보다도 오래된 무덤들을 갖고 있다. 나라 전체에 흩어져 있는 거대한 돌의 고리들이 있는데 최근에서야 다시 가치를 인정받고 있다. 이 돌들을 만질 때 글자 그대로 지난 5000년의 역사를 만지고 있는 셈이다.

가이드는 건강과 피트니스에 대해서 말하기 시작했고, J. 스탠튼의 책 『놀 크레도(The Gnoll Credo)』를 읽어 본 적이 있는지 물었다. 물론 나중에 그 책을 읽어보았다. 그 책에선 놀(gnoll)이 세 가지 큰 포인트를 알려주었다. 아, 놀이 뭐냐고? 세상을 바라보는 관점이 독특한, 반은 인간이고 반은 하이에나인 이 신화적 생물을 말한다. 이제 이해가 될 것이다.

> 사냥을 계획하라.
> 사냥하라.
> 그 사냥에 대해 의논하라.

내가 만약 큰 빨간 펜을 가지고 피트니스 산업에서 가장 큰 문제에 동그라미 칠 기회가 있다면 그것은 바로 우리가 그 세 가지 핵심을 따르지 않는다는 것이다. 들어 봐라. 난 당신이 어떤 멍청한 일을 시도하려는지 솔직히 관심 없다. 3일짜리 간 청소를 비롯하여 나라 전체를 걷는 것(어느 나라든지)까지 아무 관심 없다.

계획하고 실행해라. 그러고 나서 잘한 것과 그렇지 못한 것을 논하라.

확실히 말해 두는데 난 정말 당신이 무엇을 하려는지에는 관심이 없다. 그냥 뭐든 끝마쳐라.

12주짜리 프로그램을 계획하는 사람이 끝까지 가는 경우를 거의 보지 못했다. 대부분의 TV 운동 프로그램 환불 보증 정책은 이런 공지를 한다. '만약 당신이 끝냈는데도 원하는 결과를 얻지 못한다면 우리는 돈을 돌려드릴 것입니다.' 그 이유를 아는가?

아무도 『놀 크레도』의 두 번째 규칙인 '사냥'을 행하지 않는다. 내가 아는 해군 잠수부들은 실제로 똑같은 단순한 개념을 가지고 있다.

> 잠수를 계획하라.
> 그 계획에 잠수하라.

트레이너로서 난 잡지에서나 사무실 대화에서 고객들이 생각해 내는 어떠한 아이디어든 받아들인다.

3일 동안 주스만 먹기? 물론!
하루에 6시간 걷기? 물론!
하루 종일 웨이티드 베스트 입고 있기? 물론!

여기 핵심이 있다. 다만, 난 그들이 모든 프로그램을 끝내야 한다고 주장한다.

여기 이유가 있다. 일단 3일 금식의 고통을 통과하게 되면 이런 가혹한 것들을 하는 것(다소 위험할 수도 있는 이런 생각들과 함께)이 남은 인생에 적합하지 않다는 것을 깨달을 확률이 더 높아진다.

당신의 전치사를 검토하라. 그런 다음 친구들과 가족이 진정으로 당신이 3일 동안 뜨거운 물과 고춧가루 이외에는 아무것도 마시지 않아도 신경 쓰지 않을지 물어봐라. 이제 나는 할 수 있다면 그렇게 하도록 시킬 것이다. 하지만 당신은 인생에 대한 아주 위대한 교훈을 배우게 될 것이다.

무엇을 하기로 결정하더라도 그것을 끝내기를 부탁한다.

하고 싶은 일을 하기 위한 더 현명한 방법들이 있지만, 부족한 선택을 하고 그것을 끝까지 따라가는 것도 배움의 한 부분이다. 그리고 그것을 끝내라. 절대 다시는 햇빛을 볼 수 없게 해라.

당신의 전치사를 검토하라.
당신의 사명에 대해 생각하라.
사냥하라.

피트니스에서 거론되는 다른 문제는 바로 '~이든지 아니든지'이다. 몸매가 좋은지 아닌지는 우리가 TV 광고에서 아주 많이 보는 흔한 생각이다. 가장 좋은 예를 내가 아주 좋아하는 책인 코버트 베일리의 『마르거나 뚱뚱하거나(Fit or Fat)』에서 볼 수 있다.

그래서 여기 선택지가 있다. 몸이 탄탄하든지 뚱뚱하든지 둘 중 하나이다. 그것은 우리 중 많은 이들에게 문제다. 지금까지 난 탄탄하면서도 뚱뚱했다. 몇 년 동안 하이랜드 게임 속에서 경쟁했는데 경쟁자들 중 일부는 나보다 100파운드 혹은 그 이상 체중이 많이 나갔다. 하이랜드 게임 도구들이 무게가 많이 나가고 할 수 있는 무엇이든 동원하여 상대를 이겨야 하기 때문에 체중을 불렸다. 체구가 커야 작은 사람보다 더 잘 반격할 수 있다.

그리고 탄탄하지도 않고 뚱뚱하지도 않거나 탄탄하지 않지만 뚱뚱한 때가 있었다. 기쁘게도 탄탄하면서 뚱뚱하지 않은 때도 있었다. 무지개 색깔들처럼 우리 모두가 우리 인생 내내 탄탄함과 뚱뚱함의 그림자에 드리워져 있다고 확신한다.

탄탄함은 단순히 업무를 수행할 수 있는 능력이다. 우리가 덜 뚱뚱한 미래를 바라보고 나아갈 때 우리의 풍경을 지배하는 '~이든지 아니든지'에 너무 집착하지 마라.

'~이든지 아니든지'는 우리로 하여금 단순한 것, 논리적인 것, 그리고 진실한 것들보다는 오히려 그 대답을 찾도록 부추긴다.

만약 A부터 B까지의 여정에서 B에 해당하는 아주 뚜렷한 목표를 갖고 있고 그 목표가 인생의 모든 영역을 넓혀 줄 놀라운 능력을 가지고 있다면 기꺼이 도와줄 사람들이 있다.

피트니스 산업의 일원으로서 나는 많은 사람들이 건강과 피트니스 목표를 향해 노력할 때 그들을 괴롭히는 문제에 대해 이야기하고 싶다. 이것을 명백히 짚어보는 것이야 말로 목표점 B로 가는 데 대단히 중요한 일이다.

내가 피트니스 산업에 대한 문제를 지적하고 싶은 부분은 단지 이것뿐이다. 우리는 하나의 문제를 미스터리로 변모시켰다. 난 이 두 단어들(문제와 미스테리)이 똑같아 보이지만 아주 다른 개념이라고 확신한다. 시간만 있으면 문제들은 풀릴 수 있다. 셜록 홈즈(여담이지만 나는 셜록 홈즈 관련 자료를 대량 소장 중이다)는 문제 해결의 달인이었다. 몇 가지 단서가 주어진다면 그는 그 사건으로 거슬러 올라가 단순하든 복잡하든 퍼즐의 조각을 맞춘다.

일반 사람들은 본다. 그러나 우리는 관찰하지는 못한다.

내가 만약 내 차 키를 잃어버린다면(쓰레기장에 던진 경우를 가정해 보자) 시간과 에너지 그리고 돈이 충분할 경우 우리는 그것들을 한 사회 차원에서 찾을 수 있다. 만약 대통령이 그 노력에 1조 달러를 배정하고 쓰레기 더미를 뒤질 수백만의 자원봉사자를 확보한다면 우리는 그 열쇠를 찾을 것이다. 열쇠를 잃어버린 것은 단순히 하나의 문제다. 거기엔 해결책이 있다. 그것이 문제다.

미스터리는 전적으로 다른 것이다. 난 가브리엘 마르셀의 표현이 최고라고 생각한다. 문제와 미스터리의 차이점은, 우리가 미스터리의 일부라는 것이다.

진정으로 몇 가지 인생의 위대한 질문들은 미스터리들이다.

왜 나는 다른 사람이 아니고 이 사람을 사랑하는가?

좀 더 나은 질문일 수도 있다. 왜 사람들은 나를 사랑하는가?

죽고 나면 무슨 일이 일어나는가?

왜 선량한 사람들에게 나쁜 일이 일어나는가?

왜 사람들은 TV에서 이런 것들을 시청하는가?

이러한 질문은 다음 수 세기 동안 철학자들을 괴롭힐 것이다. 그 거대한 미스터리들은 어쨌든 우리 삶에서는 진정한 해답이 없다.

이것에 너무 과도하게 도전하려 애쓰지 마라. 누군가를 왜 좋아하는지 종이에 적어 보려 하지 마라. 사랑하는 사람이 그 목록을 발견하면 좋지 않은 일일 것이다. 스스로 바로 그 커다란 질문에 준비하라. '왜 겨우 57가지 항목들뿐인가?

이건 제대로 답할 수 있는 질문이 아니다.

여기 문제가 있다. 피트니스 산업과 서구 사회 전반에서 지방 감량, 피트니스 및 건강을 미스터리로 둔갑시켰다. 난 이것을 되돌리기 위해 근력 훈련 분야에서 최선을 다해 왔고, 솔직히 '내가 어떻게 강해질 수 있을까'에 대한 대답은 이렇게 시작한다. '역기를 들어라'.

지방 감량? 수십 권의 책을 읽고 다큐멘터리를 보고 그 주제에 관한 워크숍이나 강연을 들어 봤다. 배우면 배울수록 지식은 더 줄어들었다. 그게 탄수화물을 밤 10시에 먹는 것이었는가, 아니면 역기를 들고 난 다음에 먹는 것이었던가? 그 모든 모순 덩어리 정보들을 곧장 나의 이 조그마한 머릿속에 간직할 수가 없었다.

그러던 어느 날 모든 것이 완전히 명확해지는 순간이 찾아왔다. 내가 강연을 마친 후 영양학 교수 한분이 이런 말을 해주었다.

"지방 감량이라. 음, 그것은 쉽습니다. 우리가 그냥 당신을 나무에 묶어 놓고 3일 후에 오면 17파운드 빠져 있을 것입니다."

여러분이 이 행위를 집 안에서 하지는 말기 바란다. 난 살을 빼는 것이 다량영양소 혹은 아미노산의 비율 혹은 식사하는 타이밍을 찾아나서는 미스터리라고 생각했었다. 그 이후 위 밴드 수술에 대해서 배웠다. 위 밴드 수술은 외과의사가 고무줄과 유사한 것을 위 주위에 적용시키는 외과적 수술이다. 그것은 위를 수축시키고 환자는 1년에 100파운드까지 살이 빠진다.

왜? 글자 그대로 그 장치는 음식을 덜 섭취하게 만들기 때문이다.

유명한 MAD TV의 에피소드인 '덜 먹고 더 움직이라'는 말은 사실이다.

살을 빼는 것과 건강 그리고 피트니스를 미스터리로 만드는 강력한 이유는 재정적인 문제이다. 날 믿어라. 만약 내가 당신 인생의 비어 있는 마음 아픈 부분으로 들어가서 단돈 49.99달러, 아니 잠깐 39.99달러에 해답을 줄 수 있다면 당신은 전화기(교환원 대기 중)로 다가가 나에게 신용카드 정보를 불러줄지도 모른다. 난 당신의 신체보다 부수적으로 더 공적이고 개인적인 당신의 분야에 대해 확신이 없다. 피트니스 산업은 이러한 약점을 이용하여 현혹한다.

살을 빼는 목표에 관한 것이라면 미스터리가 아닌 '문제'를 생각하라. 『살은 월요일에 빠진다』를 사용하여 이것을 성공할 수 있다. 마음가짐을 바꾸고 조쉬가 내놓은 도구들을 이용해 보라.

당신의 전치사를 검토하라.

당신의 사명에 대해 생각하라.

사냥하라.

그것은 단지 문제일 뿐이다.

이제 목표 설정에 관한 열쇠들로 돌아가 보자.

일반적으로 난 목표 설정의 예술이 3세대를 아우르는 것을 보게 된다. 그 문제는 단순하다. 우리들 대부분은 무엇을 해야 할지 모른다.

다시 한번 말한다. 거의 모든 독자들은 지방 감량에 대한 기본 지침을 알고 있다. 그것은 마치 사람들에게 '안전벨트를 매야 한다', '담배를 끊어야 한다' 혹은 '매일 치실을 사용해야 한다'고 말하는 것과 같다. 내 말은 우리가 그런 정보를 이미 알고 있다는 것이다. 하지만 때때로 우리는 단지 그 치실을 찾을 수 없을 뿐이다.

난 간단히 세 가지 아이디어로 세분되는 목표 설정의 3세대들을 발견했다.

1. 해야 한다(should).
2. 할 수 있다(could).
3. 꼭 해야 한다(must).

각각의 단계에 따른 가치가 분명히 있다. 그러나 인생에서 성공과 역기를 드는 것은 목표 설정의 '꼭 해야 한다' 단계에서만 발생한다. 하나씩 살펴보자.

'해야 한다' 단계

인생의 첫 번째 무대로 지나갈 때 우리는 소위 '해야 한다'의 목표 설정 단계로 들어간다.

- 좋은 대학에 가야 한다.
- 직업을 구해야 한다.
- 잔디를 깎아야 한다.

그것 모두는 무엇을 하고 있는지에 대한 더 나은 접근을 제시해 준다. 우리 대부분은 '해야 한다'의 그림자 속에 살고 있다. 워크숍에 갔을 때 연설가가 계속 되풀이했다. "스스로에게 '해야 한다'라고 하지 마세요." 처음에는 웃기게 들렸다. 그러나 정말 핵심을 찔렀다.

목표 설정에 대한 '해야 한다'식의 접근은 대부분의 성인이 달고 사는 것이다.

- 몇 파운드를 감량해야 한다.
- 좀 더 자주 체육관에 가야 한다.
- 내 식습관에 관심을 가져야 한다.

기본적으로 이러한 접근법은 쓸모가 없다. 문제를 인정한 다음 TV 리모컨과 감자칩에 손이 가면서 그 문제를 그냥 흘려버린다. 만약 이것을 읽고 있다면 아마도 '해야 한다'를 뛰어넘었을지도 모른다. 그러나 이러한 '해야 한다' 속에서 살고 있는 많은 사람들을 분명 알고 있을 것이다.

'할 수 있다' 단계

'할 수 있다' 단계는 성공으로 가는 첫발이다. '할 수 있다'의 숨은 개념에는 우리는 이러한 단계들을 취하는 데 있어 성공적일 수 있다는 믿음과 지식이 들어가 있다. 일반적으로 사람들이 '할 수 있다'를 사용하기 시작할 때 그들은 그들 앞에 놓인 길에 대한 기본적 이해가 갖추어진 듯하다.

사실 그들은 목적지를 알고 있을지도 모른다.

- 난 몇 파운드를 감량할 수 있다. 저탄수화물 식단을 실천할 수 있다.
- 난 체육관에 좀 더 자주 갈 수 있다. 퇴근 후 곧장 갈 수 있다.
- 난 내 식단에 좀 더 주의할 수 있다.

지식은 '할 수 있다' 단계에서 무기가 된다. 무엇을 해야 할지 알고 있지만 그것을 실행할 힘을 찾지 못하는 것 같다.

그리고 혹시 아는가? 지금까지 거론한 한 가지도 중요하지 않다. 왜냐하면 진정 위대해지기 위해서는 목표를 '꼭 해야 한다'로 만들어야 하기 때문이다.

'꼭 해야 한다' 단계

지금까지 들은 가장 좋은 다이어트 충고는 최고의

성과 컨설턴트인 앤써니 로빈스의 말이다. 로빈스는 이 충고를 그의 고객 중 한 명으로부터 얻었다. 그것은 알포 다이어트(Alpo Diet, 알포는 애완동물 먹이를 말한다)라 불린다. 친구 십여 명을 집으로 초대하라. 그들에게 그달 말까지 살을 10파운드 뺄 것이라고 말하라. 만약 그러지 못한다면 그들 앞에서 알포 한 캔을 먹겠노라고 말하라.

다음 주 동안 좁은 방 한편에서 초콜릿을 가져오고 싶은 충동을 느낄 때마다 알포 깡통의 내용을 다시 읽어 봐라. 만약 누군가 찐득찐득한 것으로 덮인 무언가(초콜릿)를 제공한다면 알포 깡통을 열어 냄새를 깊게 맡아 보아라.

이것은 목표 설정의 가장 중요한 부분이다. 사람들은 목표를 설정하는 고통보다는 오히려 목표의 기쁨에 미리 도취되기 때문에 좀처럼 향상되지 못한다.

이 방법은 매우 인기 있어졌다. 전 세계를 대상으로 목표를 달성하는 것에 대한 내기를 하는 사이트도 있는데 그 웹 사이트는 자동으로 우승한 단체에 돈을 송금한다.

우리끼리 얘긴데 우리들 모두는 각자의 목표 목록이 있지 않은가?

목표를 갖고 있는 누군가와 계획을 세울 때 나는 단순한 정사각형 차트를 이용한다. 그들에게 네 개의 박스를 채우라고 요청한다.

- 정말로 목표를 달성한다면 어떤 기쁨을 얻을 것인가?
- 목표를 달성하지 못한다면 어떤 고통을 얻을 것인가?

여기까지는 너무 자명한 두 가지이지만 다음 두 질문은 좀 차이가 있다.

- 정말로 목표를 달성하는 동안 어떤 고통을 얻게 될 것인가?(꼭 다시 한번 읽어 봐라.)
- 목표를 달성하지 못한다면 어떤 기쁨을 얻을 것인가?

난 이 차트를 이용해서 십여 명의 운동선수들과 일을 해 왔고 이 모든 일의 가장 주목할 점은 운동선수들 대부분이 그들의 목표를 얻는 기쁨에 대해서 말할 것이 그다지 많이 없다는 것이다. '올림픽 선수가 되는 것은 멋진 일이다'는 말은 분명히 '난 실패하면 개 사료 통조림을 먹어야 해'라는 말만큼 상상력을 자극하지 못한다.

고통은 대부분의 목표를 견인한다!

한 사람이 '나는 1마일을 달릴 수 없어요'라고 말할지도 모른다. 만약 내가 그에게 그의 아이가 1마일 떨어진 철로에 묶여 있고 8분 이내에 그곳에 도착해야 한다고 말한다면 그는 1마일을 뛰어갈지 모른다. 심장 박동 수 증가와 땀이 나는 것과 같은 일시적인 문제들은 아이가 다치거나 아이를 잃을 수 있는 고통과 비교하면 중요하지 않다.

하지만 목표를 달성하는 것이 고통을 유발하는가?

의심할 여지가 없다. 얼마나 많은 고3 학생들이 대학 스포츠 장학금을 수락하고 연습 일주일도 안 돼서 몰래 빠져나가는지 생각해 봐라. 새로운 수준의 경쟁은 명백한 문제들을 야기한다. 그러나 훨씬 작은 목표들도 문제는 있기 마련이다.

- 살을 빼는 것은 종종 비싼 새 옷을 사는 것을 의미한다.
- 어느 것이든 상위 10위 안에 속해 있으면 종종 '그럼 이제 언제 일등이 될 것인가?'라는 질문을 받게 된다.
- 졸업장 문제: 지금 멋진 종이 한 장(졸업장)이 있다. 그러나 직업도 없고 뭘 해야 할지도 모르겠다.

좋다. 이제 목표를 달성하는 것은 고통을 일으킨다는 사실을 알게 된다. 그러나 목표에 도달하지 못하는 사람은 기쁨을 경험할 수 있을까? 분명히 우리가 실패로부터 얻는 기쁨은 목표의 성공적인 완수보다 더 커야 한다. 남들에게 놀림감이 되는 TV 쇼에 출현하는 사람은 한 명도 없을 것이다.

많은 우리들은 애정 문제로 인해 가치 있는 목표를

버리는 사람들을 알고 있다. 나는 누군가가 레슬링 체중 조절을 위해 사랑을 포기하는지 이해할 수 있다. 하지만 우리는 이것이 목표 달성하는 데 있어 문제의 일부라는 것을 최소한 깨달아야 한다.

달성을 방해할 수 있는 훌륭한 것들이 있기 때문에 어떤 면에서 실패는 즐거운 것일 수도 있다. 만약 이것을 안다면 진정으로 목표를 달성하고 싶을 때 그것을 인식하고 피할 수 있을지도 모른다.

슬프게도 대부분의 사람들에게 고통은 기쁨보다 더 강한 동기부여가 된다. 미안하지만 사실이다.

꼭 해야 하는 일 만들기

그래서 어떻게 어떤 일들을 '해야만 하는' 일들로 만들 것인가? 여기 몇 가지 생각이 있다.

- 첫째, 밖으로 꺼내 놔라. 사람들에게 무엇을 하고 싶은지 말하고 도움을 청하라. 시도하는 일을 이미 그 일을 해 온 사람들과 대화하라. 그들이 당신이 하고 싶어 하는 것을 알게 하라.
- 둘째, 알포 혹은 해야 하거나 하지 말아야 하는 일을 하거나 하지 않도록 동기 부여를 해 주는 것이라면 무엇이든지 찾아라. 인생에서 무엇이 큰 고통을 가져다줄 것인가? 여기 아이디어가 있다. 만약 10파운드 감량을 하지 못한다면 부모, 배우자, 친구가 해병대나 프랑스 외인부대에 입대하기 위해 서명되고 봉인된 당신의 지원서를 제출한다. 그 10파운드는 분명 신병훈련소에서 빠질 것이라고 장담한다.
- 다음은 좀 이상하게 들리겠지만, 이미 그 목표를 달성한 것처럼 행동하기 시작하라. 10파운드를 감량한 것처럼 해변을 방문해라. 혹은 마음속으로 목표가 달성된 것처럼 새 옷을 구입하라. 무언가를 달성한 것처럼 행동하기 시작하면 종종 그것을 알기도 전에 이미 그 목표에 도착해 있다.

성공하거나 실패할 때 일반적으로 성공한 이들을 오랜 시간 괴롭혀 왔던 질문으로 다시 돌아간다. 나의 동기는 무엇인가?

그 과정에서 알포의 냄새를 맡아 보고 그것이 도움이 될지 확인하라.

당신의 전치사를 검토하라.
당신의 사명에 대해 생각해 봐라.
사냥하라. 그 일을 끝내라.
그것은 단지 문제일 뿐이다.
그것을 꼭 해야 하는 일로 만들어라.

조쉬(JOSH)

CHAPTER 13

하나의 변화 검토하기

난 시스템을 좋아한다. 내가 세상에서 가장 좋아하는 것은 체중 감량 시스템을 개발해서 고객들에게 그것을 적용해 보는 것이다.

하지만 그 시스템들을 정확히 따르지는 못한다. 이것들은 출발점이라고 할 수 있는 작업 수행을 위한 본보기일 뿐이다.

탄수화물 순환섭취를 예로 들어 보자. 난 그 시스템을 고객에게 그램(g) 단위로까지 권고해 준다. 그러나 정확한 그램 수의 단백질, 탄수화물 그리고 지방을 추천할지라도 그 숫자에 정확히 충족될 것 같진 않다. 그것은 그냥 일반적인 지침일 뿐이다. 그 숫자가 플러스 혹은 마이너스 10%라면 크게 상관없다. 그냥 목표 수치일 뿐이다.

나는 이 모든 시스템에 대해서 그렇게 느낀다. 코칭을 위해 시스템을 주고 있지만, 특정 부분이 다른 것에 비해 효과가 좋다고 느낄 수도 있다. 그리고 그게 현실이다.

한 번에 하나씩 습관을 실행하는 것이 매 식사마다 실행하는 것보다 효과가 있다고 느낄 수도 있다. 혹은 식사마다 실행하는 것은 효과가 있지만 하나씩 하는 것은 그렇지 않다고 느낄 수도 있다. 혹은 여기 쓰인 대로 둘 다 이용할지도 모른다.

우리는 당신에게 사용할 수 있는 모든 도구를 주고 있는 셈이다. 어떤 도구들이 최적인지는 우리가 책에서 인정하고 싶어 하는 것 이상으로 개인에 따라 다르다. 내가 요구하는 엄격하고 단호한 유일한 규칙은, 바로 그 주에 운동을 시작하기 전에 식단 계획과 준비를 하라는 것이다.

쉬운 감량, 어려운 감량

> "일단 살 빼는 것이 얼마나 힘든지를 인정하면 살 빼는 것은 쉬워진다."
>
> — 크레이그 밸런타인, 터뷸런스 트레이닝(Turbulance Training)

내가 과거에 상대했던 고객들이 여기 해당될 수도 있다. 하지만 가만 보면 운동은 전혀 문제가 아닌 듯하다. 난 그들이 올바른 동작과 함께 올바른 프로그램 속에서 올바른 운동을 하도록 지도했다. 그리고 관리도 해 주었다.

그런 다음 올바른 식단을 짰는데, 식단이야말로 전쟁터였다. 음식은 우리가 가장 큰 차이를 둘 필요가 있는 대상이었다.

다시 말해서 대부분의 사람들에게 운동은 쉬운 부분이고 음식은 어려운 부분이다.

> "트레이닝은 쉬운 부분이다. 쉬운 부분을 바로 하라."
>
> — 빈스 앤더슨, 전문 등반가이자 가이드

인정한다. 빈스는 산악자전거 경주에 대해서 말하고 있었다. 산악자전거에서는 몸을 건강하고 다치지 않도록 유지하는 것이 어려운 부분이고 트레이닝은 쉬운 부분이다. 하지만 살 빼는 것에 관련하여 그 말을 인용할 수밖에 없었다.

그 인용은 내 마음 속에 굳게 자리 잡고 있었는데 그것은 이 책 전체를 요약하기 위한 방법으로 이용될 수도 있을 것이다. 음식이 어려운 부분이고 그것에 초점을 맞춰야 한다.

하지만 트레이닝(쉬운 부분)은 또한 제대로 관리되어야 한다.

그리고 그것은 다음 내용인 '체중 끌어내리기(Pull Your Weight)'에서 이어진다.

'하나의 변화' 요령 목록

1. 한 주에 하나의 습관만 바꿔라.
2. 한 주에 하나의 식사만 바꿔라.
3. 그 변화를 고착화시키는 것이 더 많은 변화를 끌어내는 것보다 더 중요하다.
4. 음식을 준비하고 요리하는 것은 그 주의 가장 중요한 운동이다.
5. 식사일지를 써라.
6. 저울에 드러난 몸무게는 소비된 칼로리와 같다.
7. 체지방 비율(마른 정도)은 음식과 근력의 질적 수준을 나타낸다.
8. 음식을 올바로 섭취하는 것은 운동을 더 쉽게 해준다.

체중
끌어내리기

모든 이에게 계절이 있다. – 버즈

하늘 아래 모든 것에는 계절이 있고 모든 목적에 대해 시간이 있다.

태어날 시간 그리고 죽을 시간; 심을 시간 그리고 그것을 수확할 시간.

죽일 시간 그리고 치유할 시간; 무너뜨릴 시간 그리고 건설할 시간.

흐느껴 울 시간 그리고 웃을 시간; 애도할 시간 그리고 춤출 시간.

돌을 버릴 시간 그리고 돌을 모을 시간; 받아들일 시간 그리고 받아들이지 않을 시간.

얻을 시간 그리고 잃을 시간; 간직할 시간 그리고 버릴 시간.

고칠 시간 그리고 바느질할 시간; 침묵할 시간 그리고 말할 시간.

사랑할 시간 그리고 미워할 시간; 전쟁의 시간 그리고 평화의 시간.

— 「전도서」 3장 1~8절

조쉬(JOSH)

CHAPTER 14

트레이닝의 계절

일반적으로 운동하는 사람들은 결코 그들의 운동을 계절의 일부로 여기지 않는다. 어떤 스포츠에서건 프로 운동선수들에겐 인시즌이 있고 오프시즌이 있다. 대학 운동선수들은 인시즌과 오프시즌을 가지고 있다. 고등학교 운동선수들은 계절마다 다른 스포츠를 한다.

배우들은 배역이 있을 땐 영화촬영에 몰두하고 영화 사이사이에는 푹 쉰다. 이것은 그들의 인시즌과 오프시즌이다. 마찬가지로 록스타들은 투어에 열중하고 투어 사이에는 편안히 쉰다. 빅토리아 시크릿 모델들은 연례 패션쇼를 위해서 그들의 식단을 엄격히 통제한다.

책이나 DVD에서 구입할 수 있는 모든 운동 프로그램은 전형적으로 인시즌 프로그램들이다. 그리고 그것에 최적화되어 있다.

30일짜리, 12주짜리 등등 훌륭한 단기 프로그램이 너무나도 많다.

불행하게도 그런 프로그램들은 장기적 결과로 보면 형편없다. 12주짜리 프로그램을 하고 나선 멈추고, 다시 또 살이 찌게 된다.

혹은 12주가 지나도 계속하고, 결국엔 몸이 다친다. 항상 인시즌이 되려고 노력하고 있다.

어찌됐든 시중에 나와 있는 프로그램들은 정말 어렵고 정말로 단기적이다.

정말로 인기 있는 누구도 어려운 운동이나 어려운 식단 조절을 항상 하지는 않는다. 사실 대부분의 시간 동안 유명 록스타들은 더 편한 운동과 더 편한 식단 조절을 한다. 그리고 1년에 단 몇 번의 이벤트 혹은 도전을 위해서 온몸을 던진다.

그들은 항상 쉬운 운동으로 천천히 힘을 기르고 매달 천천히 조금씩 살을 빼면서 유효 사거리 안에 들어가 있다.

이것이 이미 댄이 공원 벤치와 버스 벤치 운동에 대해서 썼을 때 이야기하고 있었던 것이다.

더 강해질수록 날씬하고 멋진 몸을 유지하는 것은 더욱 쉬워진다.

'체중 끌어내리기' 프로그램에서 우리가 하는 운동은 소위 공원 벤치 운동이다.

매주 1~2회 반복을 할 것이다. 충분한 반복을 했으면 다음 단계로 넘어갈 수 있다. 바로 이것이다. 작은 변화들.

주당 1~2회 반복을 꾸준히 하는 사람들은 6개월 혹은 1년이 되었을 때 엄청난 결과를 얻게 될 것이다.

만약 내게 고객들을 가르치는 방법에 대한 어떤 마술이 있다면 바로 이것이다. 그들은 정말 조금씩 발전한다. 항상 일주일에 두 번씩 반복이지만 몇 달 뒤엔 엄청난 발전이 있다.

그들은 분명 몇 년 뒤엔 완전히 새로운 사람이 된다. 매달, 매년 감량은 더 쉬워진다. 그들은 더 강해졌기 때문이다.

그리고 그것이 해야 하는 모든 것이다.

만약 주당 2회 반복을 실시할 수 있다면 그것은 장기적으로 몸을 바꾸기 위해서 충분한 횟수이다. 지금부터 1년 동안 더 빠른 신진대사를 원하는가? 각 운동당 매주 1~2회씩 반복해서 하라. 다음 해에는 더 무거운 케틀벨이나 더 어려운 운동으로 올라가라.

지금부터 1년 후 더 강해질 것이고 더 빠른 신진대사를 얻게 될 것이다. 체중대비 더 낮은 체지방을 가지게 될 것이며 더 많은 음식을 먹어도 될 것이다.

이것이 현명한 길이다.

주짓수 캠프에서

내가 브라질 주짓수 캠프에 두 달 동안 있었을 때 주 5일, 하루 6시간씩 운동했다. 휴가 중이었다. 운동 이외에는 어떤 근심이나 스트레스도 없었다. 오로지 운동만 하며 즐거운 시간을 보냈다.

6시간 운동을 통해 살이 빠지고 강해지고 놀라운 기분을 느끼게 되었다.

그것은 믿을 수 없었다.

일이 있고 가족에 대한 의무가 존재하는 현실의 집으로 돌아와서는 2시간의 운동조차 주중에는 하기 힘들 것이다. 이외에 다른 스트레스들이 너무 많기 때문이다.

그것은 전적으로 인생에서 이미 존재하는 스트레스가 얼마나 많으냐의 문제이다.

정상적인 삶의 스트레스가 없다면 난 거의 무제한의 운동 스트레스를 만끽할 것이다.

그것은 한편으로 많은 사람들이 그들이 해 오고 있는 운동에 제대로 반응하지 못하는 이유이다. 그들은 이미 그들의 삶에서 많은 스트레스를 가지고 있다. 고단한 운동을 우선으로 두는 것은 너무나 큰 스트레스가 되고 그들을 좀먹게 된다.

항상 100% 강도로 운동하는 것은 좋지 않다. 현실에선 제대로 되지 않는다.

스트레스는 살찌게 한다

과도한 스트레스는 비만을 일으킨다. 그것은 아드레날린과 코르티솔을 증가시키는데 음식을 제대로 처리하지 못하면 더 많은 지방을 축적하게 된다.

아드레날린과 코르티솔은 소화와 같은 인체의 가장 큰 기능 대부분을 비활성화시키고 호랑이로부터 달아날 준비를 할 수 있도록 모든 인체의 힘을 눈과 귀 그리고 심장으로 돌리게 된다.

호랑이로부터 도망치는 상태라면 점심식사가 잘 소화되는지는 신경 쓰지 않을 것이다. 오로지 도망치는 것을 원할 뿐이다.

하지만 지금 우리는 단 1분 만에 호랑이로부터 달아나야 할 일이 없다. 대신 우리는 직장상사, 청구서, 아이들의 질병 그리고 하루 종일 온갖 종류의 더 낮은 수준의 스트레스에 직면해 있다.

『살은 월요일에 빠진다』에서의 중간 강도의 쉬운 운동들은 실제로 스트레스를 줄여 줄 것이다.

만약 바쁜 사람이라면 이전에 해 본 어떤 프로그램보다도 이것이 더 잘 들어맞는다고 생각할 것이다.

호랑이가 공격하는 1분 동안 아드레날린과 코르티솔은 생명을 구해 줄 것이다.

하지만 매일 24시간 스트레스 속에서 아드레날린과 코르티솔은 살찌게 만들 것이다. 쉬움, 보통 그리고 어려움 사이에서 운동을 순환시켜라.

CHAPTER 15

8가지 운동

방향을 돌려 체중 감량을 위한 트레이닝 방법에 대해서 이야기해 보자.

체중 감량 운동은 항상 큰 동작 패턴들로 구성되어야 한다. 미는 동작, 당기는 동작, 쪼그려 앉는 동작 그리고 고관절 접는 동작들(hip-hinging movements). 동작이 클수록 좋다.

체육관 혹은 야외에서 이 동작들의 많은 예시들을 생각해 볼 수 있을 것이다. 이 프로그램을 위해서 집에서 할 수 있는 바디웨이트 푸시, 풀 그리고 스쿼트를 포함해 8가지 동작들을 이용할 것이다. 나머지는 데드리프트와 케틀벨 푸시, 풀, 스쿼트, 스윙이다.

그룹 1: 주로 바디웨이트 운동

1. 푸시업 그리고 적절한 난이도 약화(regression) 혹은 난이도 강화(progressions)
2. 턱걸이, 완전한 동작, 부분적인 동작 그리고 매달려 있기
3. 바디웨이트로 엇갈려 무릎 굽힌 동작: 런지, 엇갈려 스쿼트, 한 다리 스쿼트
4. 데드리프트 혹은 한 다리 데드리프트

그룹 2: 케틀벨 운동

1. 케틀벨 밀리터리 프레스(반동을 이용하지 않고 들어올리기), 케틀벨 1개 혹은 2개.
2. 케틀벨 로우(row), 케틀벨 1개 이용.
3. 케틀벨 프런트 스쿼트, 케틀벨 1개 혹은 2개 이용.
4. 케틀벨 스윙, 케틀벨 1개 혹은 2개 이용.

본질적으로 두 가지 그룹의 푸싱, 풀링, 스쿼팅 그리고 고관절 접기 동작(힙힌지)들을 갖는다. 바디웨이트 그리고 케틀벨을 이용하여 푸싱, 풀링, 스쿼팅, 그리고 고관절 접기 동작들을 한다.

이것들이 소위 빅뱅(big-bang) 동작들이다. 이 동작들 모두가 코어 근육에서 수많은 근육들이 타들어가고 조여지고 안정화되는 것을 필요로 하며 테크닉과 조정에 집중을 요한다. 이 모든 것들은 체중 감량 동작들의 매우 효과적인 필수 요소들이다.

이 프로그램 전체를 케틀벨 몇 개로 집에서 할 수 있다. 이 프로그램을 이용하여 훈련시켰던 사람들 중 대부분은 금방 더 무거운 케틀벨로 해야겠다는 생각을 하게 됐다. 그것은 좋은 일이다. 그런 일이 일어나길 희망한다. 그것은 제대로 운동을 하고 있고 발전하기 시작했다는 것을 의미한다.

바디웨이트(맨몸) 운동은 감량에 왜 훌륭한가?

바디웨이트 운동은 현존하는 가장 경이로운 감량 운동에 속한다. 바디웨이트 운동의 가장 좋은 점은 어디서나 할 수 있다는 것이다. 집이나 체육관은 물론이고 여행 중에도 가능하다. 어떤 특수 장비 없이도 어디서나 믿기 힘든 감량 운동을 할 수 있는 셈이다.

바디웨이트 운동은 기계를 사용한 운동보다 훨씬 더 강도가 세고, 몸 전체를 사용하며 더 안정적이고 더 핵심적이며 인체를 더 잘 인식하고 있는 운동이다. 강도 높은 감량 운동을 하게 될 것이며 부수적으로는 움직임도 좋아질 것이고 인체를 더 잘 인식할 것이고 운동 실력이 더 좋아질 것이다. 또는 천부적인 운동 능력을 처음으로 발견할 수도 있다.

케틀벨 운동과 마찬가지로, 더 많은 운동은 더 많은 감량을 의미한다.

바디웨이트 운동과 관련해서 사람들이 범하는 가장 큰 실수는, 동일한 스쿼트 및 푸시업을 계속 한다는 것이다. 그들은 단계별로 난이도가 다른 동작들이 있다는 사실을 알지 못한다. 그리고 만약 초보-중급-고급 등의 동작들을 단계별로 발전시킨다면, 다른 종류의 운동들을 모두 섭렵할 수 있게 된다. 근력-지구력에서 서킷은 물론이고 근력 운동까지도 말이다. 이 모든 것이 맨몸으로 가능하다.

단계별 난이도 향상이 핵심이다. 덤벨 또는 케틀벨을 할 경우에는 무게만 올리면 난이도가 올라간다. 그런데 맨몸으로 하는 운동에서는 난이도를 올리기 위해 몸무게를 올릴 수는 없고, 반대로 난이도를 낮추기 위해 몸무게를 줄일 수도 없다. 운동 그 자체의 난이도를 올려야 하는 것이다. 그것이 바로 내가 준비한 이 프로그램에 담겨 있다. 각 세 가지 동작에 대해 간단한 난이도 조절을 하는 것이다.

케틀벨과 마찬가지로, 운동 실력과는 무관하게 목적을 달성하게 될 것이다. 바디웨이트 운동이 얼마나 재미있고 신나고 힘든지와는 상관없이, 원하는 것은 마른 몸매를 가지는 것이다. 바로 그것을 할 것이다. 음식은 체중을 결정하며 운동은 마르고 탄탄해지는 것과 직결된다. 다음 표를 기억하라.

체중	먹는 음식의 양(칼로리)
체지방	먹는 음식의 질 및 근력
상황 측정	음식의 양과 질의 조합

체중을 줄이는 것이 무엇인지 알고 있고, 몸매를 마르고 탄탄하게 만드는 게 무엇인지도 안다. 운동을 하는 목적은 체중을 줄이는 것이 아니라 몸매를 마르고 탄탄하게 만드는 것이다. 군살을 줄인다는 의미다.

체중이 100% 음식에 의해 결정된다는 사실을 받아들인다면, 많은 고생과 분노를 예방할 수 있다. 누구도 이 쟁점을 흐리거나 더 복잡하게 만들게 해서는 안 된다.

그리고 식사를 조절하지 않고 운동만으로 감량을 할 수 있다는 어리석은 생각은 버려라. 그건 불가능하다. 그렇게 하려면 상상을 초월할 정도로 많은 양의 운동이 필요한데, 그렇게 할 시간이 없다.

이걸 프린트해서 냉장고에 붙여 두는 것도 좋다. 체중계 몸무게는 섭취하는 칼로리에서 비롯되며 체지방은 근력 및 음식의 질에서 나온다. 이걸 절대 잊지 말기 바란다.

이제 우리는 음식이 체중을 결정하고 운동은 마른 몸매를 결정한다는 것을 알게 됐다. 이제 운동을 살펴볼 시간이다.

감량을 위한 근력 기준

만약 여성이고 친업 3개 및 현재 몸무게와 같은 무게로 데드리프트 3번을 할 수 있다면, 문제는 운동이 아니라 음식이다.

만약 남성이고 친업 10개 및 현재 몸무게의 1.5배 무게로 데드리프트 3번을 할 수 있다면, 문제는 운동이 아니라 음식이다.

남성의 근력 기준
친업 10개와 현재 몸무게의 1.5배 무게로 데드리프트 3회

여성의 근력 기준
친업 3개와 현재 몸무게와 같은 무게로 데드리프트 3회

만약 이 기준을 만족시키면서도 원하는 몸매를 가지지 못했다면 문제는 운동이 아니라 음식인 것이다.

케틀벨은 두 개가 하나보다 낫다

짧은 시간에 더 많은 운동을 한다는 것은, 감량 효과를 내면서도 나머지 인생에 더 많은 시간을 투자할 수 있다는 의미다. 이걸 다른 말로 설명하자면, 더 많은 운동은 더 나은 결과를 선사할 것이다. 하지만 시간을 많이 투여한다고 해서 운동량이 더 많아지는 것은 아니다. 케틀벨 2개를 사용할 경우의 장점은 더 짧은 시간에 더 많은 운동이 가능하다는 점이다.

케틀벨 1개만 가지고 운동을 할 경우에는 EMG 테스트에 따르면 40%가량 더 안정적이고 더 핵심적인 운동을 하게 된다. 케틀벨 2개로 운동을 할 경우에는 전체 운동량이 늘어나고 지방 감량을 더 하게 된다.

양쪽의 장점을 다 취할 수 있을까? 물론 가능하다. 무게가 서로 다른 2개의 케틀벨로 운동을 하면 우리는 두 가지를 동시에 할 수 있다. 식사를 하면서도 보양식을 챙겨 먹는 것이다. 나는 파벨 차졸린의 책 및 DVD세트『리턴 오브 더 케틀벨(Return of the Kettlebell)』에서 이 아이디어를 얻었다. 파벨은 서양 문명에 케틀벨 혁명을 가져온 사람이며 SFG 인스트럭터 과정의 수석 인스트럭터다. 홈페이지 strongfirst.com에서 확인할 수 있다.

대부분의 사람들은 케틀벨 운동을 1개로 시작한다. 하지만 대부분의 인스트럭터들은 케틀벨 2개 운동을 많이 한다. 그리고 그들은 대부분 엄청난 몸매를 가지고 있다.

덴버 케틀벨 훈련소에서는 초보자 과정은 항상 케틀벨 1개로 실시됐다. 그리고 고급 과정에서는 항상 2개를 사용한다.

이 프로그램은 초보, 중급 및 고급 훈련자들에게 모두 적용될 수 있다. 그 관점에서 볼 때 이 책은 모든 수준의 훈련자들에게 케틀벨 2개 훈련법을 알려주는 유일한 책일 것이다. 운동 실력과 무관하게 원하는 결과를 얻게 될 것이다. 케틀벨 운동이 얼마나 재미있고 신나고 힘든지와는 상관없이, 원하는 것은 마른 몸매를 가지는 것이다.

여러 단계에 걸쳐서 운동을 할 것이며 난이도 향상 방법은 상당히 간단하다. 그 사례로 여성용 단계별 밀리터리 프레스 운동을 살펴보자.

단계별 밀리터리 프레스 – 여성	
쉬움	케틀벨 1개 푸시 프레스, 8kg
	케틀벨 1개 밀리터리 프레스, 8kg
	케틀벨 2개 밀리터리 프레스, 8kg+8kg
	케틀벨 1개 밀리터리 프레스, 12kg
	케틀벨 2개 밀리터리 프레스, 12kg+8kg
	케틀벨 2개 밀리터리 프레스, 12kg+12kg
	케틀벨 1개 밀리터리 프레스, 16kg
	케틀벨 2개 밀리터리 프레스, 16kg+12kg
어려움	케틀벨 2개 밀리터리 프레스, 16kg+16kg

* 다른 단계들은 추후에 나열할 예정임.

급하게 난이도를 올릴 필요는 없다. 맨 마지막 난이도를 달성한다고 해도 상을 받는 건 아니다.

하지만 이 말은 하고 싶다. 가장 강한 사람들은 항상 가장 열정적인 이들이다.

같은 몸무게를 가진 2명의 남성 또는 2명의 여성을 데려와 보라. 좀 더 근력이 강한 사람이 더 날씬할 것이다.

체중은 먹는 음식의 양에 달려 있으며 체지방(얼마나 마르고 탄탄한지를 나타냄)은 근력과 음식의 질에 좌우된다.

이걸 계속 반복해서 강조하는 이유는, 아주 간단하면서도 그만큼 중요한 내용이기 때문이다.

만약 케틀벨이 그렇게 많지 않다면?

문제없다. 사실 케틀벨을 많이 가지고 있을 것이라고는 생각하지 않았다. 원하거나 필요하다면 그 단계는 건너뛰어도 좋다. 단계들을 나열한 이유는 설명을 위한 것이다. 이상적으로는 가능한 조금씩 난이도를 올리는 것이 좋다. 물론 여기 쓰여 있는 것만 해도 급격한 난이도 향상이라고 할 수 있지만.

내 고객 중 일부는 케틀벨 헬스클럽에서 운동을 하며 이 케틀벨들을 다 보유하고 있다. 추가로 14kg나 18kg 같은 중간 단계 케틀벨도 가지고 있다. 그건 멋진 일이지만, 필수는 아니다.

신진대사 단계에서의 반복횟수 6~12회는 꽤 넓은 폭이다. 이것이 보유한 케틀벨들의 무게 격차에 적응하도록 도와줄 것이다. 만약 8kg 케틀벨 1개와 12kg 케틀벨 2개를 가지고 있다면, 이 3개만 가지고도 90%의 여성 훈련자들에겐 당분간 충분하다. 마찬가지로, 많은 남성 훈련자들은 16kg짜리 1개와 20kg짜리 2개만 있으면 한동안 충분하다.

급격한 반복횟수 변화로 케틀벨 무게 변화에 적응하는 것과는 별도로, 서로 무게가 다른 케틀벨 2개를 사용하는 것도 좋다. 복근과 엉덩이에 힘을 강하게 주고, 운동 중에는 어깨와 엉덩이가 직각이 되도록 하는 것이 중요하다.

뭔가 가지고 있다면, 그걸 사용하라. 사실 케틀벨 1개와 문틀에 끼운 풀업 바만 가지고도 이 프로그램을 시작할 수 있다.

매달 월급을 받을 때마다 케틀벨을 하나씩 추가하라. 헬스클럽 회원권과 비교해서 그렇게 많은 돈이 들지도 않는다. 그리고 케틀벨을 6개 보유하게 되면 이제 평생 가정용 헬스클럽을 가지게 되는 것이나 마찬가지다.

헬스클럽에 대해 말하자면, 과거에는 케틀벨을 보유한 헬스클럽이 거의 없었지만 이제는 거의 모든 헬스클럽에 케틀벨이 있다.

케틀벨로 집에서 데드리프트를?

이 책을 읽은 독자들 중 절반가량은 집에서 케틀벨 및 바디웨이트 운동을 할 것이다. 그리고 아마 집에 바벨은 없을 것이다. 그렇다면 바벨 없이 데드리프트 기준은 어떻게 맞출 수 있을까?

세계적으로 유명한 피트니스 코치이며 『어드밴시스 인 펑셔널 트레이닝(Advances in Functional Training)』의 저자인 마이크 보일은 두 다리를 쓰는 바벨 트레이닝보다 싱글레그 트레이닝을 선호해 왔다. 최근 열렸던 퍼폼 베터 서밋(Perform Better Summit)에서 그는 연사로 나서서 어린 훈련생들의 두 다리 바벨 트레이닝을 어떻게 돕고 있는지를 설명했다. 하지만 그는 나이가 있는 사람들에게는 바벨 운동 대신 싱글레그 운동을 대부분 또는 전적으로 시킨다고 한다.

마이크에 따르면, 그의 훈련생 중 대부분이 두 다리로 하던 운동의 절반에 해당되는 무게를 6주 이내에 한 다리로 할 수 있었다고 한다. 구체적으로 설명하자면, 한 여성이 150파운드(60kg)짜리 데드리프트를 할 수 있었다면 싱글레그 데드리프트의 경우에는 75파운드(30kg) 데드리프트가 가능하다는 의미다.

마이크는 이것을 양측성 장애(bilateral deficit)라고 부른다. 그는 두 다리 운동으로는 가지고 있는 역량을 모두 발휘할 수 있는 운동을 다 할 수 없다고 주장한다. 왜냐하면 사람들은 두 다리일 경우에 비해 각각의 다리로 섰을 때 더 강해질 수 있기 때문이다.

이 말의 의미는 다음과 같다. 만약 여성이고 케틀벨 운동을 하면서 데드리프트 기준을 맞춰야 한다면, 몸무게의 절반에 해당되는 무게를 들고 싱글레그 데드리프트를 하면 된다.

그리고 남성이라면, 몸무게의 3/4에 해당되는 무게로 싱글레그 데드리프트를 하면 된다.

여성용 싱글레그 데드리프트 기준

몸무게의 절반에 해당되는 무게로 한쪽 발로만 데드리프트를 3번 한다.

남성용 싱글레그 데드리프트 기준

몸무게의 3/4에 해당되는 무게로 한쪽 발로만 데드리프트를 3번 한다.

CHAPTER 16

날 좀 내버려 두시오

나는 풀 수 없는 미스터리와 해결 가능한 문제를 구별할 수 있는 기준을 가지고 있다. 몇 년 전, 내 와이프인 티피니는 퇴근하면서 책을 한 권 들고 왔다. 그 책은 찰스 쿤라트가 쓴 『2등 사원은 항상 일만 한다(The Game of Work)』이었다.

그 당시에 나는 고등학교 교사였다. 나는 모시기 힘든 몇 명의 교장들 밑에서 일한 상태였다. 리더십에 대한 내 지론은 '나를 인도하라. 나를 따르라. 아니면 내 앞에서 비켜라'다. 그리고 쿤라트는 책에서 내 문제점을 완벽하게 설명했다.

> "사업에서의 또 다른 경기장은 아메바처럼 생겼다. 아메바는 무작위이며 둥근 공 모양이다. 그것은 직원이 자신의 생각에 대해 이해하고 있는 정도를 나타낸다. 문제는 그것이 상하좌우로 움직이면서 모양을 바꾼다는 것이다. 뭔가 일이 잘못됐는데 해당 직원은 그것이 자신의 책임이라고 생각하지 않는 상황을 가정해 보자. 아니나 다를까. 누군가는 그것이 그 직원의 책임이라며 그 아메바를 향해 지적할 것이다"

영양 분야에서도 비슷한 장면을 자주 본다. 최근에 컴퓨터를 켜고 웹서핑을 하다가 피트니스 업계에서 유명한 사람이 팔레오(Paleo) 다이어트에 반대한다는 사이트에 링크돼 있는 것을 봤다. 팔레오 다이어트는 1만 년 전 수렵생활을 하던 시기처럼 먹어야 한다는 개념에서 나온 다이어트다. 고기, 생선, 야채, 제철과일과 물을 먹고 자연 곳곳을 많이 걸어 다녀야 한다는 아이디어다.

문제의 글은 내가 방금 적은 내용이 틀리다고 주장하고 있었다. 이것은 피트니스 산업의 아메바라고 할 수 있다. 아침식사로 먹기 좋은 음식을 찾았다고 생각했지만, 누군가 그 아침식사가 엉터리라고 말하고 있는 것이다!

쿤라트는 스포츠 세계에 빗대어서 직장생활을 '경기장'이라고 상상해 보라고 제안한다. 경기장엔 다양한 바운드가 많다. 금전 등록기에서 도둑질을 하거나 부적절한 성적 행동을 하는 것이 여기 비유될 수 있겠다.

그의 놀라운 통찰력을 보인 부분이 있다. 쿤라트에 따르면 우리는 '안전지대(도움이 되는 코치와 겸손한 운동선수)'에서 결국에는 '날 좀 내버려 두시오(Get Off My Back: GOMB)'라는 곳으로 올라간다고 한다. 그곳은 금맥(paydert)이다.

이 책은 피트니스 코치로서의 안전지대가 될 것이다. 일생 동안 유지될 수 있는 피트니스를 위한 합리적이면서도 안전하고 견실한 접근은 과연 무엇일까? 최대한의 효과를 내기 위해서 필요한 최소한의 일은 무엇인가?

'GOMB(날 좀 내버려 두시오)'는 내가 유타에서 랄프 모간 코치에게 배운 것과도 유사하다. 일주일에 세 번씩 무거운 무게를 들고 가을부터 겨울까지 주 5일

훈련을 하는 선수가 있으면, 모간 코치는 그를 독려하지도 잡아끌지도 않았으며 더 열심히 운동하라고 윽박지르지도 않았다. 어차피 장기간에 걸친 노력이 필요하다는 것을 알기 때문이다. 이건 조쉬가 이 책에서 주장하는 내용과도 일맥상통한다.

4년간 지혜롭게 훈련하는 것이 간헐적으로 미친 듯이 고강도 훈련을 하는 것보다 훨씬 낫다. 후자는 부상, 질병 및 슬럼프로 이어질 가능성이 높다. 쿤라트에 따르면 회사 관리자들은 직원들에게 현재 잘하고 있으며 올바른 방향으로 가고 있다는 사실을 알려줄 방법을 찾아야 한다. 만약 직원들이 그 기준을 만족시키고 있다면, 그냥 내버려 두면 된다(GOMB).

스포츠에서와 마찬가지로, 피트니스 및 건강 분야에서도 같은 생각이 필요하다는 게 내 생각이다. 고등학교와 대학 시절, 나는 매년 원반을 더 멀리 던질 수 있었다. 내 기준은 매년 적어도 20피트씩은 발전한다는 것이었다. 내가 그 간단한 공식을 쉽게 따랐다는 사실을 이렇게 당연하다는 듯이 쓸 수 있어서 나도 놀랍다. 물론 대학 시절에는 매년 그렇게 비거리를 늘리는 것이 힘들었다. 하지만 내가 가장 부진했던 시기에도 나는 여전히 그 목표에 근접했다. 그냥 내버려 두면 된다(GOMB).

조쉬는 이 책에서 몇 가지 기준들을 설명할 것이다. 만약 그것들을 할 수 있을 정도로 강하다면, 최대 관건은 음식의 질이다. 강해지는 것도 좋기는 하지만, 장보기, 식사 준비 및 식사일지에 집중하지 않는다면 강해지는 것만으로는 큰 도움이 되지 않을 것이다.

가장 많이 받는 질문 중 하나는 언제까지 해야 충분하냐는 것이다. 이것은 최소한의 효과 있는 용량을 찾아 헤매던 미니멀리스트인 팀 페리스의 노력과도 연결된다. 당시 그는 "이익을 보기 위해서 내가 해야 할 최소한의 노력은 어느 정도인가"라는 질문을 받았다.

인간은 약간의 독을 복용하더라도 생존할 수 있지만 거기엔 한계점이 있다. 더 긍정적인 표현으로 하자면, 뭔가를 함으로써 얻는 이익이 생기는 시점이 있다. 그리고 그 레벨을 찾아내고 기록하고 다른 사람들과 공유하는 것이 우리의 임무다.

그 레벨에 내가 필요로 하는 모든 것이 있다면, 아주 좋다. 날 내버려 두라. 내가 그걸 하면 되니까.

이건 호르메시스(hormesis)라고 불리는 멋진 개념이다. 독이나 스트레스에 가볍게 노출되면 긍정적으로 적응할 기회가 생긴다는 뜻이다. 최근에는 아이들을 진흙탕에서 놀게 하고 방호복을 입히지 않고 등교시키는 게 좋다는 아이디어가 설득력을 얻고 있다. 그래야 아이들의 면역력이 형성된다는 것이다.

면독법(Mithridatism)은 사람들이 자신들을 의도적으로 독성 물질에 노출시키는 단계다. 영화 〈프린세스 브라이드(The Princess Bride)〉에서 검은 옷을 입은 웨슬리가 독이 든 컵을 선택한 후에 하는 대사에서 이에 관한 내용이 나온다. 당시 웨슬리는 "이 두 컵엔 모두 독이 들었고, 나는 지난 수년간 아이오케인 파우더에 대한 면역력을 키웠다"고 말했다.

쿤라트가 언급한 금맥(paydert)이 피트니스 분야에서 우리가 자주 막히는 곳에 해당된다. 실제로 그런 사례는 많다. 우리 모두는 식스팩을 가지길 원하고 마라톤을 완주하고 싶어 한다. 그리고 체조 선수, 역도 선수, 무술가가 되기를 바란다. 모두 한 주말에 말이다.

그게 실현되기는 어렵기 때문에, 사진을 많이 찍어라. 나도 저런 걸 좋아하지만, 대부분의 사람들에겐 실현도 불가능하고 유지될 수도 없다.

물론 인생에서 중요한 시기에는 스스로를 극한까지 몰아붙여서 황금반지를 얻을 수 있도록 노력하라. 하지만 맹렬한 노력까지는 아니더라도, 좋은 건강 상태와 몸매를 유지하고 좋은 인간관계를 유지하는 것 또한 합리적인 일이다.

중요한 사실이 하나 더 있다. 피트니스, 헬스 및 감량을 지속적으로 바뀌는 아메바처럼 보이도록 하는 게 사기꾼들의 바람이다. 조쉬와 나는 이 책에서 솔직한 정보와 자원 및 계획을 제공함으로서 스스로 설 수 있는 기회를 제공하려고 한다.

추가로, 당신이 계속 빛을 내도록 기회를 주려고 한다. 너무 단순하다고? 그냥 내버려 두면 된다(GOMB).

CHAPTER 17

진지해져야 한다

만약 문제가 음식이라면, 새로운 운동을 따라 하는 건 중단하라. 그건 무의미하게 쳇바퀴만 돌릴 뿐이다. 만약 충분히 강하지 않다는 게 문제라면, 운동과 식사 둘 다를 조절해야 할 것이다.

체육관에 오는 대부분의 사람들은 가장 무거운 케틀벨이나 최대 무게의 웨이트 기구들을 사용하지는 못한다. 그게 가능해지려면 긴 세월이 필요하다. 지금 시작하라. 근력 강화를 추진함과 동시에 식사도 조절하라.

사실 음식을 조절한다면 케틀벨이나 웨이트 기구들의 무게를 올리기 훨씬 전에 원하는 신체 수준에 도달하게 될 것이다. 데드리프트와 풀업을 위한 근력 수준은 진전의 중간 정도 단계다.

초인적인 힘이 필요할 것도 없다. 근력은 필요한 정도만 있으면 된다. 명심하라. 감량은 결국 음식으로 귀결된다.

식사를 조절하고 근력 운동을 하는 한, 매주 더 마르고 더 자신감 있어지고 더 섹시해질 것이다. 바로 이것이 우리가 하고 있는 게임이다.

많은 운동들이 보통 또는 쉬운 수준이어야 한다

쉬운 운동들을 통해서 원했던 환상적인 몸을 어떻게 가질 수 있을지 궁금해하고 있을 것이다.

결국 우리는 〈더 비기스트 루저(The Biggest Loser: 2004년 미국의 TV 리얼리티 프로그램)〉와 P90X 몸짱 프로젝트 등에 길들여진 셈이다. 이들이 감량 운동들은 굉장히 힘들다고 믿게 만들었을 것이다.

사실 사람들은 감량 운동을 열심히 하면 다 해결된다고 필사적으로 믿고 싶어 하는 경향이 있다. 그래야 식사 조절을 하지 않아도 되기 때문이다.

보통 및 쉬운 운동들은 장기적 감량으로 이어진다

음식에 대해 진지해지면, 운동들을 통해 스스로를 혹사시킬 필요가 없다는 사실을 알게 될 것이다.

사실 스스로를 항상 혹사시키는 것은 좋지 않은 아이디어다. 왜냐하면 그것은 유지가 불가능하기 때문이다. 힘든 운동을 100% 전력으로 하는 건 잘해야 한두 달이 한계다. 그 후에는 중도 포기, 부상, 극도의 피로, 힘겨운 버티기 또는 퇴보로 이어진다.

나는 초창기에 낸 감량 관련 e북에서 살 빼기 운동에서 가장 중요한 것이 강함(intensity)이라고 주장했다. 단기적으로 본다면 그건 사실이다. '벼락치기(Bring It!)'와 같은 8주짜리 폭발적인 운동을 하는 경우에는 강하게 하는 게 필요하다. 그리고 이런 8주짜리 강한 운동은 1년에 두 번 하면 된다.

장기적으로는 보통 수준과 쉬운 운동들을 많이 해야 한다. 시간을 가지고 이뤄 나가자는 것이다. 길게 보면 항상 꾸준함(consistency)이 강함(intensity)을 이긴다.

"그 단순하고 아름다운 움직임들 속에서 나는 트레이닝에서 정말로 중요한 것들이 무엇인지 기억해 냈다. 그것은 꾸준함이 강함을 항상 이긴다는 것이며, 강함은 꾸준함으로부터 나온다는 것이다. 또한 그것은 사람이 강제로 할 수 있는 게 아니다. 우리는 그냥 시간을 두고 인내심 있게, 조용히, 반사적으로 기다릴 뿐이다. 그리고 우리 앞에 그 은총이 내려질 때 그것을 잡을 준비를 하고 있으면 된다."

— 마크 리프카인드, SGF 마스터 인스트럭터

감량 전문가들은 무식하며, 겁먹고 있다

감량 운동들로 인해 수도 없이 혹사당한 경험이 있을 것이다. 감량 트레이너들 또는 전문가들은 자신들이 뭘 하고 있는지를 제대로 알지 못하기 때문이다. 그래서 그들은 고통만 준 것이다.

사실 그들은 당신이 땀과 토사물에 범벅이 돼서 결과를 얻지 못해도 그걸 알아차리지 못하길 원했을 것이다. 결국 그게 힘든 운동이었다.

"세계에서 가장 강한 사람들이 과학과 경험을 통해서 밝혀낸 것은, 부정기적으로 힘든 운동을 할 필요는 없다는 것이다. 하지만 '고강도' 훈련을 홍보하는 주장들은 다른 모습을 하고 계속 반복해서 찾아온다. 이건 강하게 들릴 수 있다. 하지만 내 솔직한 견해에 따르면, 웨이트 무게 또는 횟수를 가지고 근력을 측정하는 것이 구토나 비명소리를 가지고 측정하는 것보다 더 강하다."

— 파벨 차졸린, SFG 치프 인스트럭터

파벨의 말을 고쳐서 말하자면, 땀이나 고통보다는 체지방 비율을 가지고 지방 감량 운동의 결과를 측정하는 것이 옳다는 것이다.

지방 감량에 무엇이 필요한지 알고 있다면, 그렇게 하면 된다. 반드시 칼로리를 줄여야 하며 케틀벨 운동에서 강해져야 하고 더 좋은 질의 음식을 먹어야 한다.

CHAPTER 18

기본의 기본

보디트라이브(BodyTribe)에서 칩 콘래드는 트레이닝 프로그램 구축을 위한 아주 간단한 모델을 보여 준다. 신생아들에게 첫 과제로 주어지는 물리적 움직임은 세 가지다.

일어서는 방법
앉는 방법
기어가는 방법

움직임을 이해하기 위해서는 이 세 가지 과제 사이의 흐름을 보면 된다. 기어가기와 일어서기를 숙달하면 확실히 걸을 수 있게 된다.

30세 이상의 사람들을 위해 고안된 프로그램들 중 상당수가 이 사실을 간과한다. 트레이닝에 초보적 기초 동작들을 포함시키는 것은 항상 바람직하다. 좌우로 흔들기와 고블릿 스쿼트(goblet squat) 및 푸시업(pushup)을 섞는 것이 인생 초창기로 되돌려 놓을 것이다. 그들을 잘 혼합하고 매치시킨다면 흐름에 따라서 춤과 같이 될 것이다. 악마는 항상 디테일에 있다.

이보다 더 할 수 있는가? 당연히 그럴 것이다. 기계들과 로프와 모든 종류 및 형태의 벨들과 매트와 바위들과 모루와 타이어들을 사용할 수 있나? 물론이다. 피트니스에서는 '당신은 할 수 있나'라는 질문들에 대한 대답이 대부분 '그렇다'다.

가벼운 물건을 들고서도 강해질 수 있나? 좋은 질문이다. 몇 년 전에 가벼운 무게에서부터 보통 무게까지 들면서 중간에 쉬는 시간을 아주 짧게 두는 방식을 시험해 봤다. 예를 들자면, 프런트 스쿼트나 오버헤드 스쿼트와 같은 큰 움직임의 경우 세트당 8회씩 총 3세트를 하면서 중간에 휴식은 1분씩만 취했다. 첫 번째와 두 번째 세트에서 피로가 축적되고 그것이 세 번째 세트에 영향을 미치도록 하겠다는 생각이었다.

효과가 있었느냐고? 그렇다. 이 훈련으로 인해 내가 예전에 무거운 프런트 스쿼트를 2~3세트 할 때보다 결과가 좋아서 깜짝 놀랐다. 이것은 내가 올림픽 리프팅(Olympic lifting)을 준비하는 데 더 큰 도움이 됐다.

하지만 나는 이 '가벼운' 스쿼트 프로그램을 단 한 번도 거른 적이 없었다.

세트별 스쿼트 횟수는 적었고, 난 항상 생생한 상태였다. 내가 항상 무리를 하고 있지 않다는 데 대해 몸은 만족하고 있었고, 리프팅에서의 더 나은 성과라는 상을 내게 줬다.

이를테면 바벨을 빠르게 움직여야 하나? 아니면 천천히 움직여야 하나? 횟수를 많이 하는 게 좋은가, 적게 하는 게 좋을까?

진실은 이렇다. 모두 다 효과가 있다.

항상 그랬으며, 앞으로도 항상 그럴 것이다.

몇 년 전에 나는 테리 토드의 글을 읽었다. 그는 몇 달간 횟수를 다양하게 조절하는 게 필요하다고 설명했다. 그래서 나는 첫 번째 달에 20~25회짜리 스쿼트를 했고 두 번째 달에는 8~12회를 했고, 마지막 달에는 5~8회로 끝냈다. 지나고 나서 보니까, 나는 왜 진작 그렇게 하지 않았나 하는 생각이 들었다. 내 인체 구성 비율에서 훌륭한 진전이 있었기 때문이다. 싱글과 더블을 할 때에 비해서는 내 퍼포먼스에 도움이 되지는 않았지만, 이 석 달간 토드의 조언을 따른 것이 모두에게 좋은 결과를 가져다줄 수 있다는 건 분명하다.

요점을 간과했다면, 다시 설명하겠다. 그것이 효과가 있는 이유는, 효과가 있기 때문이다.

그래서, 이것의 작동 원리가 어떻게 되냐고? 만약에 '이것'이 근력 트레이닝이라면, 우리가 아는 답은 이렇다. 강해지기 위해서는 무거운 것을 들어라.

그 이상으로 확실한 답이 있을 수는 없다. 이것이 어떻게 효과를 내는 것인지에 대한 질문은 내 피트니스 코치 인생의 근본 원칙이기도 하다.

이제 다시 중요한 원칙의 기본 쟁점으로 돌아가자. 효과만 있다면, 어떻게 효과를 내는지 몰라도 괜찮다. 기억하라. 우리는 근거를 따라야 한다. 그것이 어디로 향하든지 간에.

"불가능한 것들을 제외한 뒤 남는 것이 아무리 어처구니가 없을지라도, 그것이 진실이라고 내가 몇 번이나 말했나?"

– 셜록 홈즈, 『네 개의 서명(The Sign of the Four)』에서

CHAPTER 19

오래 유지되는 감량 프로그램을 만드는 방법

사이클, 계절(시즌), 계획의 바퀴 - 더 작은 덩어리들로 분리시킬 수 있는 큰 계획이다.

트레이닝엔 두 개의 사이클이 있는데, 이들은 시즌과 같다.

각 시즌마다 3개의 단계들이 있다. 이 단계들은 월(month)과 같다.

훈련의 매월마다 단위의 운동 사이클이 있다.

매 주마다 사이클이 있으며 매월마다 사이클이 있다. 두 주기들을 번갈아서 반복하는 사이클을 프로그램이라고 한다. 각 사이클은 운동량의 정점을 찍은 후에 다음 사이클에서 다시 시작한다.

> 각 훈련 시즌은 각기 다른 스타일 및 역점들을 가지고 있다.
>
> 각 훈련 월은 각기 다르고 구체적인 훈련에 적응하는 목표를 가지고 있다.
>
> 각 훈련 주는 월초에 쉽게 시작해서 월말에 힘들게 끝난다.
>
> 각 훈련 주에도 쉬운 날들이 있고 힘든 날들이 있다.

이제 하나씩 살펴보자.

훈련의 첫 사이클은 이렇다.

1단계: **신진대사**(세트당 12회)
2단계: **지구력**(세트당 20회)
3단계: **근력**(세트당 6회)

훈련의 두 번째 사이클은 이렇다.

4단계: **신진대사/지구력/근력**(세트당 각각 12회, 20회, 6회)
5단계: 강도를 올린 **신진대사/지구력/근력**(세트당 각각 8회, 15회, 5회)
6단계: **운동량**(한 운동별로 2번씩, 각각의 운동에 대해 세트 추가)

하나의 시즌마다 3개월이 있으며, 각 사이클은 3단계씩 있다. 또한 각 사이클은 별도로 설계된다.

첫 사이클은 교대 주기화(alternating periodization)라고 불린다. 여기서는 매월마다 신진대사, 지구력, 근력 세 가지 중에서 한 가지 종류의 피트니스를 할 것이다. 그리고 다른 종류로 교대한다.

우리는 최대한 많은 지방 감량이 가능하도록 각각

의 최대 반복횟수를 세트당 12, 20, 6으로 각각 설정한다. 보통 우리는 주어진 최대반복횟수에서 4주간의 지방 감량 결과를 얻어 낼 수 있다. 그러고 나서 교대하는 것이다.

두 번째 사이클은 파동 주기화(undulating periodization)라고 불린다. 여기서는 여러 종류의 운동들을 동시에 진행한다. 이것은 각 단계를 더 길게 함으로서 더 많은 결과를 낼 수 있다. 왜냐하면 한 운동을 같은 반복횟수로 하는 것이 주 1회씩으로만 한정되기 때문이다. 이틀에 한 번씩 운동이 바뀌기 때문에 하나의 단일 운동은 2주에 한 번씩만 하게 되는 셈이다. 파동 주기화를 통해 6주 또는 그 이상 계속 감량에 성공할 수 있는 이유가 여기 있다.

이들 두 개의 사이클들은 하나의 통합 프로그램의 일부다. 첫 주기의 3단계들이 두 번째 주기의 1단계와 2단계에 대한 준비 조치라고 할 수 있다.

6단계는 완전히 다른 자극을 주는 것으로, 양에 중점을 두는 운동이다. 첫 두 단계들에 변화를 준 것으로, 같으면서도 다르다. 하는 동작들은 같고 반복횟수도 비슷하다. 하지만 매 동작마다 운동량은 두 배까지 올라간다.

각 사이클에서의 매 단계들이 다르기 때문에 매번 변화가 있을 때마다 갱신된 감량 결과를 얻는 것이 가능해진다.

두 사이클이 서로 다르기 때문에 계속 교대하면서 진행해도 진전을 거둘 수 있다.

이것이 다른 프로그램들과 다른 이유

대부분의 감량 프로그램들은 매달 반복횟수에 변화를 주지 않는다. 그들은 각기 다른 종류의 피트니스를 시키지도 않는다. 운동만 바꿀 뿐이다. 1995년에서 달라진 게 없다.

이건 안타까운 현실이다. 하지만 이제 그들보다 더 많이 알게 됐으므로 그 낡은 수법들은 폐기해도 된다.

피트니스 산업에 바라는 것은, 더 많은 트레이너들이 여러 단계들을 포함한 사이클 프로그램들을 만들었으면 한다는 것이다. 장기적 프로그램들이 감량 운동의 아이디어가 되어야 한다.

지난 2004년에 내게 교대 주기화(alternating periodization) 및 파동 주기화(undulating periodization)의 개념을 소개해 준 미국스포츠의학회에 감사의 인사를 하고 싶다. 감량 주기화에서의 다른 큰 영향들을 받은 시기는 2006년이었다. 그때 나는 앨윈 코스그로브의 애프터번(Afterburn) 및 애프터번 II 프로그램들을 접했다. 또한 크레이그 발렌타인의 터뷸런스 트레이닝(Turbulence Training)을 봤고, 이후엔 피트니스 프로그램 디자인 매뉴얼(Results Fitness Program Design Manual)도 읽었다. 그 즈음부터 나는 초보 및 중급 단계 고객들에게 교대 주기화를 가르쳤고, 고급 단계 고객들에겐 파동 주기화를 가르쳤다.

이 책의 내용은 다단계 및 멀티 사이클 방식의 감량에 능숙한 트레이너들이 작성한 프로그램들과는 약간 다르다. 이 프로그램에 대해 한 가지 논쟁이 있다면, 1, 2, 3 단계에서 월별 반복횟수 변화가 너무 심하다는 것이다.

1단계: 세트당 12회
2단계: 세트당 20회
3단계: 세트당 6회

이 프로그램은 단계별 반복횟수를 너무 심하게 변화시킨다는 점에서 이단아와도 같다. 그건 내가 NASM 트레이너로서 일하기 시작했던 것과 관계가 있다. 이렇게 하면 단계가 바뀔 때 사람들은 단계가 바뀌었다는 것을 알아차린다. 솔직히 말하자면 NASM에서는 반보(halfstep) 단계들을 포함시켰지만 나는 그걸 쓰지 않는다.

월별로 반복횟수를 바꾸는 프로그램을 사용하는 트레이너들은 앞선 단계에서 적응한 근력 또는 지구력을 잃지 않기 위해 너무 신경을 쓰는 경향이 있다.

보시다시피 우리가 순환시키는 3개의 단계들은 완전히 다른 능력을 적응시키도록 되어 있다.

1단계: 세트당 12회–신진대사

2단계: 세트당 20회–지구력
3단계: 세트당 6회–근력

보통 지구력을 너무 강화하는 쪽으로 갔을 때 신진대사 적응력 상실을 걱정할 것이다. 그리고 근력을 너무 강화하는 운동을 할 경우 지구력 적응력 상실을 걱정할 수도 있다.

그건 사실이다. 실제로 그렇게 된다. 하지만 만약 근력 적응력을 잃는 것에 대해 신경을 쓰지 않는다면 어떨까? 오직 지방 감량에만 집중한다면?

일반적으로, 정말 좋은 지방 감량 프로그램은 다음과 같이 진행된다.

1단계: 세트당 15회
2단계: 세트당 10회
3단계: 세트당 12회
4단계: 세트당 8회

바로 이것이 영리한 지방 감량 트레이너들이 하고 있는 일이다. 작은 변화들을 만들고 거의 같은 상태로 유지하는 것이다. 그 변화는 감량에 필요한 만큼만 일어나지만 가능한 가장 작은 변화만이 일어난다. 그리고 나는 그것을 존중한다.

사실 그들은 비슷한 종류의 프로그램들을 반복한다.

1단계: 세트당 15회 – 신진대사 – 지구력
2단계: 세트당 10회 – 신진대사
3단계: 세트당 12회 – 신진대사
4단계: 세트당 8회 – 신진대사 – 근력

이것도 설득력이 있다. 신진대사 운동을 중심으로 반복운동을 진행하는 것이다. 만약 단계별로 하는 동작들이 다양한 데다가 매 단계마다 하는 동작들이 바뀐다면 이 방법은 아주 좋다. 운동 프로그램에서 다른 움직이는 부분들이 더 많이 있을수록, 세트당 반복횟수는 그만큼 덜 바꿔도 되는 것이다.

그건 멋지다. 하지만 나는 그렇게 하지 않는다. 세트-반복횟수와 동작의 관계에 대해 한 가지 설명하겠다. 동작을 바꾸지 않았다고 해서 감량이 지연되지는 않는다. 만약 감량이 지연된다면 그것은 세트 및 반복횟수를 바꾸지 않기 때문일 것이다. 내가 사람들에게 동작을 바꾸라고 하는 경우는 더 쉽거나 어려운 종류의 바디웨이트 운동으로 갈아타는 경우다. 또는 그들이 싫증이 났을 경우다. 지방 감량이라는 관점에서 동작 변화는 아무 차이도 가져오지 않는다.

지난 10년간 나는 세트당 반복횟수에서 이보다 더 큰 변화를 줬다. 나는 RKC 블로그에 근력 트레이너들을 위해 다음과 같은 프로그램을 올린 적이 있다. 그 트레이너들은 5회 반복 근력 운동에서 벗어나서 참신한 지방 감량 운동을 하고 싶어 하는 이들이었다.

1단계: 세트당 15회 – 신진대사 – 지구력
2단계: 세트당 5회 – 근력
3단계: 세트당 20회 – 지구력
4단계: 세트당 8회 – 근력 – 신진대사

그리고 다음은 지난 10년간 내가 고객들에게 가장 많이 시켰던 프로그램이다.

1단계: 세트당 20회씩 2세트 – 지구력
2단계: 세트당 5회씩 5세트 – 근력
3단계: 세트당 15회씩 3세트 – 신진대사 – 지구력
4단계: 세트당 8회씩 4세트 – 신진대사 – 근력
5단계: 세트당 12회씩 3세트 – 신진대사

이게 내 방식이다. 양 극단에서 출발해서 중간을 향해 전진하는 것이다. 이론적으로는 1, 2, 3 단계가 서로 너무 극단적으로 다를 수 있지만, 고객들에게는 아주 좋은 효과를 낸 바 있다.

위의 순서는 내가 생각하는 바에 따라 구상한 것이고, 실제로 저렇게 하지는 않는다. 나는 거의 세트당 12회씩 3세트로 시작한다. 구체적으로는 다음과 같다.

1단계: 세트당 12회씩 3세트 – 신진대사
2단계: 세트당 20회씩 2세트 – 지구력
3단계: 세트당 5회씩 5세트 – 근력
4단계: 세트당 15회씩 3세트 – 신진대사 – 지구력
5단계: 세트당 8회씩 4세트 – 신진대사 – 근력

근력 유지를 중요하게 생각하지 않기 때문에, 더 극단적인 변화를 추구할 수 있다. 물론 데드리프트와 턱걸이 능력도 상승하길 바라지만, 그건 감량이라는 목표를 이루면서 따라오는 부산물일 뿐이다.

다른 말로 하자면, 가장 중요한 건 감량이다. 근력 운동이 필요한 이유도 그것이 지방 감량에 도움을 주기 때문이다. 이걸 헷갈리면 안 된다. 댄이 항상 말하듯이 "한 번에 목표 한 개"를 달성하겠다는 자세가 필요하다.

매 단계마다 동작들을 바꾸지 않으면 반복횟수를 훨씬 더 많이 바꾸고서도 문제없이 넘어갈 수 있다는 것을 나는 확인했다.

우리는 전체 프로그램에서 동일한 8가지 동작들을 사용한다(이것만으로도 다른 감량 프로그램들과는 완전히 다른 출발점에 서 있는 것이다)는 점을 감안해서, 우리는 첫 단계에서 신진대사에 중점을 두다가 지구력에 중점을 둔 다음 단계로 급격한 변화를 줄 수가 있다.

내가 일반적으로 하는 5단계 사이클은 다음과 같다.

1단계: 세트당 12회씩 – 신진대사
2단계: 세트당 20회씩 – 지구력
3단계: 세트당 5회씩 – 근력
4단계: 세트당 15회씩 – 신진대사 – 지구력
5단계: 세트당 8회씩 – 신진대사 – 근력

위의 1, 2, 3 단계를 보면 다음 프로그램과 거의 같다는 것을 확인할 것이다.

1단계: 세트당 12회 – 신진대사
2단계: 세트당 20회 – 지구력
3단계: 세트당 6회 – 근력

이걸 보면 내가 이런 프로그램들을 어떤 생각으로 설계하는지 약간은 파악할 수 있을 것이다. 이 사이클에 두 개의 단계를 추가하는 사례도 가능하다. 세트당 15회의 신진대사(지구력 단계와 세트당 8회의 신진대사) 근력 단계를 더하는 것이다. 하지만 나는 그들을 추가하지 않았다.

다시 설명하자면, 우리는 매 단계마다 동작을 바꾸는 게 아니기 때문에 급격한 변화를 완충시켜 줄 중간 단계들은 없어도 된다. 우리는 같은 동작들을 계속 반복하면서 급격한 변화를 주고 더 큰 신진대사의 변화를 겪을 것이다.

이건 실제로 효과가 좋다. 세트당 12회의 신진대사 운동을 하다가 세트당 20회의 지구력 운동으로 건너뛰거나, 세트당 20회의 지구력 운동에서 세트당 6회의 근력 운동으로 건너뛴다고 생각해 보라. 완전히 다른 종류의 운동을 하고 있다는 것을 알게 될 것이다.

물론 이것은 초인처럼 강해지기 위한 방법은 아니며, 날씬해지기 위한 최고의 방법인 것이다.

보너스: 두 번째 사이클에서의 근력

원래 이 프로그램은 첫 단계 끝까지는 턱걸이를 할 수 있도록 만들어져 있지 않다. 하지만 만약 첫 사이클에서 지방 감량을 우선순위로 둘 생각이라면, 그것이 가능할 것이다. 결과적으로는 추후에 턱걸이를 더 쉽게 할 수 있다는 뜻이다.

체중을 줄이는 것은 턱걸이를 쉽게 하기 위한 가장 빠른 방법들 중 하나다. 만약 체지방이 감소했다면 근력 대비 체중 비율이 올라갔다는 의미이고, 턱걸이는 수월해진다.

사실 이것은 내가 턱걸이를 근력의 기준으로 꼽은 단서 중 하나다. 턱걸이는 낮은 체지방을 가지는 것을 직접 목표로 하는 근력 운동이다. 다른 말로 하자면, 멋져 보일수록 턱걸이를 더 잘한다는 의미다.

만약 지방 감량만큼이나 근력에도 관심이 있다면, 두 번째 사이클에서 혜택을 입을 것이다. 이 사이클에서 4주간 계속되는 근력 운동 단계로 시작해서 근력 운동이 포함된 2개 단계를 더 진행하게 된다.

근력 단계에서부터 신진대사/지구력/근력 단계를 거쳐서 더 높은 강도의 신진대사/지구력/근력 단계까지 16주간 연속으로 근력 관련 운동을 하게 된다. 이것은 턱걸이, 데드리프트 또는 근력 운동에 큰 돌파구가 될 것이다.

1단계: 세트당 6회 – **근력**

2단계: 세트당 12회, 20회, 6회 – 신진대사/지구력/**근력**

3단계: 세트당 10회, 15회, 5회 – 더 높은 강도의 신진대사/지구력/**근력**

두 번째 사이클에서의 다양한 적응 단계들이 이 프로그램에 포함된 이유는 할 수 있는 최고의 지방 감량 프로그램이기 때문이다. 둘째, 연구 결과에 따르면 그들이 근력 강화에 좋다는 것도 꽤 확실하다. 이 언급을 하는 이유는 지난 수년간 엄청난 변화가 있었기 때문이다. 10년 전 고객들은 내가 그들에게 근력이 강해져야 더 멋진 몸매를 가질 수 있다고 설득하기 전까지 누구도 근력에 대해서는 신경 쓰지 않았다. 이제는 마른 몸매의 고객들조차도 지구력 강화 단계에서 데드리프트 최대 반복횟수가 줄어들지나 않을지 걱정할 정도다!

프로그램은 바뀐 게 없지만 대중들의 인식은 180도 변했다. 첫 사이클에서 우리는 최대 근력을 희생시켜서 지방 감량을 최우선시한다. 두 번째 사이클은 행운이라고 할 수 있다. 지방 감량과 근력에 도움이 되는 최고의 프로그램이기 때문이다.

고급 감량 운동 프로그램을 위한 문제 해결

지방 감량을 위한 가장 위력적인 트레이닝 프로그램은 다양한 성격의 운동들이 포함된 단계다. 언젠가 신진대사를 단련하고 다른 날에는 지구력 운동을 하며, 다른 날에는 근력 운동을 하게 된다. 매주 매일 각각 다른 운동들이 배치돼 있는 것이다. 이 사이클의 이름은 파동 주기화다.

이 계획과 관련된 가장 큰 문제는 중급자들에게 있어서 불편하다는 점이다. 심지어는 고급자들에게도 불편한 경우가 있다. 초급자들에게는 선택의 대상조차 되지 못한다. 시작하기도 어렵고 진도를 따라가기도 어렵다.

이 문제를 해결하기 위해서 우리는 각 동작에 대한 반복횟수를 한 달씩 유지할 것이다. 케틀벨의 무게를 얼마나 할 것인지와 어떤 종류의 푸시업을 할 것인지를 고민하지 않아도 된다. 한 달이라는 시간이 있으니 그 동안 조절하면 된다. 간단하고 우아하고 쉽게 해 보자.

더군다나 이 프로그램 전체에서 동일한 8가지 동작들을 사용하고 있기 때문에 이미 알고 있는 3가지 반복횟수만을 쓰고 있는 것이다. 대부분의 감량 프로그램들은 완전히 다른 세트의 동작들을 초반에 추가해서 일을 불필요할 정도로 복잡하게 만들지만, 우리는 동일하고 단순하면서도 최고의 결과를 낼 수 있는 8가지 동작들을 유지할 것이다.

우리가 중간 단계들을 생략하는 또 다른 이유가 여기 있다. 동일한 반복횟수 및 동작들을 사용함으로써 매우 고급화된 감량 프로그램으로 건너뛸 수 있다. 다양한 성격의 운동들을 섞어서 하는 단계까지 9개월이나 기다릴 이유가 없다. 초반 1, 2, 3 단계에서 그걸 이미 설정해 놓았기 때문이다.

1, 2, 3 단계에서 작성한 3개월치 운동 저널들만을 사용하라. 3개를 동시에 하는 더 고급화된 단계로 가기 전에, 이 3개월간 반복횟수 범위에 완전히 적응했을 것이다.

이 전체 프로그램은 꽤 고급화된 감량 운동 프로그램을 통해서 정말 최고의 결과를 제공하는 것을 목표로 한다. 하지만 각각의 단계는 아주 간단한 방식에 의해 다음번 단계를 설정한다.

관심 있는 사람들을 위해서 여기에 그 배경을 재미로 적어 놓겠다. 현실에서는 각각의 운동만 매일 하면 된다. 그리고 이유를 생각할 필요도 없이 감량이라는 결과를 얻으면 된다.

'체중 끌어내리기' 프로그램의 첫 사이클

1단계: 신진대사(세트당 12회)
2단계: 지구력(세트당 20회)
3단계: 근력(세트당 6회)

'체중 끌어내리기' 프로그램의 두 번째 사이클

4단계: 신진대사/지구력/근력(세트당 12회, 20회, 6회)
5단계: 강한 신진대사/지구력/근력(세트당 8회, 15회, 5회)
6단계: 볼륨(운동량)(동작의 종류는 줄이고 각 동작별 반복횟수는 늘림)

CHAPTER 20

각 동작을 발전시키는 방법

이 프로그램에 포함된 모든 동작들은 각각 발전된 형태를 가지고 있다. 각 동작들의 발전된 형태들 중에서 피트니스 레벨 및 특정 세트와 반복횟수를 감안해서 가장 적합한 것을 고르면 된다. 어디서부터 시작할지 모르겠다면 각 동작의 첫 형태들부터 시작하라.

한 운동에 대해서 반복횟수를 최대치까지 달성하면 그 발전단계 중에서 다음 동작으로 이동하라. 운동을 시작하고 나서 시간이 지난 후 익숙해지면 어디서 시작해야 할 것인지 감이 올 것이다.

이를테면 신진대사 단계에서는 세트당 반복횟수가 6~12회로 설정돼 있다. 반복횟수 12회를 할 수 있으면 다음 난이도의 동작으로 올라가라. 만약 6회도 할 수 없다면 난이도가 한 단계 낮은 동작으로 내려가면 된다. 아주 간단하지 않나.

발전단계를 보면 상당히 쉽게 시작해서 점점 극도로 어려워진다. 각 사람의 피트니스 레벨에 걸맞은 난이도가 있다. 나는 이 책에서 관련 내용을 더 자세히 서술하고, 각 난이도별 모든 단계들을 적었다. 거기엔 케틀벨의 무게도 포함된다. 내가 예전에 작성했던 프로그램들에서는 약간 혼동되는 부분이 있었기 때문에 이 책에서는 그런 우려를 말끔히 없애고자 한다.

이걸 보면 완벽하게 이해가 될 것이다. 모든 가능한 난이도와 단계들이 적혀 있다. 물론 그렇다고 해서 한 발전단계에 나온 모든 난이도를 다 하고 모든 케틀벨 조합을 다 시도해야 한다는 뜻은 아니다. 하지만 만약 이렇게 난이도를 발전시킬 만큼의 충분한 케틀벨을 가지고 있다면, 단계별 전환에 있어서는 이 방법이 가장 쉽고 부드러울 것이다.

각 운동에 대한 자세한 설명 및 사진은 245페이지부터 시작하는 운동 관련 섹션에 적혀 있다.

푸시업 단계별 동작	
쉬움	무릎 꿇고 푸시업
	플랭크 푸시업
	무릎 들고 풀다운 푸시업
	푸시업 1/2
	푸시업
	싱글레그 푸시업
	스파이더맨 푸시업
	아처 푸시업
	밴드를 이용한 푸시업
어려움	웨이티드 베스트 푸시업

풀업(턱걸이) 단계별 동작	
쉬움	모든 수위에서 저항밴드를 사용해도 좋음
	3초간 풀업 상태로 매달려 있기(손등이 얼굴을 마주 보는 상태로 잡음)
	어깨에 힘주고 3초간 풀업 상태로 매달려 있기(손등이 얼굴을 마주 보는 상태로 잡음)
	친업 상태에서 1초간 버티기 어깨에 힘주고 3초간 매달려 있기(손바닥이 얼굴을 마주 보는 상태로 잡음)
	친업 상태에서 매달리기 상태로 바꾸기 3초(손바닥이 얼굴을 마주 보는 상태로 잡음)
	친업 1/4(손바닥이 얼굴을 마주 보는 상태로 잡음)
	친업 1/2(손바닥이 얼굴을 마주 보는 상태로 잡음)
	친업 3/4(손바닥이 얼굴을 마주 보는 상태로 잡음)
	풀업(손바닥이 얼굴을 마주 보는 상태로 잡음)
	풀업(손등이 얼굴을 마주 보는 상태로 잡음)
어려움	택티컬 풀업

싱글레그 데드리프트 단계별 동작 – 여성	
쉬움	스틱 이용 데드리프트
	케틀벨 루마니안 데드리프트, 8kg+8kg
	케틀벨 루마니안 데드리프트, 12kg+12kg
	한 다리 들고 반대쪽 손으로 하는 데드리프트, 8kg(도움 받음)
	한 다리 들고 반대쪽 손으로 하는 데드리프트, 12kg(도움 받음)
	한 다리 들고 반대쪽 손으로 하는 데드리프트, 8kg
	한 다리 들고 반대쪽 손으로 하는 데드리프트, 12kg
	한 다리 들고 반대쪽 손으로 하는 데드리프트, 16kg
	케틀벨 2개 싱글레그 데드리프트, 8kg+8kg
	케틀벨 2개 싱글레그 데드리프트, 12kg+12kg
	케틀벨 2개 싱글레그 데드리프트, 16kg+16kg
	케틀벨 2개 싱글레그 데드리프트, 20kg+20kg
어려움	케틀벨 2개 싱글레그 데드리프트, 24kg+24kg

싱글레그 데드리프트 단계별 동작 – 남성	
쉬움	스틱 이용 데드리프트
	루마니안 데드리프트, 16kg+16kg
	루마니안 데드리프트, 20kg+20kg
	싱글레그 데드리프트, 16kg(도움 받음)
	싱글레그 데드리프트, 20kg(도움 받음)
	한 다리 들고 반대쪽 손으로 하는 데드리프트, 16kg
	한 다리 들고 반대쪽 손으로 하는 데드리프트, 20kg
	한 다리 들고 반대쪽 손으로 하는 데드리프트, 24kg
	케틀벨 2개 싱글레그 데드리프트, 16kg+16kg
	케틀벨 2개 싱글레그 데드리프트, 20kg+20kg
	케틀벨 2개 싱글레그 데드리프트, 24kg+24kg
	케틀벨 2개 싱글레그 데드리프트, 28kg+28kg
어려움	케틀벨 2개 싱글레그 데드리프트, 32kg+32kg

바벨 데드리프트 단계별 동작	
쉬움	스틱 이용 데드리프트
	루마니안 데드리프트
어려움	바벨 데드리프트

단계별 바벨 데드리프트는 가장 덜 복잡하다. 일단 바벨 데드리프트까지 진행을 한다면, 그때부터는 바벨에 무게만 더해 주면 되기 때문이다.

밀리터리 프레스 단계별 동작 – 여성	
쉬움	케틀벨 1개 푸시 프레스, 8kg
	케틀벨 1개 밀리터리 프레스, 8kg
	케틀벨 2개 밀리터리 프레스, 8kg+8kg
	케틀벨 1개 밀리터리 프레스, 12kg
	케틀벨 2개 밀리터리 프레스, 12kg+12kg
	케틀벨 1개 밀리터리 프레스, 16kg
	케틀벨 2개 밀리터리 프레스, 16kg+12kg
어려움	케틀벨 2개 밀리터리 프레스, 16kg+16kg

밀리터리 프레스 단계별 동작 – 남성	
쉬움	케틀벨 1개 푸시 프레스, 16kg
	케틀벨 1개 밀리터리 프레스, 16kg
	케틀벨 2개 밀리터리 프레스, 16kg+16kg
	케틀벨 1개 밀리터리 프레스, 20kg
	케틀벨 2개 밀리터리 프레스, 20kg+20kg
	케틀벨 1개 밀리터리 프레스, 24kg
	케틀벨 2개 밀리터리 프레스, 24kg+20kg
어려움	케틀벨 2개 밀리터리 프레스, 24kg+24kg

케틀벨 스윙 단계별 동작 – 여성	
쉬움	스틱 이용 데드리프트
	루마니안 데드리프트, 8kg+8kg
	루마니안 데드리프트, 12kg+12kg
	케틀벨 1개 스윙, 8kg
	케틀벨 1개 스윙, 12kg
	케틀벨 2개 스윙, 8kg+8kg
	케틀벨 2개 스윙, 12kg+12kg
어려움	케틀벨 2개 스윙, 16kg+16kg

케틀벨 스윙 단계별 동작 – 남성	
쉬움	스틱 이용 데드리프트
	루마니안 데드리프트, 16kg+16kg
	루마니안 데드리프트, 20kg+20kg
	케틀벨 1개 스윙, 16kg
	케틀벨 1개 스윙, 20kg
	케틀벨 2개 스윙, 16kg+16kg
	케틀벨 2개 스윙, 20kg+20kg
어려움	케틀벨 2개 스윙, 24kg+24kg

런지 & 스플릿 스쿼트 단계별 동작 – 여성	
쉬움	바디웨이트 스쿼트
	스플릿 스쿼트
	워킹 런지
	발뒤꿈치 들고 스플릿 스쿼트
	발뒤꿈치 들고 스플릿 스쿼트, 8kg+8kg
	발뒤꿈치 들고 스플릿 스쿼트, 12kg+12kg
	발뒤꿈치 들고 스플릿 스쿼트, 16kg+16kg
	에어본 런지
	에어본 런지, 8kg
	에어본 런지, 12kg
	에어본 런지, 16kg
	피스톨 스쿼트(상자 이용), 8kg
	피스톨 스쿼트(상자 이용), 12kg
	피스톨 스쿼트(상자 이용), 16kg
	피스톨 스쿼트, 8kg
	피스톨 스쿼트, 12kg
어려움	피스톨 스쿼트, 16kg

런지 & 스플릿 스쿼트 단계별 동작 – 남성	
쉬움	바디웨이트 스쿼트
	스플릿 스쿼트
	런지
	워킹 런지
	발뒤꿈치 들고 스플릿 스쿼트
	발뒤꿈치 들고 스플릿 스쿼트, 16kg+16kg
	발뒤꿈치 들고 스플릿 스쿼트, 20kg+20kg
	발뒤꿈치 들고 스플릿 스쿼트, 24kg+24kg
	에어본 런지
	에어본 런지, 16kg
	에어본 런지, 20kg
	에어본 런지, 24kg
	피스톨 스쿼트(상자 이용), 16kg
	피스톨 스쿼트(상자 이용), 20kg
	피스톨 스쿼트(상자 이용), 24kg
	피스톨 스쿼트, 16kg
	피스톨 스쿼트, 20kg
어려움	피스톨 스쿼트, 24kg

케틀벨 스쿼트 단계별 동작 – 여성	
쉬움	고블릿 스쿼트, 8kg
	고블릿 스쿼트, 12kg
	고블릿 스쿼트, 16kg
	케틀벨 2개 스쿼트, 8kg+8kg
	케틀벨 2개 스쿼트, 12kg+8kg
	케틀벨 2개 스쿼트, 12kg+12kg
	케틀벨 2개 스쿼트, 16kg+12kg
	케틀벨 2개 스쿼트, 16kg+16kg
	발뒤꿈치 들고 케틀벨 2개 스플릿 스쿼트, 8kg+8kg
	발뒤꿈치 들고 케틀벨 2개 스플릿 스쿼트, 12kg+12kg
	발뒤꿈치 들고 케틀벨 2개 스플릿 스쿼트, 16kg+16kg
	케틀벨 2개 스쿼트, 20kg+20kg
어려움	케틀벨 2개 스쿼트, 24kg+24kg

케틀벨 스쿼트 단계별 동작 – 남성	
쉬움	고블릿 스쿼트, 16kg
	고블릿 스쿼트, 20kg
	고블릿 스쿼트, 24kg
	케틀벨 2개 스쿼트, 16kg+16kg
	케틀벨 2개 스쿼트, 20kg+16kg
	케틀벨 2개 스쿼트, 20kg+20kg
	케틀벨 2개 스쿼트, 24kg+20kg
	케틀벨 2개 스쿼트, 24kg+24kg
	발뒤꿈치 들고 케틀벨 2개 스플릿 스쿼트, 16kg+16kg
	발뒤꿈치 들고 케틀벨 2개 스플릿 스쿼트, 20kg+20kg
	발뒤꿈치 들고 케틀벨 2개 스플릿 스쿼트, 24kg+24kg
	케틀벨 2개 스쿼트, 28kg+28kg
어려움	케틀벨 2개 스쿼트, 32kg+32kg

여기서 스쿼트와 관련된 요령을 알려주겠다. 케틀벨 2개 스쿼트를 계속 발전시킬 수 있었으면 한다. 하지만 정말로 강한 고객들은 케틀벨 스쿼트를 금방 쉽게 마스터할 것이다. 그러면 발뒤꿈치 들고 하는 스플릿 스쿼트를 할 때다. 더 무거운 케틀벨들을 시도하는 대신에 스플릿 스쿼트 패턴으로 넘어가는 것이 근력을 계속 강화시키는 가장 쉬운 방법이다.

플랭크 단계별 동작	
쉬움	포어암 플랭크(팔꿈치 굽히고)
	풀 플랭크(팔꿈치 펴고)
	싱글레그 플랭크
어려움	숄더탭 플랭크

힙브릿지/사이드 플랭크 단계별 동작	
쉬움	힙브릿지
	반대쪽 팔, 반대쪽 다리 들기
	싱글레그 힙브릿지
어려움	사이드 플랭크

오리지널 바디웨이트 운동의 날

이 프로그램의 첫 버전은 보기엔 멋졌다. 원래 그건 케틀벨 2개 운동을 하는 날과 바디웨이트를 하는 날 및 데드리프트 운동을 하는 날을 번갈아서 배치하는 프로그램이었다.

원래 케틀벨 관련 단계별 동작들의 목표는 더 무거운 케틀벨들로 나아가는 것이었다. 또 바디웨이트 관련 단계별 동작들을 더 어려운 동작들로 발전하는 게 기본 아이디어였다.

그건 보기에 꽤 좋았다. 하지만 현실에서는 케틀벨을 이용한 운동을 할 경우 바디웨이트 운동에서 다음 운동으로 갈아타는 과정을 부드럽게 해야 하는데, 그러기 위해서는 케틀벨을 이용한 런지 및 스플릿 스쿼트가 필요하다.

가능하다면, 아래 적힌 원래 프로그램 대로 양손 푸시업을 한 손 푸시업으로 발전시키기보다는, 웨이티드 베스트 푸시업을 추천한다. 이게 내가 직접 지도하는 고객들에게 권유하는 방식이다. 더 유용하고 현실적인 템플릿으로 전환시킨 것이다.

오리지널 바디웨이트 런지 & 스플릿 스쿼트 단계별 동작	
쉬움	바디웨이트 스쿼트
	스플릿 스쿼트
	런지
	워킹 런지
	발뒤꿈치 들고 스플릿 스쿼트
	에어본 런지
	피스톨 스쿼트(상자 이용)
어려움	피스톨 스쿼트(엉덩이가 발목에 오도록)

오리지널 바디웨이트 푸시업 단계별 동작	
쉬움	무릎 굽히고 푸시업
	5초간 푸시업을 실시하고, 플랭크 자세로 5초간 유지
	정상 푸시업 상태로 내려가고 올라갈 땐 무릎 굽히기
	부분 푸시업 – 하프웨이 다운
	푸시업
	싱글레그 푸시업
	스파이더맨 푸시업
	윈드실드 와이퍼 푸시업
	아처 푸시업
어려움	한 손 푸시업

무한한 공간 저 너머로!

내 고객들 중에는 이 프로그램에 적힌 최대 무게들을 훨씬 뛰어넘은 이들도 있다. 그중 한 명은 모든 프로그램을 32kg짜리 케틀벨 2개 또는 40kg짜리 1개를 이용해서 한다. 또한 여성 고객들 중 일부는 18kg짜리 케틀벨 2개와 20kg짜리 2개를 하며, 때때로 24kg짜리 케틀벨 1개를 쓰기도 한다. 이들은 케틀벨의 달인들이며, 마치 코치처럼 스스로를 훈련시키는 하드코어한 고객들이다.

여기 적힌 동작들을 마스터했다고 해서 멈출 이유는 없다. 원하는 만큼 강해지고 멋지게 변해도 좋다. 강해질수록 날씬한 몸매를 유지하기가 더 쉬워진다고 봐도 된다.

그렇기는 하지만, 고객들 중 가장 강한 이들조차도 대부분의 결과는 식사일지를 통해 얻는다. 만약 이 프로그램을 한참 뛰어넘을 정도로 강하면서도 아직 감량에 완전히 성공하지 못했다면, 문제는 운동이 아니라 음식이라는 것을 입증하는 또 하나의 사례가 될 것이다.

조쉬(JOSH)

CHAPTER 21

신진대사 단계 운동들

신진대사 단계 개요

신진대사 단계				
1주차	식사일지 검토, 계획, 준비, 요리			
	2세트	6~12회	보통	케틀벨
	1세트	6~12회	쉬움	데드리프트 & 바디웨이트
	1세트	6~12회	쉬움	케틀벨
2주차	식사일지 검토, 계획, 준비, 요리			
	3세트	6~12회	보통	데드리프트 & 바디웨이트
	2세트	6~12회	보통	케틀벨
	1세트	6~12회	쉬움	데드리프트 & 바디웨이트
3주차	식사일지 검토, 계획, 준비, 요리			
	4세트	6~12회	어려움	케틀벨
	3세트	6~12회	보통	데드리프트 & 바디웨이트
	2세트	6~12회	쉬움	케틀벨
4주차	식사일지 검토, 계획, 준비, 요리			
	4세트	6~12회	어려움	데드리프트 & 바디웨이트
	3세트	6~12회	보통	케틀벨
	3세트	6~12회	보통	데드리프트 & 바디웨이트

각 운동에 대한 설명은 245페이지부터 나옴.

신진대사 단계와 턱걸이

턱걸이를 하지 못할 수도 있다. 그러면 대신 벤트오버로우(bent-over row)를 해도 좋다.

만약 3초간 매달려 있기를 몇 번 할 수 있다면, 할 수 있는 만큼 많이 하라. 그리고 나머지 반복횟수는 케틀벨 및 벤트오버로우로 채우면 된다.

3초간 매달려 있기를 최소 6번 할 수 있다면 아주 좋다. 6번으로 시작해서 세트당 12회까지 늘린다면 대단한 발전이다.

만약 턱걸이 상태에서 내려오기 또는 부분 턱걸이를 할 수 있다면 최고다. 물론 유튜브 동영상만 보면 모든 사람이 수백만 번의 턱걸이를 할 수 있을 것처럼 보이지만, 현실적으로는 세트당 6~12회의 부분 턱걸이가 여러 세트 가능하다면 그것만으로도 대단한 일이다.

신진대사 단계 1주차

일요일 및/또는 월요일

음식	일지 검토	계획	준비	요리

화요일: 보통 수준

참고: 만약 어디서부터 시작할지 모르겠다면 각 동작의 첫 번째 단계부터 시작하라.

	동작	세트	반복횟수
슈퍼세트 1	케틀벨 2개 밀리터리 프레스	2	6~12
	케틀벨 2개 스윙	2	6~12

	동작	세트	반복횟수
슈퍼세트 2	케틀벨 2개 밀리터리 프레스	2	6~12
	케틀벨 2개 스윙	2	6~12

목요일: 쉬운 수준

	동작	세트	반복횟수
슈퍼세트 1	데드리프트	1	6~12
	단계별 푸시업	1	6~12

	동작	세트	반복횟수
슈퍼세트 2	단계별 풀업	1	6~12
	런지 또는 단계별 스플릿 스쿼트	1	6~12

인터벌 트레이닝	동작	인터벌	소요시간
	케틀벨 1개 스윙	20초 운동, 40초 휴식	4분

토요일: 쉬운 수준

슈퍼세트 1	동작	세트	반복횟수
	케틀벨 2개 밀리터리 프레스	1	6~12
	케틀벨 2개 스윙	1	6~12

슈퍼세트 2	동작	세트	반복횟수
	케틀벨 1개 로우	1	6~12
	케틀벨 2개 프런트 스쿼트	1	6~12

인터벌 트레이닝	동작	인터벌	소요시간
	케틀벨 1개 스윙	20초 운동, 40초 휴식	5분

신진대사 단계 2주차

일요일 및/또는 월요일

음식	일지 검토	계획	준비	요리

화요일: 보통 수준

슈퍼세트 1	동작	세트	반복횟수
	단계별 풀업	3	6~12
	런지 또는 단계별 스플릿 스쿼트	3	6~12

슈퍼세트 2	동작	세트	반복횟수
	데드리프트	3	6~12
	단계별 푸시업	3	6~12

목요일: 쉬운 수준

슈퍼세트 1	동작	세트	반복횟수
	케틀벨 2개 밀리터리 프레스	2	6~12
	케틀벨 2개 스윙	2	6~12

슈퍼세트 2	동작	세트	반복횟수
	케틀벨 1개 로우	2	6~12
	케틀벨 2개 프런트 스쿼트	2	6~12

인터벌 트레이닝	동작	인터벌	소요시간
	케틀벨 1개 스윙	20초 운동, 40초 휴식	6분

토요일: 쉬운 수준

슈퍼세트 1	동작	세트	반복횟수
	데드리프트	1	6~12
	단계별 푸시업	1	6~12

슈퍼세트 2	동작	세트	반복횟수
	단계별 풀업	1	6~12
	런지 또는 단계별 스플릿 스쿼트	1	6~12

인터벌 트레이닝	동작	인터벌	소요시간
	케틀벨 1개 스윙	20초 운동, 40초 휴식	7분

신진대사 단계 3주차

일요일 및/또는 월요일

음식	일지 검토	계획	준비	요리

화요일: 힘든 수준

슈퍼세트 1	동작	세트	반복횟수
	케틀벨 2개 밀리터리 프레스	4	6~12
	케틀벨 2개 스윙	4	6~12

슈퍼세트 2	동작	세트	반복횟수
	케틀벨 1개 로우	4	6~12
	케틀벨 2개 프런트 스쿼트	4	6~12

목요일: 중간 수준

슈퍼세트 1	동작	세트	반복횟수
	단계별 풀업	3	6~12
	런지 또는 단계별 스플릿 스쿼트	3	6~12

슈퍼세트 2	동작	세트	반복횟수
	데드리프트	3	6~12
	단계별 푸시업	3	6~12

인터벌 트레이닝	동작	인터벌	소요시간
	케틀벨 1개 스윙	20초 운동, 40초 휴식	8분

토요일: 쉬운 수준

슈퍼세트 1	동작	세트	반복횟수
	케틀벨 2개 밀리터리 프레스	2	6~12
	케틀벨 2개 스윙	2	6~12

슈퍼세트 2	동작	세트	반복횟수
	케틀벨 1개 로우	2	6~12
	케틀벨 2개 프런트 스쿼트	2	6~12

인터벌 트레이닝	동작	인터벌	소요시간
	케틀벨 1개 스윙	20초 운동, 40초 휴식	9분

신진대사 단계 4주차

일요일 및/또는 월요일

음식	일지 검토	계획	준비	요리

화요일: 힘든 수준

슈퍼세트 1	동작	세트	반복횟수
	데드리프트	4	6~12
	단계별 푸시업	4	6~12

	동작	세트	반복횟수
슈퍼세트 2	단계별 풀업	4	6~12
	런지 또는 단계별 스플릿 스쿼트	4	6~12

목요일: 중간 수준

	동작	세트	반복횟수
슈퍼세트 1	케틀벨 2개 밀리터리 프레스	3	6~12
	케틀벨 2개 스윙	3	6~12

	동작	세트	반복횟수
슈퍼세트 2	케틀벨 1개 로우	3	6~12
	케틀벨 2개 프런트 스쿼트	3	6~12

	동작	인터벌	소요시간
인터벌 트레이닝	케틀벨 1개 스윙	20초 운동, 40초 휴식	10분

토요일: 중간 수준

	동작	세트	반복횟수
슈퍼세트 1	단계별 풀업	3	6~12
	런지 또는 단계별 스플릿 스쿼트	3	6~12

	동작	세트	반복횟수
슈퍼세트 2	데드리프트	3	6~12
	단계별 푸시업	3	6~12

	동작	인터벌	소요시간
인터벌 트레이닝	케틀벨 1개 스윙	20초 운동, 40초 휴식	10분

CHAPTER 22

지구력 단계 운동들

지구력 단계 개요

신진대사 단계				
1주차	식사일지 검토, 계획, 준비, 요리			
	2세트	10~20회	보통	스윙 & 바디웨이트
	1세트	10~20회	쉬움	데드리프트 케틀벨 바디웨이트
	1세트	10~20회	쉬움	스윙 & 바디웨이트
2주차	식사일지 검토, 계획, 준비, 요리			
	3세트	10~20회	어려움	케틀벨
	2세트	10~20회	보통	바디웨이트
	1세트	10~20회	쉬움	케틀벨
3주차	식사일지 검토, 계획, 준비, 요리			
	3세트	10~20회	어려움	스윙 & 바디웨이트
	2세트	10~20회	보통	케틀벨
	2세트	10~20회	보통	스윙 & 바디웨이트
4주차	식사일지 검토, 계획, 준비, 요리			
	3세트	10~20회	어려움	케틀벨
	3세트	10~20회	어려움	스윙 & 바디웨이트
	3세트	10~20회	어려움	케틀벨

각 운동에 대한 설명은 245페이지부터 나옴.

지구력 단계와 풀업

매달려 있기 풀업을 하지 못할 수도 있다. 그러면 대신 벤트오버로우(bent-over row)를 해도 좋다.

만약 3초간 매달려 있기를 몇 번 할 수 있다면, 할 수 있는 만큼 많이 하라. 그리고 나머지 반복횟수는 케틀벨 및 벤트오버로우로 채우면 된다. 이런 종류의 운동은 풀업 실력을 향상시키는 데에 상당히 좋은 방법이다. 또한 원하는 풀업 반복횟수에 도달하기 위해서도 좋다.

만약 3초간 매달려 있기를 최소 10번 할 수 있다면 더할 나위 없이 좋다. 10번으로 시작해서 세트당 15회까지 늘린다면 엄청난 발전이다.

매달리기 20개가 쉽게 느껴지는 수준이 되면, 턱걸이 상태에서 1초간 매달려 있기를 세트당 10번씩 시도하라.

만약 턱걸이 상태에서 내려오기 또는 부분 턱걸이를 할 수 있다면 최고다. 세트당 10~20번씩 부분 턱걸이를 여러 세트 할 수 있다면 감량 분야에서 최고봉에 도달했다고 해도 과언이 아니다.

지구력 단계와 밀리터리 프레스

지구력 단계에서 밀리터리 프레스를 하는 것은 가장 가벼운 케틀벨 한 개만 사용하더라도 힘들 수 있다.

그건 인정한다. 다만 지구력 단계에서는 반복횟수 범위가 세트당 10회에서 20회까지로 꽤 넓다. 이것이 도움이 될 것이다. 그래도 대부분의 초보자들과 중급자들에겐 약간 벅찰 수가 있다.

이 문제를 가장 쉽게 해결하는 방법은 적절한 무게의 덤벨을 사용해서 밀리터리 프레스를 하는 것이다(만약 그 덤벨을 보유하고 있다면). 나는 체육관에서 10년간 사람들에게 운동을 가르쳤고, 부끄러워할 것은 전혀 없다. 자신에게 맞는 무게를 선택하면 된다.

심지어 내가 예전에 집에서 운동을 했을 때도 첫 번째 케틀벨과의 무게 격차를 줄이기 위해서 항상 가벼운 덤벨들을 사용한 바 있다. 터키쉬겟업(Turkish getup)을 한 사람들 중 거의 대부분이 5파운드짜리 덤벨로 시작했다가 10파운드로 옮기고 15파운드를 거쳐서 18파운드짜리 케틀벨로 옮겨갔다. 그러고 나서 케틀벨을 한 개 더 늘리는 게 보통이다.

하지만 집에서 운동을 하며, 덤벨이 없다고 가정해 보자. 당신이 가진 건 케틀벨 몇 개뿐인데 그중에서 가장 가벼운 케틀벨도 무겁다. 이 경우에는 구식 러시아 군대 시스템을 따라해야 한다.

러시아 군대는 단 한 가지 무게(53파운드)의 케틀벨만을 지급했다. 그리고 사람들은 그 동일한 무게의 케틀벨을 가지고 다양한 수위의 운동들을 하기 위해 창의적인 생각들을 해내야 했다. 그래서 그들은 푸시업 단계별 동작들처럼 케틀벨을 이용한 단계별 동작들을 고안했다.

무거운 케틀벨을 이용한 오버헤드 프레스 동작은 이렇게 발전시키면 된다.

고전적 밀리터리 프레스 단계별 동작	
쉬움	케틀벨 푸시 저크
	케틀벨 푸시 프레스
	케틀벨 푸시 프레스 업 후 천천히 낮춰서 내리기
어려움	케틀벨 밀리터리 프레스

여기서 우리는 푸시 저크를 생략하겠다. 거기엔 약간 헷갈리는 시간적 요소가 있으며, 그것은 우리의 목적 달성에 있어서는 완전히 불필요하다. 반면 푸시 프레스는 배우기 쉽고, 무거운 케틀벨을 머리 위로 올리기에도 충분하다.

푸시 프레스는 밀리터리 프레스에서의 꼼수와도 같다. 미니 스쿼트 자세로 앉아서 무게를 떨치고 일어서려고 시도하라. 기본적으로는 다리의 도움을 약간 받을 것이다.

그 약간의 도움으로 인해 운동을 많이 할 수 있다. 이 경우 푸시 프레스를 세트당 10~20회 할 수 있을 것이다.

'푸시 프레스로 올리고 밀리터리 프레스로 내린다(push press up to military press down)'는 말 그대로

다. 푸시 프레스를 해서 목표에 도달하고, 내릴 때는 밀리터리 프레스처럼 느리고 탄탄하게 하라는 것이다. 이건 완전한 밀리터리 프레스를 하기 위한 훌륭한 중간 단계다. 세트당 20회의 푸시 프레스가 쉬워지면, 다음 동작을 한다.

지구력 단계를 싫어할 필요가 없는 이유

지구력 단계에서는 각 동작마다 반복횟수가 많다. 그러면서도 아주 중요하고 유용한 단계로서, 다른 단계들과 마찬가지로 이를 즐기게 될 것이다.

사람들이 이 단계를 두려워하는 것과 관련해서 공통적으로 범하는 착각이 있다. 처음에 너무 무겁게 시작한다는 것이다. 첫 사이클의 모든 단계들에서 나는 아주 가볍게 시작할 것을 권장한다. 그리고 반복횟수를 최대치까지 달성한 후에 무게를 올리라는 것이다. 인내력 단계에서는 더더욱 그렇다.

어디서부터 시작할지 확신이 서지 않는다면, 신진대사 단계에서 했던 것보다 2계단 낮은 수위의 동작들부터 시작하라. 여기서 최악의 시나리오는, 세트별 반복횟수뿐 아니라 세트 수까지 모두 최대치까지 끌어올린 후에 다음 단계로 가는 것이다. 몇 배씩 연속으로 말이다. 이럴 필요는 없다.

2주차가 끝나는 시점에서 각 운동에 대해 딱 맞는 수위와 케틀벨 무게에 적응했을 것이다. 그리고 반복횟수가 더 많은 지구력 운동에 적응하기 시작할 것이다. 그러면 이 단계에서 필요한 것은 모두 얻은 것이다. 굳이 몸을 혹사시킬 필요도, 운동을 두려워할 필요도 없다.

첫 사이클의 모든 단계에서 그랬던 것처럼, 3주차는 도전적일 수 있으며 4주차는 어려울 수도 있다. 그때가 되면 다시 근력 단계가 시작되고, 쉬운 1주차로 돌입할 것이다.

지구력 단계에서 데드리프트가 없는 이유

지구력 단계에서는 데드리프트가 더블 케틀벨 스윙으로 대체된다. 동전의 다른 면을 보자면, 근력 단계에서는 더블 케틀벨 스윙이 없다. 거기서는 그들이 데드리프트로 대체됐다.

이건 목적을 달성하기 위한 올바른 도구를 사용한다는 개념이다. 반복횟수를 늘릴 경우에는 더블스윙으로부터 얻을 수 있는 효과가 더 크며, 약간 더 안전하다는 강점도 있다. 이유가 어찌됐든지 간에, 데드리프트의 경우 반복횟수를 늘리면 몸에 무리가 간다.

그리고 근력 단계에서는 계속 데드리프트를 하게 될 것이다. 데드리프트는 반복횟수가 적은 세트에서 효과가 최고다. 우리는 근력 단계에서 그 점을 활용할 것이다.

각 단계마다 극단적인 변화를 주는 또 하나의 이유가 여기 있다. 그냥 멋대로 하는 게 아니다. 지구력 운동을 할 때는 지구력에 집중하고, 근력 운동을 할 때는 근력에 집중한다. 1-2-3 단계 중에서 오직 신진대사 단계에서만 데드리프트와 더블스윙이 동시에 등장하는 날들이 있다.

두 번째 사이클에서는 세트당 반복횟수의 범위가 폭넓다는 점을 고려해서(이 시기에는 신진대사의 날과 지구력의 날과 근력의 날이 모두 같은 주에 있다) 데드리프트들은 근력 운동을 하는 날에 하게 될 것이며 더블스윙은 지구력 운동을 하는 날에 할 것이다.

지구력 단계 1주차

일요일 및/또는 월요일

음식	일지 검토	계획	준비	요리

화요일: 보통 수준

슈퍼세트 1	동작	세트	반복횟수
	단계별 풀업	2	10~20
	런지 또는 단계별 스플릿 스쿼트	2	10~20

슈퍼세트 2	동작	세트	반복횟수
	케틀벨 2개 스윙	2	10~20
	단계별 푸시업	2	10~20

목요일: 쉬운 수준

슈퍼세트 1	동작	세트	반복횟수
	케틀벨 2개 밀리터리 프레스	1	10~20
	케틀벨 2개 스윙	1	10~20

슈퍼세트 2	동작	세트	반복횟수
	케틀벨 1개 로우	1	10~20
	케틀벨 2개 프런트 스쿼트	1	10~20

인터벌 트레이닝	동작	인터벌	소요시간
	케틀벨 1개 스윙	30초 운동, 60초 휴식	4분 30초

토요일: 쉬운 수준

슈퍼세트 1	동작	세트	반복횟수
	단계별 풀업	1	10~20
	런지 또는 단계별 스플릿 스쿼트	1	10~20

슈퍼세트 2	동작	세트	반복횟수
	케틀벨 2개 스윙	1	10~20
	단계별 푸시업	1	10~20

인터벌 트레이닝	동작	인터벌	소요시간
	케틀벨 1개 스윙	30초 운동, 60초 휴식	6분

지구력 단계 2주차

일요일 및/또는 월요일

음식	일지 검토	계획	준비	요리

화요일: 보통 수준

슈퍼세트 1	동작	세트	반복횟수
	케틀벨 2개 밀리터리 프레스	3	10~20
	케틀벨 2개 스윙	3	10~20

슈퍼세트 2	동작	세트	반복횟수
	케틀벨 1개 로우	3	10~20
	케틀벨 2개 프런트 스쿼트	3	10~20

수요일: 보통 수준

슈퍼세트 1	동작	세트	반복횟수
	단계별 풀업	2	10~20
	런지 또는 단계별 스플릿 스쿼트	2	10~20

슈퍼세트 2	동작	세트	반복횟수
	케틀벨 2개 스윙	2	10~20
	단계별 푸시업	2	10~20

인터벌 트레이닝	동작	인터벌	소요시간
	케틀벨 1개 스윙	30초 운동, 60초 휴식	7분 30초

토요일: 쉬운 수준

슈퍼세트 1	동작	세트	반복횟수
	케틀벨 2개 밀리터리 프레스	1	10~20
	케틀벨 2개 스윙	1	10~20

슈퍼세트 2	동작	세트	반복횟수
	케틀벨 1개 로우	1	10~20
	케틀벨 2개 프런트 스쿼트	1	10~20

인터벌 트레이닝	동작	인터벌	소요시간
	케틀벨 1개 스윙	30초 운동, 60초 휴식	9분

지구력 단계 3주차

일요일 및/또는 월요일

음식	일지 검토	계획	준비	요리

화요일: 어려운 수준

슈퍼세트 1	동작	세트	반복횟수
	단계별 풀업	3	10~20
	런지 또는 단계별 스플릿 스쿼트	3	10~20

슈퍼세트 2	동작	세트	반복횟수
	케틀벨 2개 스윙	3	10~20
	단계별 푸시업	3	10~20

목요일: 보통 수준

슈퍼세트 1	동작	세트	반복횟수
	케틀벨 2개 밀리터리 프레스	2	10~20
	케틀벨 2개 스윙	2	10~20

슈퍼세트 2	동작	세트	반복횟수
	케틀벨 1개 로우	2	10~20
	케틀벨 2개 프런트 스쿼트	2	10~20

인터벌 트레이닝	동작	인터벌	소요시간
	케틀벨 1개 스윙	30초 운동, 60초 휴식	10분 30초

토요일: 보통 수준

슈퍼세트 1	동작	세트	반복횟수
	단계별 풀업	2	10~20
	런지 또는 단계별 스플릿 스쿼트	2	10~20

슈퍼세트 2	동작	세트	반복횟수
	케틀벨 2개 스윙	3	10~20
	단계별 푸시업	3	10~20

인터벌 트레이닝	동작	인터벌	소요시간
	케틀벨 1개 스윙	30초 운동, 60초 휴식	12분

지구력 단계 4주차

일요일 및/또는 월요일

음식	일지 검토	계획	준비	요리

화요일: 어려운 수준

슈퍼세트 1	동작	세트	반복횟수
	케틀벨 2개 밀리터리 프레스	3	10~20
	케틀벨 2개 스윙	3	10~20

슈퍼세트 2	동작	세트	반복횟수
	케틀벨 1개 로우	3	10~20
	케틀벨 2개 프런트 스쿼트	3	10~20

목요일: 어려운 수준

슈퍼세트 1	동작	세트	반복횟수
	단계별 풀업	3	10~20
	런지 또는 단계별 스플릿 스쿼트	3	10~20

슈퍼세트 2	동작	세트	반복횟수
	케틀벨 2개 스윙	3	10~20
	단계별 푸시업	3	10~20

인터벌 트레이닝	동작	인터벌	소요시간
	케틀벨 1개 스윙	30초 운동, 60초 휴식	13분 30초

토요일: 어려운 수준

슈퍼세트 1	동작	세트	반복횟수
	케틀벨 2개 밀리터리 프레스	3	10~20
	케틀벨 2개 스윙	3	10~20

슈퍼세트 2	동작	세트	반복횟수
	케틀벨 1개 로우	3	10~20
	케틀벨 2개 프런트 스쿼트	3	10~20

인터벌 트레이닝	동작	인터벌	소요시간
	케틀벨 1개 스윙	30초 운동, 60초 휴식	15분

CHAPTER 23

근력 단계 운동들

근력 단계 개요

근력 단계				
1주차	식사일지 검토, 계획, 준비, 요리			
	3세트	2~6회	보통	케틀벨
	2세트	2~6회	쉬움	데드리프트 & 바디웨이트
	1세트	2~6회	쉬움	케틀벨
2주차	식사일지 검토, 계획, 준비, 요리			
	4세트	2~6회	보통	데드리프트 & 바디웨이트
	3세트	2~6회	보통	케틀벨
	2세트	2~6회	쉬움	데드리프트 & 바디웨이트
3주차	식사일지 검토, 계획, 준비, 요리			
	5세트	2~6회	어려움	케틀벨
	4세트	2~6회	보통	데드리프트 & 바디웨이트
	3세트	2~6회	보통	케틀벨
4주차	식사일지 검토, 계획, 준비, 요리			
	5세트	2~6회	어려움	데드리프트 & 바디웨이트
	5세트	2~6회	어려움	케틀벨
	4세트	2~6회	보통	데드리프트 & 바디웨이트

각 운동에 대한 설명은 245페이지부터 나옴.

근력 단계와 푸시업

많은 사람들은 근력 향상을 위해 푸시업과 같은 바디웨이트 운동을 해 본 적이 없을 것이다. 아마도 이 단계에서 풀 푸시업을 처음 해 볼 수도 있다. 다른 사람들은 지구력 단계에서 풀 푸시업으로 시작해서 이번 단계에서 스파이더맨 푸시업 또는 아처 푸시업을 할 수도 있다.

힘이 센 사람들은 웨이티드 베스트를 이용한 푸시업도 가능할 것이다. 만약 엄청난 괴력의 소유자라면 웨이티드 베스트를 끼고서 스파이더맨 푸시업을 할 수도 있다.

웨이티드 베스트는 집에서 운동하는 대부분의 사람들이 쉽게 떠올릴 아이템은 아니다. 하지만 푸시업, 풀업, 런지 등의 바디웨이트 운동을 할 경우 효과를 더해 주는 최고의 방법이다. 만약 아처 푸시업이 쉽다고 느껴질 정도의 근력 상태가 되면 웨이티드 베스트를 사용해서 만족할 것이다.

밴드를 이용한 푸시업은 일반 푸시업에서 더 어려운 푸시업으로 넘어가기 위한 탁월하고 쉽고 저렴한 중간 단계가 될 수 있다.

예전에 나는 푸시업 난이도 향상을 한 손 푸시업에서 끝냈다. 나는 한 손 푸시업이 상당히 좋다고 생각하지만 감량 프로그램 고객들을 상대로는 거의 권장하지 않는다. 수많은 고객들이 웨이티드 베스트 이용 푸시업까지는 발전했지만 그들 중 한 손 푸시업까지 발전한 이들은 세 명에 불과했다.

내가 이단아처럼 보일 수도 있겠지만, 나는 고객들을 실제로 지도하는 방식을 유지하는 것을 좋아한다. 그들은 많은 수의 양손 푸시업을 하고 있다. 여기엔 스파이더맨 푸시업, 아처 푸시업, 밴드 푸시업, 웨이티드 베스트 푸시업이 있다.

근력 단계와 케틀벨 프런트 스쿼트

근력이 극도로 강한 사람들 일부는 이 프로그램을 진행할 수도 있다. 보유한 가장 무거운 케틀벨들이 이 단계에서의 케틀벨 프런트 스쿼트에 적합하지 않다면, 다음 네 가지 중에서 선택할 수 있다.

1. 더 무거운 케틀벨들을 구입하라.
2. 바벨 사용이 가능하다면 케틀벨 프런트 스쿼트 대신 바벨 프런트 스쿼트를 하라.
3. 1과 1/2 동작: 케틀벨 프런트 스쿼트를 위에서 아래까지 내려왔다가 다시 절반을 올라간 후에 내려온다. 그리고 다시 가장 위까지 올라간다. 다시 말하자면, 동작 한 개를 완전히 한 후에 해당 동작의 절반을 추가해서 하는 것이다.
4. 발꿈치 들고 케틀벨 2개 스플릿 스쿼트를 한다. 이것은 집에서 할 수 있는 최고의 운동 중 하나다. 두 발을 쓰다가 한 발을 쓰면 상당히 어려워진다.

근력 단계와 데드리프트

근력 단계에서는 케틀벨 2개를 이용한 스윙 동작이 없고, 데드리프트만 있다.

이 단계에서 나는 바벨 데드리프트 대신 싱글레그 데드리프트를 할 날들을 지정할 것이다. 전체 프로그램에서 이렇게 하는 것은 이 단계가 유일하다. 모든 운동에서 바벨 데드리프트를 하는 것은 상당히 힘들기 때문에 중간 중간 바꿔 주는 것이 좋다.

신진대사 단계에서 나는 당신이 체육관에서 운동을 할 경우 바벨 데드리프트를 한다고 가정할 것이다. 그리고 집에서 운동을 한다면 싱글레그 데드리프트를 한다고 가정하겠다.

근력 단계에서는 설령 체육관에서 운동을 하고 바벨 사용이 가능하다고 하더라도 바벨 데드리프트와 싱글레그 데드리프트를 바꿔가면서 해야 한다. 만약 집에서 운동을 하면서 계속 싱글레그 데드리프트만 한다면, 그건 아무 문제가 없다.

첫 번째 풀업

풀업의 중간 단계에서는 네거티브 풀업(턱걸이 상태에서 내려오기)과 부분 풀업이 전부다. 여기서 포지티브 풀업이란 철봉에 매달려서 끌어 올리는 것인데, 이 시점에서는 어려울 수 있다. 네거티브 풀업은 턱걸이 상태에서 시작해서 매달리는 상태까지 내려오는 것을 말한다. 3초에 걸쳐서 천천히 내려오면 된다.

부분 턱걸이는 끌어 올리기와 내려가기 동작을 모두 포함하지만, 각 동작의 일부분만을 사용한다.

1/4 부분 풀업을 할 경우에는 위에서 시작해서 4~6인치 내려온 후에 다시 끌어 올려야 한다.

1/2 부분 풀업은 위에서 시작해서 12인치 내려온 후에 다시 끌어 올려야 한다. 이제 요령을 알 것이다.

1/4, 1/2, 3/4 풀업은 가장 중요한 중간 단계다

부분 풀업을 간과하는 경우가 많지만, 사실은 완전한 풀업을 하도록 단련하기 위한 엄청난 방법이다.

체조선수들이 심하게 어려운 기술들을 익히는 것도 이런 방법에 의해서다. 해당 동작의 범위를 줄여서 약간 쉽게 하는 중간 과정을 통해서 완전한 동작을 익히는 것이다.

1/4, 1/2, 3/4 등 부분 풀업과 관련해서 마법이라고 할 것은 없다. 현실에서는 1인치 부분 풀업으로 시작해도 된다. 2주 내에 2인치 부분 풀업을 할 수 있다면 그것으로도 발전한 것이다. 여기서 요령은 턱걸이 상태에서 내려가는 길이를 약간씩 늘려가면서, 동작을 더 빨리 하면 된다.

이어 1/2 풀업을 할 수 있게 되면 엄청난 성과를 거둔 것이다.

모든 운동들을 할 수 있고 그것들을 즐길 수 있다. 당신에게 맞는 양의 풀업을 정확히 하면 된다.

풀업을 완벽하게 한다고 해서 상을 타는 것도 아니다. 그게 가능하다면 멋져 보이기는 하겠지만, 현재 몸 상태에 맞는 정확한 동작을 하는 것이 더 중요하다.

근력 단계 1주차

일요일 및/또는 월요일

음식	일지 검토	계획	준비	요리

화요일: 중간 수준

	동작	세트	반복횟수
슈퍼세트 1	케틀벨 2개 밀리터리 프레스	3	2~6
	싱글레그 데드리프트	3	2~6

	동작	세트	반복횟수
슈퍼세트 2	케틀벨 1개 로우	3	2~6
	케틀벨 2개 프런트 스쿼트	3	2~6

목요일: 쉬움

	동작	세트	반복횟수
슈퍼세트 1	단계별 풀업	2	2~6
	런지 또는 단계별 스플릿 스쿼트	2	2~6

슈퍼세트 2	동작	세트	반복횟수
	데드리프트	2	2~6
	단계별 푸시업	2	2~6

인터벌 트레이닝	동작	인터벌	소요시간
	케틀벨 1개 스윙	30초 운동, 30초 휴식	4분

토요일: 쉬움

슈퍼세트 1	동작	세트	반복횟수
	케틀벨 2개 밀리터리 프레스	1	2~6
	싱글레그 데드리프트	1	2~6

슈퍼세트 2	동작	세트	반복횟수
	케틀벨 1개 로우	1	2~6
	케틀벨 2개 프런트 스쿼트	1	2~6

인터벌 트레이닝	동작	인터벌	소요시간
	케틀벨 1개 스윙	30초 운동, 30초 휴식	5분

근력 단계 2주차

일요일 및/또는 월요일

음식	일지 검토	계획	준비	요리

화요일: 중간 수준

슈퍼세트 1	동작	세트	반복횟수
	단계별 풀업	4	2~6
	런지 또는 단계별 스플릿 스쿼트	4	2~6

슈퍼세트 2	동작	세트	반복횟수
	데드리프트	4	2~6
	단계별 푸시업	4	2~6

목요일: 중간 수준

	동작	세트	반복횟수
슈퍼세트 1	케틀벨 2개 밀리터리 프레스	3	2~6
	싱글레그 데드리프트	3	2~6

	동작	세트	반복횟수
슈퍼세트 2	케틀벨 1개 로우	3	2~6
	케틀벨 2개 프런트 스쿼트	3	2~6

	동작	인터벌	소요시간
인터벌 트레이닝	케틀벨 1개 스윙	30초 운동, 30초 휴식	6분

토요일: 쉬움

	동작	세트	반복횟수
슈퍼세트 1	단계별 풀업	2	2~6
	런지 또는 단계별 스플릿 스쿼트	2	2~6

	동작	세트	반복횟수
슈퍼세트 2	데드리프트	2	2~6
	단계별 푸시업	2	2~6

	동작	인터벌	소요시간
인터벌 트레이닝	케틀벨 1개 스윙	30초 운동, 30초 휴식	7분

근력 단계 3주차

일요일 및/또는 월요일

음식	일지 검토	계획	준비	요리

화요일: 어려움

	동작	세트	반복횟수
슈퍼세트 1	케틀벨 2개 밀리터리 프레스	5	2~6
	싱글레그 데드리프트	5	2~6

슈퍼세트 2	동작	세트	반복횟수
	케틀벨 1개 로우	5	2~6
	케틀벨 2개 프런트 스쿼트	5	2~6

목요일: 중간

슈퍼세트 1	동작	세트	반복횟수
	단계별 풀업	4	2~6
	런지 또는 단계별 스플릿 스쿼트	4	2~6

슈퍼세트 2	동작	세트	반복횟수
	데드리프트	4	2~6
	단계별 푸시업	4	2~6

인터벌 트레이닝	동작	인터벌	소요시간
	케틀벨 1개 스윙	30초 운동, 30초 휴식	8분

토요일: 쉬움

슈퍼세트 1	동작	세트	반복횟수
	케틀벨 2개 밀리터리 프레스	3	2~6
	싱글레그 데드리프트	3	2~6

슈퍼세트 2	동작	세트	반복횟수
	케틀벨 1개 로우	3	2~6
	케틀벨 2개 프런트 스쿼트	3	2~6

인터벌 트레이닝	동작	인터벌	소요시간
	케틀벨 1개 스윙	30초 운동, 30초 휴식	9분

근력 단계 4주차

일요일 및/또는 월요일

음식	일지 검토	계획	준비	요리

화요일: 어려움

슈퍼세트 1	동작	세트	반복횟수
	단계별 풀업	5	2~6
	런지 또는 단계별 스플릿 스쿼트	5	2~6

슈퍼세트 2	동작	세트	반복횟수
	데드리프트	5	2~6
	단계별 푸시업	5	2~6

목요일: 중간

슈퍼세트 1	동작	세트	반복횟수
	케틀벨 2개 밀리터리 프레스	5	2~6
	싱글레그 데드리프트	5	2~6

슈퍼세트 2	동작	세트	반복횟수
	케틀벨 1개 로우	5	2~6
	케틀벨 2개 프런트 스쿼트	5	2~6

인터벌 트레이닝	동작	인터벌	소요시간
	케틀벨 1개 스윙	30초 운동, 30초 휴식	10분

토요일: 중간

슈퍼세트 1	동작	세트	반복횟수
	단계별 풀업	4	2~6
	런지 또는 단계별 스플릿 스쿼트	4	2~6

슈퍼세트 2	동작	세트	반복횟수
	데드리프트	4	2~6
	단계별 푸시업	4	2~6

인터벌 트레이닝	동작	인터벌	소요시간
	케틀벨 1개 스윙	30초 운동, 30초 휴식	10분

조쉬(JOSH)

CHAPTER 24

신진대사/지구력/근력 단계

파동 주기화(undulating periodization)는 한 단계에서 여러 수위의 동작들을 여러 가지 반복횟수에 따라서 하는 것으로, 제대로만 한다면 지방 감량과 근력 강화라는 두 마리 토끼를 모두 잡을 수 있다. 문제는 이걸 제대로 하는 경우가 거의 없다는 사실이다.

근육 혼란과 무작위 운동이라는 현재의 추세에 따라서, 사람들은 다양한 반복횟수를 시도한다고 립서비스를 하긴 한다. 그러나 현실에서 그들은 생각나는 대로 마구잡이 사격을 할 뿐이다. 이건 실제로 반복횟수를 다양화시키는 것과는 다르다.

세상엔 부적절한 명칭들이 많다. 사람들은 운동에 적응하지 못한다고 하지만, 그 무엇도 진실을 가릴 수는 없다. 당신은 운동에 적응할 수 있으며, 우리가 바라는 적응은 지방 감량과 근육 획득이다.

사실 문제는 적응을 중단할 때 생긴다.

운동들에 대한 적응을 중단하면, 그때는 세트와 반복횟수를 바꿔야 한다. 그래서 이 프로그램에서는 4주에서 6주마다 매번 세트와 반복횟수를 바꾸는 것이다. 적응하고 살을 뺄 시간을 준 이후에 변화를 준다.

그것이 다양한 반복횟수를 둔 이유다. 만약 중급 또는 고급 수준이라면 다양한 반복횟수가 등장하는 단계에서 더 탁월한 감량 성과를 거둘 수 있으며, 오랫동안 그 결과를 계속 얻을 수도 있다.

이것이 이 단계를 6주로 연장한 이유다.

신진대사/지구력/근력 단계 구성하기

이 방법으로 훈련해 본 적이 없는 사람들에게는 처음엔 번거롭게 느껴질 수도 있다. 가장 큰 질문은 이것이다. "그날그날마다 어떤 케틀벨 또는 바디웨이트 동작을 해야 하는지 어떻게 알지?"

파동 주기화 단계에서는 지금까지 사용해 온 것과 동일한 3가지 반복횟수들을 사용한다. 이것은 우연이 아니다. 1-2-3 단계가 문자 그대로 4단계를 만드는 것이다.

이것으로 어떤 무게부터 시작해야 하느냐는 의문이 해소될 수 있다. 해당 단계에서 사용했던 케틀벨 또는 바디웨이트 프로그램을 그대로 쓰면 된다.

이를테면 이 혼합 단계에서 신진대사 운동을 하는 날이 되면, 예전 신진대사 단계에서 사용했던 무게 또는 수위를 선택해서 운동을 하면 된다. 지구력 및 근력 운동의 경우도 마찬가지다.

이렇게 되면 지구력 운동을 하는 날과 근력 운동을 하는 날에 완전히 다른 무게를 들게 될 것이다. 예전 단계들을 순조롭게 마쳤다면, 그때 들었던 무게를 다시 드는 것에 대해 좋은 느낌을 가지게 될 것이다.

다음 단계인 강한 신진대사/지구력/근력 단계(반복횟수 10, 15, 5)는 첫 신진대사/지구력/근력 단계(반복횟수 12, 20, 6) 바로 다음에 할 경우 어렵지 않을 것이다. 모든 것이 약간씩 무거워질 뿐이다.

신진대사/지구력/근력 단계 운동들

신진대사/지구력/근력 단계 개요

근력 단계				
1주차	식사일지 검토, 계획, 준비, 요리			
	1세트	6~12회	쉬움	케틀벨
	1세트	10~12회	쉬움	스윙 & 바디웨이트
	2세트	2~6회	쉬움	데드리프트 & 케틀벨
2주차	식사일지 검토, 계획, 준비, 요리			
	2세트	6~12회	보통	데드리프트 & 바디웨이트
	2세트	10~12회	보통	케틀벨
	3세트	2~6회	보통	데드리프트 & 바디웨이트
3주차	식사일지 검토, 계획, 준비, 요리			
	3세트	6~12회	보통	케틀벨
	2세트	10~12회	보통	스윙 & 바디웨이트
	4세트	2~6회	보통	데드리프트 & 케틀벨
4주차	식사일지 검토, 계획, 준비, 요리			
	3세트	6~12회	보통	데드리프트 & 바디웨이트
	2세트	10~12회	보통	케틀벨
	4세트	2~6회	보통	데드리프트 & 바디웨이트
5주차	식사일지 검토, 계획, 준비, 요리			
	4세트	6~12회	어려움	케틀벨
	2세트	10~12회	보통	스윙 & 바디웨이트
	5세트	2~6회	어려움	데드리프트 & 케틀벨
6주차	식사일지 검토, 계획, 준비, 요리			
	4세트	6~12회	어려움	데드리프트 & 케틀벨
	3세트	10~12회	어려움	케틀벨
	5세트	2~6회	어려움	데드리프트 & 케틀벨

각 운동에 대한 설명은 245페이지부터 나옴.

신진대사/지구력/근력 단계 1주차

일요일 및/또는 월요일

음식	일지 검토	계획	준비	요리

화요일: 쉬움

	동작	세트	반복횟수
슈퍼세트 1	케틀벨 2개 밀리터리 프레스	1	6~12
	케틀벨 2개 스윙	1	6~12

	동작	세트	반복횟수
슈퍼세트 2	케틀벨 1개 로우	1	6~12
	케틀벨 2개 프런트 스쿼트	1	6~12

목요일: 쉬움

	동작	세트	반복횟수
슈퍼세트 1	케틀벨 2개 스윙	1	10~20
	단계별 푸시업	1	10~20

	동작	세트	반복횟수
슈퍼세트 2	단계별 풀업	1	10~20
	런지 또는 단계별 스플릿 스쿼트	1	10~20

	동작	인터벌	소요시간
인터벌 트레이닝	케틀벨 1개 스윙	60초 운동, 120초 휴식	6분

토요일: 쉬움

	동작	세트	반복횟수
슈퍼세트 1	케틀벨 2개 밀리터리 프레스	2	2~6
	데드리프트	2	2~6

	동작	세트	반복횟수
슈퍼세트 2	케틀벨 1개 로우	2	2~6
	케틀벨 2개 프런트 스쿼트	2	2~6

인터벌 트레이닝	동작	인터벌	소요시간
	케틀벨 1개 스윙	60초 운동, 120초 휴식	6분

신진대사/지구력/근력 단계 2주차

일요일 및/또는 월요일

음식	일지 검토	계획	준비	요리

화요일: 중간

슈퍼세트 1	동작	세트	반복횟수
	데드리프트	3	6~12
	단계별 푸시업	3	6~12

슈퍼세트 2	동작	세트	반복횟수
	단계별 풀업	3	6~12
	런지 또는 단계별 스플릿 스쿼트	3	6~12

목요일: 중간

슈퍼세트 1	동작	세트	반복횟수
	케틀벨 2개 밀리터리 프레스	2	10~20
	케틀벨 2개 스윙	2	10~20

슈퍼세트 2	동작	세트	반복횟수
	케틀벨 1개 로우	2	10~20
	케틀벨 2개 프런트 스쿼트	2	10~20

인터벌 트레이닝	동작	인터벌	소요시간
	케틀벨 1개 스윙	60초 운동, 120초 휴식	9분

토요일: 중간

슈퍼세트 1	동작	세트	반복횟수
	데드리프트	3	2~6
	단계별 푸시업	3	2~6

슈퍼세트 2	동작	세트	반복횟수
	단계별 풀업	3	2~6
	런지 또는 단계별 스플릿 스쿼트	3	2~6

인터벌 트레이닝	동작	인터벌	소요시간
	케틀벨 1개 스윙	60초 운동, 120초 휴식	9분

신진대사/지구력/근력 단계 3주차

일요일 및/또는 월요일

음식	일지 검토	계획	준비	요리

화요일: 중간

슈퍼세트 1	동작	세트	반복횟수
	케틀벨 2개 밀리터리 프레스	3	6~12
	케틀벨 2개 스윙	3	6~12

슈퍼세트 2	동작	세트	반복횟수
	케틀벨 1개 로우	3	6~12
	케틀벨 2개 프런트 스쿼트	3	6~12

목요일: 중간

슈퍼세트 1	동작	세트	반복횟수
	케틀벨 2개 스윙	2	10~20
	단계별 푸시업	2	10~20

슈퍼세트 2	동작	세트	반복횟수
	단계별 풀업	2	10~20
	런지 또는 단계별 스플릿 스쿼트	2	10~20

인터벌 트레이닝	동작	인터벌	소요시간
	케틀벨 1개 스윙	60초 운동, 120초 휴식	12분

토요일: 중간

슈퍼세트 1	동작	세트	반복횟수
	케틀벨 2개 밀리터리 프레스	4	2~6
	데드리프트	4	2~6

슈퍼세트 2	동작	세트	반복횟수
	케틀벨 1개 로우	4	2~6
	케틀벨 2개 프런트 스쿼트	4	2~6

인터벌 트레이닝	동작	인터벌	소요시간
	케틀벨 1개 스윙	60초 운동, 120초 휴식	12분

신진대사/지구력/근력 단계 4주차

일요일 및/또는 월요일

음식	일지 검토	계획	준비	요리

화요일: 중간

슈퍼세트 1	동작	세트	반복횟수
	데드리프트	3	6~12
	단계별 푸시업	3	6~12

슈퍼세트 2	동작	세트	반복횟수
	단계별 풀업	3	6~12
	런지 또는 단계별 스플릿 스쿼트	3	6~12

목요일: 중간

슈퍼세트 1	동작	세트	반복횟수
	케틀벨 2개 밀리터리 프레스	2	10~20
	케틀벨 2개 스윙	2	10~20

슈퍼세트 2	동작	세트	반복횟수
	케틀벨 1개 로우	2	10~20
	케틀벨 2개 프런트 스쿼트	2	10~20

인터벌 트레이닝	동작	인터벌	소요시간
	케틀벨 1개 스윙	60초 운동, 120초 휴식	9분

토요일: 중간

슈퍼세트 1	동작	세트	반복횟수
	데드리프트	4	2~6
	단계별 푸시업	4	2~6

슈퍼세트 2	동작	세트	반복횟수
	단계별 풀업	4	2~6
	런지 또는 단계별 스플릿 스쿼트	4	2~6

인터벌 트레이닝	동작	인터벌	소요시간
	케틀벨 1개 스윙	60초 운동, 120초 휴식	9분

신진대사/지구력/근력 단계 5주차

일요일 및/또는 월요일

음식	일지 검토	계획	준비	요리

화요일: 어려움

슈퍼세트 1	동작	세트	반복횟수
	케틀벨 2개 밀리터리 프레스	4	6~12
	케틀벨 2개 스윙	4	6~12

슈퍼세트 2	동작	세트	반복횟수
	케틀벨 1개 로우	4	6~12
	케틀벨 2개 프런트 스쿼트	4	6~12

목요일: 중간

슈퍼세트 1	동작	세트	반복횟수
	케틀벨 2개 스윙	2	10~20
	단계별 푸시업	2	10~20

슈퍼세트 2	동작	세트	반복횟수
	단계별 풀업	2	10~20
	런지 또는 단계별 스플릿 스쿼트	2	10~20

인터벌 트레이닝	동작	인터벌	소요시간
	케틀벨 1개 스윙	60초 운동, 120초 휴식	12분

토요일: 어려움

슈퍼세트 1	동작	세트	반복횟수
	케틀벨 2개 밀리터리 프레스	5	2~6
	데드리프트	5	2~6

슈퍼세트 2	동작	세트	반복횟수
	케틀벨 1개 로우	5	2~6
	케틀벨 2개 프런트 스쿼트	5	2~6

인터벌 트레이닝	동작	인터벌	소요시간
	케틀벨 1개 스윙	60초 운동, 120초 휴식	12분

신진대사/지구력/근력 단계 6주차

일요일 및/또는 월요일

음식	일지 검토	계획	준비	요리

화요일: 어려움

슈퍼세트 1	동작	세트	반복횟수
	데드리프트	4	6~12
	단계별 푸시업	4	6~12

슈퍼세트 2	동작	세트	반복횟수
	단계별 풀업	4	6~12
	런지 또는 단계별 스플릿 스쿼트	4	6~12

목요일: 어려움

슈퍼세트 1	동작	세트	반복횟수
	케틀벨 2개 밀리터리 프레스	3	10~20
	케틀벨 2개 스윙	3	10~20

슈퍼세트 2	동작	세트	반복횟수
	케틀벨 1개 로우	3	10~20
	케틀벨 2개 프런트 스쿼트	3	10~20

인터벌 트레이닝	동작	인터벌	소요시간
	케틀벨 1개 스윙	60초 운동, 120초 휴식	15분

토요일: 어려움

슈퍼세트 1	동작	세트	반복횟수
	데드리프트	5	2~6
	단계별 푸시업	5	2~6

슈퍼세트 2	동작	세트	반복횟수
	단계별 풀업	5	6~12
	런지 또는 단계별 스플릿 스쿼트	5	6~12

인터벌 트레이닝	동작	인터벌	소요시간
	케틀벨 1개 스윙	60초 운동, 120초 휴식	15분

강도 높은 신진대사/지구력/근력 단계 운동들

강도 높은 신진대사/지구력/근력 단계 개요

근력 단계				
1주차	식사일지 검토, 계획, 준비, 요리			
	1세트	4~8회	쉬움	케틀벨
	1세트	8~15회	쉬움	스윙 & 바디웨이트
	2세트	1~5회	쉬움	데드리프트 & 케틀벨
2주차	식사일지 검토, 계획, 준비, 요리			
	2세트	4~8회	보통	데드리프트 & 바디웨이트
	2세트	8~15회	보통	케틀벨
	3세트	1~5회	보통	데드리프트 & 바디웨이트
3주차	식사일지 검토, 계획, 준비, 요리			
	3세트	4~8회	보통	케틀벨
	2세트	8~15회	보통	스윙 & 바디웨이트
	4세트	1~5회	보통	데드리프트 & 케틀벨
4주차	식사일지 검토, 계획, 준비, 요리			
	3세트	4~8회	보통	데드리프트 & 바디웨이트
	2세트	8~15회	보통	케틀벨
	4세트	1~5회	보통	데드리프트 & 바디웨이트
5주차	식사일지 검토, 계획, 준비, 요리			
	4세트	4~8회	어려움	케틀벨
	2세트	8~15회	보통	스윙 & 바디웨이트
	5세트	1~5회	어려움	데드리프트 & 케틀벨
6주차	식사일지 검토, 계획, 준비, 요리			
	4세트	4~8회	어려움	데드리프트 & 케틀벨
	3세트	8~15회	어려움	케틀벨
	5세트	1~5회	어려움	데드리프트 & 케틀벨

각 운동에 대한 설명은 245페이지부터 나옴.

강도 높은 신진대사/지구력/근력 단계 1주차

일요일 및/또는 월요일

음식	일지 검토	계획	준비	요리

화요일: 쉬움

슈퍼세트 1	동작	세트	반복횟수
	케틀벨 2개 밀리터리 프레스	1	4~8
	케틀벨 2개 스윙	1	4~8

슈퍼세트 2	동작	세트	반복횟수
	케틀벨 1개 로우	1	4~8
	케틀벨 2개 프런트 스쿼트	1	4~8

목요일: 쉬움

슈퍼세트 1	동작	세트	반복횟수
	케틀벨 2개 스윙	1	8~15
	단계별 푸시업	1	8~15

슈퍼세트 2	동작	세트	반복횟수
	단계별 풀업	1	8~15
	런지 또는 단계별 스플릿 스쿼트	1	8~15

인터벌 트레이닝	동작	인터벌	소요시간
	케틀벨 1개 스윙	30초 운동, 30초 휴식	2분

토요일: 쉬움

슈퍼세트 1	동작	세트	반복횟수
	케틀벨 2개 밀리터리 프레스	2	1~5
	데드리프트	2	1~5

슈퍼세트 2	동작	세트	반복횟수
	케틀벨 1개 로우	2	1~5
	케틀벨 2개 프런트 스쿼트	2	1~5

인터벌 트레이닝	동작	인터벌	소요시간
	케틀벨 1개 스윙	30초 운동, 30초 휴식	3분

강도 높은 신진대사/지구력/근력 단계 2주차

일요일 및/또는 월요일

음식	일지 검토	계획	준비	요리

화요일: 중간

슈퍼세트 1	동작	세트	반복횟수
	데드리프트	3	4~8
	단계별 푸시업	3	4~8

슈퍼세트 2	동작	세트	반복횟수
	단계별 풀업	3	4~8
	런지 또는 단계별 스플릿 스쿼트	3	4~8

목요일: 중간

슈퍼세트 1	동작	세트	반복횟수
	케틀벨 2개 밀리터리 프레스	2	8~15
	케틀벨 2개 스윙	2	8~15

슈퍼세트 2	동작	세트	반복횟수
	케틀벨 1개 로우	2	8~15
	케틀벨 2개 프런트 스쿼트	2	8~15

인터벌 트레이닝	동작	인터벌	소요시간
	케틀벨 1개 스윙	30초 운동, 30초 휴식	4분

토요일: 중간

슈퍼세트 1	동작	세트	반복횟수
	데드리프트	3	1~5
	단계별 푸시업	3	1~5

슈퍼세트 2	동작	세트	반복횟수
	단계별 풀업	3	1~5
	런지 또는 단계별 스플릿 스쿼트	3	1~5

인터벌 트레이닝	동작	인터벌	소요시간
	케틀벨 1개 스윙	30초 운동, 30초 휴식	5분

강도 높은 신진대사/지구력/근력 단계 3주차

일요일 및/또는 월요일

음식	일지 검토	계획	준비	요리

화요일: 중간

슈퍼세트 1	동작	세트	반복횟수
	케틀벨 2개 밀리터리 프레스	3	4~8
	케틀벨 2개 스윙	3	4~8

슈퍼세트 2	동작	세트	반복횟수
	케틀벨 1개 로우	3	4~8
	케틀벨 2개 프런트 스쿼트	3	4~8

목요일: 중간

슈퍼세트 1	동작	세트	반복횟수
	케틀벨 2개 스윙	2	8~15
	단계별 푸시업	2	8~15

슈퍼세트 2	동작	세트	반복횟수
	단계별 풀업	2	8~15
	런지 또는 단계별 스플릿 스쿼트	2	8~15

인터벌 트레이닝	동작	인터벌	소요시간
	케틀벨 1개 스윙	30초 운동, 30초 휴식	6분

토요일: 중간

슈퍼세트 1	동작	세트	반복횟수
	케틀벨 2개 밀리터리 프레스	4	1~5
	데드리프트	4	1~5

슈퍼세트 2	동작	세트	반복횟수
	케틀벨 1개 로우	4	1~5
	케틀벨 2개 프런트 스쿼트	4	1~5

인터벌 트레이닝	동작	인터벌	소요시간
	케틀벨 1개 스윙	30초 운동, 30초 휴식	7분

강도 높은 신진대사/지구력/근력 단계 4주차

일요일 및/또는 월요일

음식	일지 검토	계획	준비	요리

화요일: 중간

슈퍼세트 1	동작	세트	반복횟수
	데드리프트	3	4~8
	단계별 푸시업	3	4~8

슈퍼세트 2	동작	세트	반복횟수
	단계별 풀업	3	4~8
	런지 또는 단계별 스플릿 스쿼트	3	4~8

목요일: 중간

슈퍼세트 1	동작	세트	반복횟수
	케틀벨 2개 밀리터리 프레스	2	8~15
	케틀벨 2개 스윙	2	8~15

슈퍼세트 2	동작	세트	반복횟수
	케틀벨 1개 로우	2	8~15
	케틀벨 2개 프런트 스쿼트	2	8~15

인터벌 트레이닝	동작	인터벌	소요시간
	케틀벨 1개 스윙	30초 운동, 30초 휴식	8분

토요일: 중간

슈퍼세트 1	동작	세트	반복횟수
	데드리프트	4	1~5
	단계별 푸시업	4	1~5

슈퍼세트 2	동작	세트	반복횟수
	단계별 풀업	4	1~5
	런지 또는 단계별 스플릿 스쿼트	4	1~5

인터벌 트레이닝	동작	인터벌	소요시간
	케틀벨 1개 스윙	30초 운동, 30초 휴식	8분

강도 높은 신진대사/지구력/근력 단계 5주차

일요일 및/또는 월요일

음식	일지 검토	계획	준비	요리

화요일: 어려움

슈퍼세트 1	동작	세트	반복횟수
	케틀벨 2개 밀리터리 프레스	4	4~8
	케틀벨 2개 스윙	4	4~8

슈퍼세트 2	동작	세트	반복횟수
	케틀벨 1개 로우	4	4~8
	케틀벨 2개 프런트 스쿼트	4	4~8

목요일: 중간

	동작	세트	반복횟수
슈퍼세트 1	케틀벨 2개 스윙	2	8~15
	단계별 푸시업	2	8~15

	동작	세트	반복횟수
슈퍼세트 2	단계별 풀업	2	8~15
	런지 또는 단계별 스플릿 스쿼트	2	8~15

	동작	인터벌	소요시간
인터벌 트레이닝	케틀벨 1개 스윙	30초 운동, 30초 휴식	9분

토요일: 어려움

	동작	세트	반복횟수
슈퍼세트 1	케틀벨 2개 밀리터리 프레스	5	1~5
	데드리프트	5	1~5

	동작	세트	반복횟수
슈퍼세트 2	케틀벨 1개 로우	4	1~5
	케틀벨 2개 프런트 스쿼트	4	1~5

	동작	인터벌	소요시간
인터벌 트레이닝	케틀벨 1개 스윙	30초 운동, 30초 휴식	9분

강도 높은 신진대사/지구력/근력 단계 6주차

일요일 및/또는 월요일

음식	일지 검토	계획	준비	요리

화요일: 어려움

	동작	세트	반복횟수
슈퍼세트 1	데드리프트	4	4~8
	단계별 푸시업	4	4~8

	동작	세트	반복횟수
슈퍼세트 2	단계별 풀업	4	4~8
	런지 또는 단계별 스플릿 스쿼트	4	4~8

목요일: 어려움

	동작	세트	반복횟수
슈퍼세트 1	케틀벨 2개 밀리터리 프레스	3	8~15
	케틀벨 2개 스윙	3	8~15

	동작	세트	반복횟수
슈퍼세트 2	케틀벨 1개 로우	3	8~15
	케틀벨 2개 프런트 스쿼트	3	8~15

	동작	인터벌	소요시간
인터벌 트레이닝	케틀벨 1개 스윙	30초 운동, 30초 휴식	10분

토요일: 어려움

	동작	세트	반복횟수
슈퍼세트 1	데드리프트	5	1~5
	단계별 푸시업	5	1~5

	동작	세트	반복횟수
슈퍼세트 2	단계별 풀업	5	1~5
	런지 또는 단계별 스플릿 스쿼트	5	1~5

	동작	인터벌	소요시간
인터벌 트레이닝	케틀벨 1개 스윙	30초 운동, 30초 휴식	10분

볼륨(운동량) 단계 운동들

볼륨 단계 개요

볼륨 단계				
1주차	식사일지 검토, 계획, 준비, 요리			
	4세트	5~10회	보통	케틀벨 프레스 및 스윙
	3세트	5~10회	쉬움	케틀벨 스쿼트 및 로우
	2세트	5~10회	쉬움	데드리프트 & 푸시업
2주차	식사일지 검토, 계획, 준비, 요리			
	5세트	5~10회	보통	풀업, 런지 및 스플릿 스쿼트
	4세트	5~10회	보통	케틀벨 프레스 및 스윙
	3세트	5~10회	쉬움	케틀벨 스쿼트 및 로우
3주차	식사일지 검토, 계획, 준비, 요리			
	6세트	5~10회	보통	데드리프트 & 푸시업
	5세트	5~10회	보통	풀업, 런지 및 스플릿 스쿼트
	4세트	5~10회	보통	케틀벨 프레스 및 스윙
4주차	식사일지 검토, 계획, 준비, 요리			
	7세트	5~10회	어려움	케틀벨 스쿼트 및 로우
	6세트	5~10회	보통	데드리프트 & 푸시업
	5세트	5~10회	보통	풀업, 런지 및 스플릿 스쿼트
5주차	식사일지 검토, 계획, 준비, 요리			
	8세트	5~10회	어려움	풀업, 런지 및 스플릿 스쿼트
	7세트	5~10회	어려움	케틀벨 프레스 및 스윙
	6세트	5~10회	보통	케틀벨 스쿼트 및 로우
6주차	식사일지 검토, 계획, 준비, 요리			
	8세트	5~10회	어려움	데드리프트 & 푸시업
	7세트	5~10회	어려움	풀업, 런지 및 스플릿 스쿼트
	6세트	5~10회	보통	케틀벨 프레스 및 스윙

각 운동에 대한 설명은 245페이지부터 나옴.

볼륨 단계는 어떻게 다른가

볼륨 단계에서는 앞에 나온 5단계들과는 약간 다른 규칙이 적용된다. 다른 단계들은 각 운동별로 4가지 동작이 있으며 동작별로 2~5세트를 하지만, 이 볼륨 단계에서는 운동별로 2개의 동작만이 있다. 그리고 각 동작별로 8세트씩 한다. 하루에 하는 동작의 수는 적어지지만 총량으로 볼 때 더 많이 하게 되는 셈이다.

볼륨 단계에서는 각 운동마다 동작별로 총 반복횟수가 얼마나 되는지가 관건이다. 따라서 너무 무거운 케틀벨을 사용하거나 난이도가 높은 바디웨이트 운동들을 선택할 경우에는 볼륨 단계를 감당하기가 어려울 것이다.

이 단계에서는 가볍게 시작할 것을 '진심으로' 촉구한다. 각 세트마다 반복횟수를 모두 채운 후에 다음 단계로 이동하라. 운동량(세트 및 반복횟수의 총합)이 상당히 빠른 속도로 증가할 것이다. 어떤 케틀벨 무게 및 바디웨이트 운동을 선택해서 시작하느냐에 따라서, 중간에 가벼운 케틀벨로 바꾸거나 바디웨이트 운동의 난이도를 떨어뜨려야 할 수도 있다. 그래야 모든 세트를 끝낼 수 있기 때문이다.

우선, 휴식시간에 대한 제한은 없다. 말 그대로 중간에 쉬고 싶은 만큼 쉬면서 운동해도 된다. 보통 초반에는 휴식시간이 상대적으로 적다가 뒤에 갈수록 증가할 것이다.

폼을 제대로 유지하면서 모든 세트를 다 끝내는 것에 집중하라. 저 수많은 세트와 반복횟수의 분량만 보더라도 이 단계는 대단히 도전적일 것이다.

볼륨 단계 1주차

일요일 및/또는 월요일

음식	일지 검토	계획	준비	요리

화요일: 중간

	동작	세트	반복횟수
슈퍼세트	케틀벨 2개 밀리터리 프레스	4	5~10
	케틀벨 2개 스윙	4	10~20

목요일: 쉬움

	동작	세트	반복횟수
슈퍼세트	케틀벨 2개 스쿼트	3	5~10
	케틀벨 2개 벤트오버로우	3	5~10

	동작	인터벌	소요시간
인터벌 트레이닝	케틀벨 1개 스윙	60초 운동, 90초 휴식	5분

토요일: 쉬움

슈퍼세트	동작	세트	반복횟수
	데드리프트	2	1~5
	단계별 푸시업	2	5~10

인터벌 트레이닝	동작	인터벌	소요시간
	케틀벨 1개 스윙	60초 운동, 90초 휴식	5분

볼륨 단계 2주차

일요일 및/또는 월요일

음식	일지 검토	계획	준비	요리

화요일: 중간

슈퍼세트	동작	세트	반복횟수
	단계별 풀업	5	1~5
	런지 또는 단계별 스플릿 스쿼트	5	5~10

목요일: 중간

슈퍼세트	동작	세트	반복횟수
	케틀벨 2개 밀리터리 프레스	4	5~10
	케틀벨 2개 스윙	4	10~20

인터벌 트레이닝	동작	인터벌	소요시간
	케틀벨 1개 스윙	60초 운동, 90초 휴식	7분 30초

토요일: 쉬움

슈퍼세트	동작	세트	반복횟수
	케틀벨 2개 스쿼트	3	5~10
	케틀벨 2개 벤트오버로우	3	5~10

인터벌 트레이닝	동작	인터벌	소요시간
	케틀벨 1개 스윙	60초 운동, 90초 휴식	7분 30초

볼륨 단계 3주차

일요일 및/또는 월요일

음식	일지 검토	계획	준비	요리

화요일: 중간

슈퍼세트	동작	세트	반복횟수
	데드리프트	6	1~5
	단계별 푸시업	6	5~10

목요일: 중간

슈퍼세트	동작	세트	반복횟수
	단계별 풀업	5	1~5
	런지 또는 단계별 스플릿 스쿼트	5	5~10

인터벌 트레이닝	동작	인터벌	소요시간
	케틀벨 1개 스윙	60초 운동, 90초 휴식	10분

토요일: 중간

슈퍼세트	동작	세트	반복횟수
	케틀벨 2개 밀리터리 프레스	4	5~10
	케틀벨 2개 스윙	4	10~20

인터벌 트레이닝	동작	인터벌	소요시간
	케틀벨 1개 스윙	60초 운동, 90초 휴식	10분

볼륨 단계 4주차

일요일 및/또는 월요일

음식	일지 검토	계획	준비	요리

화요일: 어려움

슈퍼세트	동작	세트	반복횟수
	케틀벨 2개 스쿼트	7	5~10
	케틀벨 2개 벤트오버로우	7	5~10

목요일: 중간

슈퍼세트	동작	세트	반복횟수
	데드리프트	6	1~5
	단계별 푸시업	6	5~10

인터벌 트레이닝	동작	인터벌	소요시간
	케틀벨 1개 스윙	60초 운동, 90초 휴식	7분 30초

토요일: 중간

슈퍼세트	동작	세트	반복횟수
	단계별 풀업	5	1~5
	런지 또는 단계별 스플릿 스쿼트	5	5~10

인터벌 트레이닝	동작	인터벌	소요시간
	케틀벨 1개 스윙	60초 운동, 90초 휴식	7분 30초

볼륨 단계 5주차

일요일 및/또는 월요일

음식	일지 검토	계획	준비	요리

화요일: 어려움

슈퍼세트	동작	세트	반복횟수
	케틀벨 2개 밀리터리 프레스	8	5~10
	케틀벨 2개 스윙	8	10~20

목요일: 어려움

슈퍼세트	동작	세트	반복횟수
	케틀벨 2개 스쿼트	7	5~10
	케틀벨 2개 벤트오버로우	7	5~10

인터벌 트레이닝	동작	인터벌	소요시간
	케틀벨 1개 스윙	60초 운동, 90초 휴식	10분

토요일: 중간

슈퍼세트	동작	세트	반복횟수
	데드리프트	6	1~5
	단계별 푸시업	6	5~10

인터벌 트레이닝	동작	인터벌	소요시간
	케틀벨 1개 스윙	60초 운동, 90초 휴식	10분

볼륨 단계 6주차

일요일 및/또는 월요일

음식	일지 검토	계획	준비	요리

화요일: 어려움

슈퍼세트	동작	세트	반복횟수
	단계별 풀업	8	1~5
	런지 또는 단계별 스플릿 스쿼트	8	5~10

목요일: 어려움

슈퍼세트	동작	세트	반복횟수
	케틀벨 2개 밀리터리 프레스	7	5~10
	케틀벨 2개 스윙	7	10~20

인터벌 트레이닝	동작	인터벌	소요시간
	케틀벨 1개 스윙	60초 운동, 90초 휴식	12분 30초

토요일: 중간

슈퍼세트	동작	세트	반복횟수
	케틀벨 2개 스쿼트	7	5~10
	케틀벨 2개 벤트오버로우	7	5~10

인터벌 트레이닝	동작	인터벌	소요시간
	케틀벨 1개 스윙	60초 운동, 90초 휴식	12분 30초

그렇다면 휴식은?

각 슈퍼세트 운동 사이에 휴식을 취해야 하는데, 보통 운동을 바꾸는 데 소요되는 시간만큼 쉬면 된다. 만약 힘이 든다고 느끼면 30초간 휴식을 취하라.

각 슈퍼세트 사이에 가지는 휴식은 어떤 반복횟수를 선택했느냐에 따라 다르다.

신진대사 단계:
각 슈퍼세트 사이에 30~60초간 쉬어라.

지구력 단계:
각 슈퍼세트 사이에 60초간 쉬어라.

근력 단계:
각 슈퍼세트 사이에 60~120초간 쉬어라.

만약 예전에 적당한 근력 운동을 해 본 적이 없으면서 주먹구구식 강훈련에 익숙하다면, 반복횟수를 적게 하고서 긴 휴식을 취하는 것이 이상해 보일 수도 있다. 여기서 중요한 건, 이 정도로 오래 쉬려면 그만큼 무게를 올려야 한다는 것이다.

이 단계에서는 무거운 케틀벨들 및 난이도 높은 바디웨이트 운동들도 염두에 둬야 한다.

볼륨 단계에서는 각 세트별로 최대한 많은 반복횟수를 달성하기 위해서는 필요한 만큼 오래 쉬어야 한다. 휴식을 따로 평가할 필요도 없으며 그 시간을 단축시킬 필요도 없다. 중요한 것은 반복횟수의 총합이다.

'벼락치기(Bring it!)' 단계도 같은 규칙을 따른다. 벼락치기 단계에서 신진대사 및 지구력 운동들을 할 경우에는 슈퍼세트 내 운동들 사이마다 30초간 휴식을 취하라. 그리고 각 슈퍼세트 사이에는 60초간 쉬어야 한다.

'벼락치기 리믹스' 단계에서 발견할 신진대사-근력 운동들의 경우에는 각 슈퍼세트의 운동들 사이마다 30초간 휴식을 취하라. 그리고 각 슈퍼세트 사이에는 60~120초간 쉬어야 한다.

조쉬(JOSH)

CHAPTER 25

계속 이어지는 질문들에 대한 답변

세트마다 6~12회의 반복횟수 범위는 꽤 넓은 범위다. 일반적인 프로그램들은 10~12회 정도의 범위를 설정하거나 12회 등으로 명시할 것이다. 그렇게 되면 매번 그 횟수를 맞추기 위해서 무게를 조절해야 한다. 이것을 단일 발전(single progression)이라고 한다. 반복횟수를 여기 정해 놓고서 무게를 늘려가면서 발전시키는 것이다. 만일 덤벨들을 사용할 수 있거나 바벨을 쓸 수 있으면서 계속 무게를 변경시킬 수 있다면, 이 방법도 상당히 효과가 있다.

문제는 케틀벨들의 무게 사이엔 격차가 너무 크다는 점이다. 8kg짜리 케틀벨에서 12kg짜리로 옮길 경우 무게 차이는 무려 50%다. 50%의 점프는 말도 안 되는 무리한 증량이다. 이론적으로는 2~5%씩 늘리는 것이 가장 이상적인 증량이다.

바디웨이트 운동의 경우도 마찬가지다. 무릎을 굽힌 상태에서의 푸시업에서 완전한 푸시업으로 넘어가는 것은 너무 무리하고 갑작스러운 변화다.

이중 발전(double progression)을 시도하라. 반복횟수 범위를 폭넓게 설정하면 능력에 걸맞은 반복횟수를 찾아내기가 수월할 것이다. 각 운동 중에서 딱 맞는 난이도를 찾아낼 수도 있을 것이며, 보유하고 있는 케틀벨들을 활용해서 차근차근 난이도를 올릴 수도 있다.

다음은 이중 진행을 구체적으로 설명한 것이다. 1차적으로 있을 발전은 반복횟수와 관련이 있다. 반복횟수를 여기와 저기 추가하라. 최대 반복횟수를 달성한 후에는 바디웨이트 운동의 다음 난이도로 가거나, 케틀벨 조합의 다음 단계를 선택하라.

이중 발전

첫째, 세트별로 반복횟수를 추가하면서 발전시켜라. 둘째로는 반복횟수를 최대치까지 채웠을 경우에는 바디웨이트 운동의 다음 난이도로 가거나, 케틀벨 무게의 다음 단계를 선택하라.

이쯤 되면 "어디서부터 시작해야 하나?"라는 질문이 나올 수 있다. 각각의 반복횟수 범위 내에서 적은 숫자부터 시작할 것을 권장한다. 이렇게 하면 각 단계 중에서 적어도 한 번은 언제라도 바디웨이트 운동의 다음 난이도로 올라가거나 다음 케틀벨로 올라갈 수 있다.

이를테면, 신진대사 단계에서는 최소 10번의 반복횟수에서 편안하게 느끼는 무게의 케틀벨들로 시작하라. 첫째 주 또는 둘째 주에 반복횟수를 두 개 추가해서 총 12회를 만들 수도 있다. 그러고 나서 다음으로 무거운 케틀벨로 넘어갈 수 있다.

만약 더 무거운 케틀벨을 들고 반복횟수 범위의 최대치 근처에서 시작할지, 아니면 가벼운 케틀벨로 최소치 근처에서 시작해야 할지를 잘 모르겠다면, 이 프로그램에서는 가벼운 케틀벨로 최소치 근처에서 시작할 것을 추천한다.

바디웨이트 운동들의 경우에도 마찬가지다. 시작할 때는 난이도가 낮은 바디웨이트 동작들과 적은 반복횟수를 권장한다.

만약 매 세트마다 동일한 반복횟수를 채울 수 없다면?

아마도 그러기는 힘들 것이다. 애초에 12번의 반복횟수가 계획이었고 첫 세트에서 12회를 채웠다고 가정하다. 그리고 두 번째 세트에서 10회, 세 번째 세트에서 8회를 채우면 그것도 나쁘지 않다. 모든 세트에서 반복횟수 12번을 채우기 전까지는 케틀벨 무게를 올리거나 바디웨이트 운동의 난이도를 올리지 않는다는 것만 명심하라. 여기저기 반복횟수를 늘려나가는 것에만 집중하면서 폼을 충실하게 유지하라. 각 주의 가장 힘든 운동까지만 밀어붙여라.

그래서 위의 사례를 계속 언급하자면, 케틀벨 밀리터리 프레스를 했다고 가정하겠다. 반복횟수 12회짜리 한 세트를 했으며, 두 번째 세트에서는 반복횟수 10회짜리를 했고, 세 번째 세트에서는 반복횟수 8회짜리를 했다. 그리고 다음 운동은 케틀벨 밀리터리 프레스로 했는데 각각 12, 11, 10회를 했다. 두 번째 세트와 세 번째 세트에서 1~2회씩 늘어났다는 것만 해도 엄청난 발전이다.

다음번에 케틀벨 밀리터리 프레스를 할 경우에 해당 프로그램이 세트를 하나 추가해서 4세트까지 하라고 한다고 치자. 그 세트를 추가한 후에 세트별 반복횟수가 12-12-11까지 갔다가 마지막 4세트에서는 7회만 성공하더라도 괜찮다.

이렇게 하다 보면 원하든 그렇지 않든 간에 저절로 발전하게 될 것이다. 매주 또는 2주에 한 번씩 세트를 추가하게 되는 것이다.

쉬움에서 어려움까지의 월간 사이클

이제 사이클과 단계들을 이용한 이 방법이 어떻게 지방 감량으로 이어지는지에 대해 99%의 다른 트레이너들보다 더 많이 알 것이다. 다음은 각 단계가 왜 그렇게 설정돼 있는지를 설명하겠다. 첫째 주는 상대적으로 쉽다. 보통 2~3세트 하는 날에는 운동을 한 개만 한다. 운동을 두 개 하는 날에는 1세트만 한다. 이것이 쉬워 보인다고 모두 생각할 것이다.

이건 쉬운 게 사실이고, 계획적으로 그렇게 만들었다.

그 첫 번째 주에 완전히 새로운 반복횟수를 시도하고 있을 것이다. 반복횟수의 급격한 변화가 바로 지방 감량에 결정적으로 기여할 것이다. 세트당 12회에서 20회로 늘리는 것과 세트당 20회에서 6회로 줄이는 것은 엄청난 변화다. 우리가 바라는 목표를 달성하기 위해 그렇게 많은 운동량이 필요한 것도 아니다.

그 쉬운 주는 휴식 기간이기도 하다! 사람들은 이것을 디로드(de-load) 주간이라고 부르기도 한다. 각 단계는 초반에 반복횟수 적은 세트들로 쉽게 시작하면서 마지막에는 반복횟수를 올려서 힘들게 끝난다. 각 단계마다 쉽게 시작해서 어렵게 끝나는 리듬에 익숙해질 것이다. 그러고 나면 또 하나의 쉬운 운동을 하면서 회복시간을 가지고, 회복이 끝나면 다시 힘든 운동을 한다. 이 모든 것이 하나의 사이클 내에서 일어난다.

주 단위로 세트의 수를 변화시키는 이 개념을 내가 처음 본 것은 파벨 차졸린이 만든 '케틀벨 패스트 텐스(Kettlebell Fast Tens)' 프로그램에서였다. 그것은 6주짜리 프로그램이었으며 적은 수의 세트들로 시작했다가 증가하면서 다시 적은 수로 시작한 후에 재차 늘리는 형식이었다. 나는 그것이 상당히 마음에 들었고 지방 감량 고객들과 함께 그 개념을 실험했다. 효과가 상당히 좋았기에 내가 2007년에 『지방 감량을 위한 전사의 운동(Fighter Workouts for Fat Loss)』을 썼을 때도 나는 거의 같은 템플릿을 사용했다. 유일한 차이점은 그 프로그램엔 6주간 운동량을 반복 증감시키는 프로그램을 여러 개 뒀다는 사실이다.

나는 2009년에 '플래티넘 코칭클럽 워크아웃(Platinum Coaching Club Workouts)'을 발표했다. 매주 운동량을 증가시키는 개념의 프로그램이었다. 이것은 4주 프로그램으로 진화했다. 코칭클럽 회원들은 탁월한 결과를 얻었다. 그들은 첫째 주에 모든 운동을 2세트씩 했고 둘째 주에는 3세트, 셋째 주와 넷째 주에는 모든 것을 4세트씩 했다. 그것이 발판이 되어서 나는 2011년에 『시스템 식스: 같은 방법을 통한 쉬운 살 빼기(System Six: Easy Fat Loss the same way)』를 집필했다. 차이점이 있었다면 확실히 가장 적은 세트들과 쉬운 운동들을 가지고 한계를 초월했다는 점이었다.

그리고 2013년에 리절츠 피트니스(Results Fitness)에서 두 달간 인턴십을 했다. 그곳에서 모든 사람들이 첫 번째 주에 1세트로 시작해서 두 번째 주에 2개 세트, 세 번째와 네 번째 주에 3개 세트로 진행하는 것을 봤다. 쉽고 힘든 자신들의 주간 사이클을 따라 가는 수백 명의 수강생들과 같이 운동하는 것은 즐거운 일이었다. 세계 최고의 지방 감량 체육관 중 하나를 방문해서 그들이 모두 같은 프로그램을 소화하는 것을 본 경험은 완전히 놀라움 그 자체였다.

'체중을 끌어내려라(Pull Your Weight)' 프로그램에서 가장 정제되고 품위 있고 효과적으로 진화된 감량 프로그램을 접하게 될 것이다.

쉬움에서 어려움까지의 주간 사이클

이 프로그램 전체가 사이클 내에 또 사이클이 있는 형태라는 것을 알 수 있다. 인체는 사이클에 아주 잘 반응하는 것 같다. 나는 파벨 차졸린의 책 『파워 투 더 피플(Power to the People)』에서 주간 사이클과 관련된 아이디어를 얻었고, 이후에 내게 더 상세한 정보를 준 것은 역시 그의 저서인 『엔터 더 케틀벨(Enter the Kettlebell)』이었다. 매주 힘든 운동을 하는 날과 쉬운 날 사이에 운동량 차이가 큰 것을 보고 나는 아이디어를 얻었다. 매주 월요일에는 기분이 좋다가 금요일이 되면 지치고, 주말을 지나서 같은 사이클이 반복되지 않는가?

이 운동 프로그램도 각 주마다 그런 식으로 정리돼 있다. 매주에 가장 중요한 운동인 식사 계획과 준비부터 시작한다. 그 이후에 힘든 운동을 하고 나서 중간 수준의 운동을 한다. 그리고 주말에는 쉬운 운동으로 회복 시간을 가진다.

인체가 이런 종류의 사이클에 잘 호응하는 이유는, 원래 그렇게 만들어져 있기 때문이다. 그리고 이것은 우리의 실제 인생과도 잘 맞아떨어진다.

> 년(年), 계절(시즌), 월, 주는 프로그램, 사이클, 단계 및 주와 완벽하게 매치된다.

피로할 정도로 해야 하나?

매 세트마다 항상 100%의 힘을 쏟아야 하느냐는 질문은 해묵은 논쟁이다. 그리고 언제나 그랬듯이 우리는 그 질문에 대한 답을 '예'와 '아니오'의 중간 지점에서 찾는다.

어떤 운동들은 피로하지 않고 넘어갈 수 있으며 어떤 운동들은 피로 근처에도 가지 못한다. 적어도 감량 목적으로만 보면 그렇다. 한편으로 우리는 고립화 운동(isolation movement)들도 한다. 컬(curl) 운동을 하는 운동기구를 생각해 보면 된다. 이것을 하면 근육이 피로해질 것이 100% 확실하며, 피로하지 않다면 운동을 제대로 하지 않은 것이다.

다른 면에서 본다면, 바벨 데드리프트를 생각해 보자. 평균적인 사람에게 이건 다른 운동들에 비해 어려울 뿐 아니라 제대로 하지 않는다면 위험할 수도 있다. 지방 감량이 목적이라면 데드리프트를 피로할 정도까지 무리해서 할 필요는 전혀 없다. 우리는 위험을 감수하지 않고서도 모든 결과를 얻을 수 있으며, 좀 아꼈다가 다음에 할 수도 있다.

바로 이것이 핵심 개념이다. 우리는 데드리프트 같은 큰 동작을 무리하게 하지 않고서도 지방 감량에 필요한 모든 결과를 얻을 수 있다. 데드리프트는 인체에서 가장 큰 근육들인 다리 및 허리 근육을 동시에 사용하는 운동이다. 그 자체로도 감량에 강력한 자극이 된다. 사실 컬(curls)을 100%로 하더라도 데드리프트를 80%로 하는 것에 비해서는 감량 효과가 훨씬 적다.

말 그대로, 감량에 불필요한 운동들은 100% 전력으로 피로할 때까지 해야 하는 그 운동들이다. 컬(curls), 트라이셉(triceps), 크런치(crunches), 싯업(situps), 레그익스텐션(leg extensions), 머신레그컬(machine leg curls), 래터럴 레이즈(lateral raises) 등이다.

감량 효과가 가장 좋은 동작들은 100% 피로를 느낄 때까지 거의 무리하지 않아도 되는 운동들이다. 데드리프트, 스쿼트, 풀업, 스탠딩 밀리터리 프레스가 여기 해당된다.

그리고 중간 지점에 있는 운동들도 있다. 감량에 도움이 되면서도 꽤 높은 난이도까지 무리해서 해도 되는 운동들이다. 스텝업(step-up), 런지(lunge), 바디웨이트 스쿼트, 푸시업 등이다.

여기서 크리스천 티바듀(Christian Thibadeau)에게 안부 인사를 전하고 싶다. 그는 '피로할 때까지 무리해서 운동해야 하는가'에 대해 컨티넘으로 정리해서 설명한 첫 번째 사람이었다. 그는 한쪽에서는 단관절 보디빌딩 운동들을 제시했고 한편으로는 다관절 바벨리프트를 제안했다.

그의 프로그램엔 근육 만들기 관련 내용이 있었으며 역도 등 다른 운동들이 포함돼 있었다. 그래서 그의 목표는 우리의 그것(감량)과는 달라 보였다. 나는 그 프로그램을 부분적으로 수정하면서 감량에 필요한 운동들을 추가했다.

이제 그 컨티넘을 『살은 월요일에 빠진다』 버전으로 살펴보자.

케틀벨 스윙은 2개 컬럼에 나타나는데, 경험 레벨에 따라서 매우 다를 수 있기 때문이다. 만약 케틀벨 스윙 초보라면 이 운동은 세 번째 분류에 속하게 된다.

동작 선택을 위한 컨티넘

감량에 별로 도움이 안됨	감량에 좋음	감량에 아주 좋음
바이셉 컬 트라이셉 프레스다운 트라이셉 킥백 머신레그컬 레그익스텐션 크런치 싯업 힙 어덕터 머신 힙 업덕터 머신	케틀벨 1개 스윙 단계별 푸시업 단계별 런지 단계별 스플릿 스쿼트 벤트오버로우 싱글레그 데드리프트	바벨 데드리프트 케틀벨 2개 스윙 케틀벨 2개 프런트 스쿼트 케틀벨 2개 밀리터리 프레스 풀업 바벨 프런트 스쿼트 바벨 백 스쿼트 바벨 밀리터리 프레스
이 동작들은 효과를 내기 위해서는 100% 전력으로 피로할 때까지 해야 한다. 근육 생성 및 보디빌딩 프로그램에 더 적합하다. 감량 목적으로 할 경우 끔찍한 시간 낭비다.	이 동작들은 대부분 90~95%의 힘으로 할 수 있다. 이것들은 어떤 감량 프로그램에서도 중요한 동작들이다.	이 동작들은 80~90% 범위의 힘으로 할 경우 강력한 감량 효과를 낸다.
감량 프로그램에서는 사용되지 않는다. 어떤 프로그램에서도 세트와 반복횟수를 다 채워야 하고, 피로해질 정도로 해야 효과가 난다.	쉬움과 보통에 속하는 날들에는 반복횟수 1개를 줄여라. 힘든 운동을 하는 날에는 반복횟수를 1개도 줄이지 말고 다 해야 한다.	쉬움과 보통에 속하는 날들에는 반복횟수 2~3개를 줄여라. 힘든 운동을 하는 날에는 반복횟수를 1개 줄여라.

너무 무리하지 않고서도 엄청난 감량 효과를 낼 수 있다. 이건 멋진 일이다. 왜냐하면 처음 시작할 때 기술을 완벽히 익히는 것을 생각하면 되기 때문이다.

만약 케틀벨 스윙 경험이 있다면 케틀벨 스윙은 두 번째 카테고리에 들어간다. 만약 그 운동을 몇 년간 해 왔다면 전력으로 밀어붙일 수 있다. 그리고 당신도 그것을 원할 것이다.

쓰러스터(thruster)나 레니게이드 로우(renegade row)와 같은 결합운동들을 나열했더라면, 그들 역시 세 번째 카테고리에 들어갔을 것이다. 이것은 지방 감량에 아주 좋은 운동이다. 그런 이유로, 나는 두 번째와 세 번째 카테고리와 같은 방법을 사용해서 그 운동들을 기반으로 한 프로그램은 만들지는 않겠다. 결합운동들은 두 번째, 세 번째 카테고리의 동작들과 같이 할 경우 가장 효과가 좋다.

웜업 방법

만약 초보자라면 다음 표에 나온 짧고 간단한 웜업(warm up) 방법을 선택하라. 운동 방법과 사진은 245페이지부터 확인할 수 있다.

초보자 웜업 서킷	
동작	반복횟수
AB 브레이싱 끼고 무릎 푸시업	10, 8, 6
프리즈너 스플릿 스쿼트	10, 8, 6
스틱 힙 힌지 드릴	10, 8, 6

만약 중급자라면 다음의 간단한 웜업 방법을 선택하라.

중급자 웜업 서킷	
동작	반복횟수
AB 브레이싱 끼고 플랭크 푸시업	50초, 4초, 30초
프리즈너 워킹 런지	10, 8, 6
스틱 힙 힌지 드릴	10, 8, 6

만약 숙련자라면 다음 웜업을 하라.

숙련자 웜업 서킷	
동작	반복횟수
AB 브레이싱 끼고 푸시업	10, 8, 6
프리즈너 리버스 런지	10, 8, 6
바디웨이트 싱글레그 데드리프트	10, 8, 6

어떤 것을 선택하더라도 약 10분간이면 웜업이 된다. 만약 그보다 더 오래 걸린다면 너무 어려운 난이도의 동작을 선택했다는 의미다. 만약 시간이 부족해서 더 짧은 웜업이 필요하다면, 그것도 나쁘지 않다. 이 웜업을 반으로 줄여서 하면 된다. 만약 더 길게 하고 싶다면, 세트를 추가하라.

나는 실내에서도 실외에서도 고객들을 훈련시켜 본 경험이 있으며, 실외처럼 느껴지는 실내에서도 훈련시켜 본 적이 있다. 콜로라도에서 외부 기온이 영하 17도까지 떨어지고 눈이 내리면 항상 더 긴 웜업을 하곤 했다. 10-8-6-4-2 하는 식이었다. 한여름에 외부 기온이 37도까지 올라가면 세트당 10회씩의 웜업을 한 후에 본 운동을 시작했다.

젊은이들은 상대적으로 짧은 웜업을 해도 괜찮지만 나이가 있으신 분들은 좀 더 긴 웜업이 필요하다. 이건 그리 새로운 얘기가 아닐 것이다. 개인적인 상황과 상식에 기반해서 웜업의 강도를 조절하면 된다.

푸시업, 풀, 스쿼트, 힙 힌지

만약 생각하는 운동이 항상 푸시업, 풀, 스쿼트, 힙 힌지라고 가정하면, 웜업의 경우도 똑같다. 푸시업의 준비 동작은 무릎 푸시업, 푸시업 플랭크, 푸시업 등이다. 풀의 준비 동작은 프리즈너 런지의 '프리즈너' 부분이다. 힙 힌지의 준비 동작은 스틱 힙 힌지 드릴 또는 싱글레그 데드리프트다. 그리고 스쿼트의 준비 동작은 스플릿 스쿼트 또는 런지다.

모든 웜업 드릴 동작들이 두 가지를 할 수 있는 것이다.

푸시업, 푸시업 플랭크 및 푸시업 드릴은 모두 푸시업 및 케틀벨 밀리터리 프레스를 하기 위한 웜업이 된다. 그리고 핵심 운동이기도 하다. 손으로 땅을 짚게 되며 크런치에서 하듯이 추가로 AB 브레이싱을 하게 된다. 이것은 일반 푸시업의 브레이싱보다 강도가 더 높을 것이며, 추가 운동이라고 생각하면 된다.

프리즈너 런지와 워킹 런지 및 워킹 리버스 런지는 또 하나의 1+1이다. 런지는 스쿼트, 런지, 스플릿 스쿼트를 위한 웜업이며, 여기서 '프리즈너' 부분은 로우와 풀업을 위한 웜업이다. 손을 머리 뒤에 놓을 여유가 없는 것이다. 팔꿈치를 강하게 끌어당기고 견갑골을 뒤로 강하게 끌어내려야 한다. 다리 사이 근육보다는 견갑골 사이의 근육들을 단련하는 게 더 힘들 것이다.

스틱 힙 힌지 드릴을 하면 스윙, 데드리프트, 싱글레그 데드리프트에 필요한 동작의 완벽한 버전을 배울 수 있다. 이것을 계속 반복하면 무게를 더하더라도 제대로 된 동작을 계속 유지할 수 있다. 이때 머리와 등 상부(upper back) 및 꼬리뼈가 계속 스틱에 닿아야 한다. 그리고 약간 스트레칭을 느낄 정도까지 엉덩이를 뒤로 밀면서 앉은 자세를 취한다. 이미 스틱 힙 힌지 드릴을 숙달했다고 가정할 때, 무게 없이 하는 싱글레그 데드리프트도 같은 아이디어를 사용한다.

다음의 웜업을 시도하면 좋을 것이다.

웜업 템플릿	
동작	웜업
코어	AB 브레이싱 끼고 푸시업
푸시	무릎 푸시업, 푸시업 플랭크, 푸시업
풀	프리즈너 숄더 & 엘보우 풀백
스쿼트	스플릿 스쿼트, 워킹 런지, 리버스런지
힙 힌지	힙 힌지 스틱 드릴, 싱글레그 데드리프트

나머지 운동을 위한 더 구체적인 웜업 계획이 필요한가? 무거운 케틀벨 2개 스쿼트를 하기 전에 고블릿 스쿼트를 1세트 하는 것도 좋은 생각이다. 나는 바벨 데드리프트를 하는 사람들에게 목표 무게의 50%로 1세트 웜업을 하라고 조언한다. 그리고 이 프로그램에 적인 운동들을 하기 전에 해당 목표의 75%로 웜업을 하는 것이다.

만약 숙련자라면 원하는 대로 다 해도 좋다. 케틀벨을 잘 하는가? 터키쉬 겟업을 하라. 요가를 잘 하는가? 태양경배(Sun Salutation) A와 B를 각각 몇 번씩 하라. 만약 숙련자라면 알고 있는 운동을 통해서 웜업을 할 수 있다. Z-헬스의 신경 웜업도 좋고 GFM도 좋고 리절츠 피트니스도 좋다. 알고 있는 운동 중에서 관절 운동이 될 만한 것들은 뭐든 좋다.

고객들 중 숙련자들에게 위 템플릿에 적힌 것들을 모두 하도록 했으며, 싫증 나지 않도록 월 단위로 바꿔가면서 하도록 한 적도 있다. 또한 크롤과 다면(multiplanar) 런지를 조합해서 난이도를 올려 가는 것도 권장한다. 푸시업에서부터 베어 크롤링까지(앞으로, 뒤로, 옆으로 모두 포함) 다 좋다. 런지 역시 앞으로, 뒤로, 옆으로 다 할 수 있다.

초보자, 중급자, 숙련자 여부와 무관하게, 물리치료사 또는 FMS 시술사가 알려준 교정 운동은 웜업으로 하기에 훌륭한 운동이다. 그리고 교정 운동을 웜업에 집어넣는 것은 탁월한 생각이다. 적어도 일주일에 세 번은 그 운동을 한다는 의미가 되기 때문이다.

다이렉트 코어 트레이닝은?

이 질문을 받게 되어서 기쁘다. 다이렉트 코어 트레이닝은 대부분의 사람들이 약간씩 필요로 하는 운동이다. 하지만 그걸 하기에 시간이 충분하지 않다는 게 문제다. 내 고객 중 일부는 30분 세션을 하지만 일부는 60분 세션 동안 운동을 한다.

만약 시간이 충분하다면 다이렉트 코어 트레이닝을 제일 먼저 추가해야 한다. 시간이 부족하다면 다이렉트 코어 트레이닝부터 먼저 빼내야 할 것이다.

웜업에서의 코어 트레이닝

웜업에서는 미니 크런치 자세에서처럼 플랭크, AB 브레이싱, 갈비뼈 내리기(pull your ribs down), 꼬리뼈 밀어 넣기(tuck your tailbone) 같은 푸시업들을 할 것을 권장한다. 웜업에서는 이들 푸시업의 플랭크적 측면을 활용해야 한다.

코어 트레이닝에서의 네 방향

기본적으로 코어 근육들은 척추를 네 방향에서 보호한다. 이를 감안한다면 플랭크를 네 방향에서 보호할 필요가 있다.

코어 트레이닝 템플릿	
방향	코어 운동
앞으로	프런트 플랭크
옆으로	사이드 플랭크
뒤로	힙 브릿지(백 플랭크라고도 함)
로테이션	싱글레그 플랭크, 싱글레그 힙 브릿지, 반대쪽 팔/다리 들기

이것보다 더 깊이 들어갈 수 있다. 코어 트레이닝을 더 해 보고 싶다면, 루 슐러와 앨윈 코스그로브가 쓴 『ABS 리프팅의 새로운 규칙(The New Rules of Lifting for Abs)』를 읽어 보라. 이 책엔 짐볼(stability ball), TRX, 발슬라이드(ValSlides)와 같은 아이템을 이용한 고급 난이도의 코어 트레이닝에 관해 적혀 있다.

목표를 달성하기 위해서는 시간이 남을 경우 플랭크를 계속하라. 시간이 많지 않다면 『살은 월요일에 빠진다』에 나온 모든 운동들의 코어 트레이닝에 집중하라.

『살은 월요일에 빠진다』 프로그램에서의 코어 트레이닝	
방향	코어 운동
앞으로	단계별 푸시업, 단계별 풀업
뒤로	데드리프트, 케틀벨 스윙
로테이션	싱글레그 데드리프트, 싱글레그 푸시업, 스파이더맨 푸시업, 한 손 스윙

고강도 인터벌 트레이닝

고강도 인터벌 트레이닝(HIIT)는 어떨까? 이 트레이닝은 카디오, 에너지 시스템 운동, 신진대사 트레이닝, 인터벌 트레이닝 등으로 불리기도 한다.

우선 고강도 인터벌 트레이닝을 좋아하는 이유는, 빨리 할 수 있기 때문이다. 만약 10분간의 인터벌 트레이닝을 통해서 30분간의 느린 카디오 운동과 똑같은 감량 효과를 낼 수 있다면, 짧고 빠르고 효과가 있는 인터벌을 선택하는 것이 좋다.

목요일과 토요일에 한 손 케틀벨 스윙으로 인터벌 트레이닝을 하게 될 것이다. 그것은 목요일 및 토요일 운동 다음에 나오는 운동 프로그램에 적혀 있다.

만약 더 짧은 운동을 주 5일 동안 하기를 원한다면, 수요일이나 금요일 같은 별도 요일에 인터벌 트레이닝을 하면 된다. 그렇게 할 경우 더 효과가 있지만 대부분의 사람들은 바쁘고, 그들에겐 기존 운동을 끝낸 직후에 인터벌 트레이닝을 하는 것이 더 편할 것이다. 항상 그렇듯이, 타이밍도 중요하지만 일단 어떻게든 하는 것이 더 중요하다.

유일한 규칙이 하나 있다면, 만약 근력 운동을 하는 날에 인터벌 트레이닝을 할 경우 항상 근력 운동을 먼저 해야 한다는 것이다. 왜냐하면 가장 중요한 부분을 항상 먼저 해야 하기 때문이다.

인터벌 트레이닝은 아주 간단하다.

1단계: 케틀벨 스윙 20초
이후 40초 휴식
2단계: 케틀벨 스윙 30초
이후 60초 휴식
3단계: 케틀벨 스윙 30초
이후 30초 휴식
4단계: 케틀벨 스윙 60초
이후 120초 휴식
5단계: 케틀벨 스윙 30초
이후 30초 휴식
6단계: 케틀벨 스윙 60초
이후 90초 휴식

항상 운동량만큼 휴식을 취하거나, 어떤 경우에는 운동시간보다 더 오래 쉬어야 한다. 이렇게 해야 인터벌 트레이닝을 고강도로 유지할 수 있기 때문이다. 중요한 것은 운동 인터벌에 더 많은 운동량을 투입하는 것이며, 인터벌 사이에 휴식을 적게 취하는 것은 목적이 아니다.

당연한 이야기지만 혹시나 하는 마음에 언급하자면, 계속 바뀌는 운동 대비 휴식 비율에 따라서 케틀벨의 무게를 조절하라. 보통 처음에 너무 가볍게 시작했다가 너무 쉬워서 무게를 올리는 경우가 많다.

케틀벨 스윙의 인터벌과 관련해서 두 가지 유의사항이 있다. 첫째, 모든 스윙이 산뜻해야 한다. 엉덩이와 햄스트링을 모두 사용해야 한다. 물론 어깨, 팔, 또는 허리에 무리를 느껴서는 안 된다. 그 부위에 부담이 간다면 그날의 인터벌 트레이닝을 중단하라.

둘째, 스윙을 빨리 해야 한다. 그들은 신속하면서 폭발적이어야 한다. 점프나 펀치를 생각하면 된다. 만약 스윙이 느려지거나 폭발력을 잃게 되면 가벼운 케틀벨로 바꾸거나 그날의 인터벌 트레이닝을 중단하라.

만약 16kg짜리 케틀벨을 스윙에 사용하고 있으면서 스윙 폼이 흐트러지거나 폭발력이 떨어진다면, 12kg짜리 케틀벨로 바꿔야 한다. 만약 그 상태에서도 흐트러지거나 폭발력이 떨어진다면, 8kg짜리 케틀벨로 바꾸는 게 좋다. 그 8kg짜리 케틀벨조차도 무겁게 느껴지면 그날은 인터벌 트레이닝을 중단하라.

상황이 허락한다면 매달마다 인터벌 트레이닝에 사용할 도구를 바꿔도 좋다. 한 달간 스윙을 하고 다음 달에는 스프린트를 하는 것이다. 그리고 다시 스윙을 한다.

에너지 시스템 트레이닝에서 케틀벨 스윙과 푸시업을 가장 좋아하기는 하지만, 다른 것을 선택할 수도 있다. 에너지 시스템 트레이닝에서는 지루해지면 언제라도 다른 것으로 바꿔도 좋다.

고강도 인터벌 트레이닝에서 가장 다양한 변동 형태들을 선택할 수 있고, 또 그렇게 해야 한다.

매번 바꾼다고 해도 상관없다. 한 운동에서는 스윙을 했다가 다음 운동에서는 점프 로프를 하라. 그렇게 해도 이 프로그램에서는 아무 문제가 없으며, 효과가 날 것이다.

가장 일반적이면서도 내가 가장 좋아하는 변동 형태는 인터벌 2번마다 스윙과 푸시업을 교대하는 것이다.

인터벌 트레이닝에서 해도 되는 동작들
양손 케틀벨 스윙
한 손 케틀벨 스윙
케틀벨 2개 스윙
케틀벨 스내치
푸시업
번갈아서 하는 인터벌 트레이닝: 케틀벨 스윙 및 푸시업
런지
번갈아서 하는 인터벌 트레이닝: 런지 및 무릎 푸시업
점프 런지
번갈아서 하는 인터벌 트레이닝: 점프 런지 및 푸시업
배틀링 로프
에어다인 바이크
스핀 바이크
아웃도어 스프린트
트레드밀 스프린트
점프 로프
버피
베어 크롤
웨이티드 슬레드 푸시
웨이티드 슬레드 풀

운동 과정에서의 통증 및 다른 문제점들

통증 vs 통증 vs 통증

모든 사람에게는 아픈 곳이 있거나, 과거의 부상으로 인해 지금도 관리가 필요한 부위가 있다. 이건 내가 통증에 이골이 나서일지도 모르겠다. 나는 물리치료실에서 3년간 교정 운동을 담당한 적이 있다. 하지만 많은 사람들이 아픈 곳을 가지고 살아가는 건 사실이다. 그리고 대부분의 사람들은 좋은 통증과 나쁜 통증을 구분하지 못한다.

먼저 통증을 '빨간 깃발'이라고 정의하겠다. 몸이 뭔가 좋지 않은 일이 진행되는 것에 대해 경고를 준다는 개념이다.

이 개념을 빨리 정리한 후에 통증에 대해 어떻게 대처할지를 논의하겠다.

근육 운동 또는 근육통의 경우는 방금 전에 정의 내린 의미의 통증은 아니다. 이건 근육이 운동을 하고 있다는 의미일 뿐이다. 이런 통증은 근육에 일시적으로 존재하다가 금방 사라질 것이다.

근육 스트레치(muscle stretch) 또한 위에서 언급한 통증에 포함되지 않는다. 근육 스트레치가 있으면 불편하기는 하다. 하지만 관절이 아니라 근육이기 때문에 문제가 없으며, 휴식을 취하면 하루나 이틀 내로 낫는다.

부상(injury)은 우리가 가장 관심을 가져야 하는 통증이다. 간단하게 설명하겠다. 관절 부위가 아프다면 그건 나쁜 통증이며, 빨간 깃발에 해당한다. 그때는 운동을 멈추고 쉬어야 한다. 만약 그 통증이 며칠이나 일주일 후에도 사라지지 않는다면 의사나 물리치료사를 찾아가야 한다.

나는 최근에 누군가 다음과 같은 문구가 적힌 티셔츠를 입고 있는 것을 봤다.

> "통증이란 몸에서 나약함이 빠져나가면서 지르는 비명이 아니다. 통증이란 우리 몸에 들어갈 만한 구멍을 찾고 있는 부상이다."

인생을 이끌어 줄 만한 명언이다.

잘못된 종류의 통증을 어떻게 다룰 것인가

현재 교정 운동은 큰 인기를 얻고 있다. 균형을 잡아주고 안정시켜 주며 스트레칭을 해 주는 방식의 운동이다. 나는 이게 좋다고 생각하며 스스로도 즐기는 편이다. 나는 기능적 움직임 측정(FMS)과 NASM에서 하는 교정 운동 전문가(CES) 시스템을 적용한다.

교정 운동은 많이 움직이지 않으면서 부상의 위험을 안고 있는 사람들에게 특히 좋다. 다른 말로 하자면 교정 운동은 미래에 생길 수도 있는 통증을 피하는 데 탁월하다. 이미 가지고 있는 통증을 해결해 줄 수는 없다.

만약 이미 통증에 시달리고 있다면, 다음 두 가지 중에서 선택해야 한다.

- 의사에게 진료를 받는다.
- 통증을 피하면서 운동한다.

감량 효과를 내는 지름길은 통증을 피하면서 운동하는 것이다. 통증을 반드시 치료해야 한다. 그것을 치료하는 동안에 통증을 피하면서 운동할 수 있다. 이 프로그램 중에서 통증에 영향을 미치지 않는 모든 부분들을 골라서 하라.

어차피 지방 감량 결과는 대부분 음식에 의해 좌우된다. 만약 통증 때문에 특정 운동을 제외시켜야 한다면, 그렇게 하라. 내가 트레이너를 시작한 초반 몇 년간 교정 운동에는 영 소질이 없었다. 시도한 교정 운동들은 아무 효과를 내지 못하는 것처럼 보였다. 하지만 고객들은 감량에서 여전히 훌륭한 결과를 얻었다.

할 수 있는 운동은 뭐든 했다. 누군가 스쿼트를 하면서 통증을 느끼지만 런지는 문제없이 했다면, 런지를 많이 시켰다. 누군가에게 오버헤드 프레스가 힘들었다면 덤벨 벤치프레스나 푸시업으로 대신했다.

사실 이것은 놀라울 정도로 간단한 시스템이다. 여기 선택지가 있다.

푸시: 푸시업 또는 밀리터리 프레스
풀: 풀업 또는 벤트오버로우
스쿼트: 바디웨이트 또는 케틀벨
힌지: 데드리프트, 싱글레그 데드리프트 또는 케틀벨 스윙

만약 이들 운동 중에서 통증을 느끼는 것이 있다면,

가장 당연한 해결책은 그것을 다른 것으로 바꾸는 것이다. 이를테면, 만약 케틀벨 밀리터리 프레스가 어렵다면 모든 종류의 푸시업을 하라. 만약 푸시업을 할 수 없다면 밀리터리 프레스를 하라.

어렵지 않을 것이다. 다음 옵션은 기구에 기반을 둔 동작을 바꾸는 것이다. 이 프로그램에 바디웨이트 및 케틀벨 운동들이 많은 이유는 집에서 할 수 있는 운동이기 때문이다.

하지만 만약 헬스클럽에 다닌다면, 다른 옵션들도 있다. 이를테면 케틀벨 밀리터리 프레스가 통증 때문에 어렵다면 시티드 인클라인 덤블프레스(seated incline dumbbell press)를 할 수 있다. 할 수 있는 가장 높은 경사를 시도하는 것이다. 만약 푸시업을 할 수 없다면 덤벨 벤치프레스를 할 수 있다. 그리고 단계별 풀업 대신에 풀업 기계의 도움을 받을 수도 있다.

마지막이지만 중요한 얘기를 하자면, 완전히 포기할 생각도 해야 한다. 만약 할 수 있는 운동이 없다면, 그냥 보류하라. 그리고 물리치료사를 찾아가서 문제를 해결하는 쪽이 훨씬 낫다. 또한 가장 중요한 '식사'를 변화시키는 데 더 많은 시간을 투자하라.

푸시업이 손목에 무리를 준다면

푸시업이 손목 부상을 일으킬 수 있다는 것은 잘 알려져 있다. 가장 중요한 점을 명심하자. 이 프로그램에서의 어떤 운동도 몸을 다치게 해서는 안 된다. 절대 다치지 말라.

앞의 두 챕터에서 언급한 내용을 반복하겠다. 근육의 운동과 근육의 통증과 피로는 모두 정상이다. 하지만 관절의 통증은 다르다. 관절의 통증은 나쁜 통증이며, 관절이 아프다면 의사나 물리치료사를 찾아가야 한다.

그런 까닭에, 푸시업이 손목에 부담을 준다는 것은 매우 일반적이기에 별도로 설명할 필요가 있겠다. 그리고 우리는 부상을 피하면서 푸시업을 할 수가 있다.

다음은 부상을 피하면서 푸시업을 할 수 있는 방법들이다.

- 푸시업 핸들: 스포츠용품점에서 20달러 미만에 구입할 수 있으며, 보통 이것이 최고의 해결책이다.
- 출입구에 다는 철봉: 만약 출입구에 다는 철봉(doorway pull-up bar)을 가지고 있다면, 풀업뿐 아니라 푸시업 핸들처럼 활용할 수도 있다.
- 요가 웨지: 요가용품 업체들은 요가 자세에서 손목 통증을 줄여 주는 특수한 웨지를 만든다. 어떤 사람들에게는 이것이 엄청난 효과가 있다.
- 푸시업 보드: 이건 기본적으로 2×4인치 크기의 블럭이며 직접 만들 수도 있다. 50달러 정도 주고 사는 것보다 직접 만드는 게 더 경제적일 것이다. 그렇기는 하더라도 만약 푸시업을 아주 좋아하거나 SFG 또는 RKC의 훈련생이라면 추가적인 긴장을 생성하고 어깨를 단단하게 고정시키기 위해 '좀더 빡센 방식'을 선호할 것이다.
- 헥스 덤벨 핸들: 헥스 덤벨은 푸시업 핸들만큼의 효과를 낸다.
- 무거운 케틀벨 핸들: 보유한 가장 무거운 케틀벨 두 개의 핸들에 손을 올려놓고 푸시업을 할 수도 있다. 이 경우에 가벼운 케틀벨들을 사용하고 싶지는 않을 것이다. 왜냐하면 가벼운 케틀벨을 가지고 푸시업을 하면 불안정해질 위험이 있고 굴러갈 수도 있기 때문이다.

이들 모두가 손목을 다치지 않으면서 푸시업을 할 수 있는 쉬운 방법들이다.

어깨가 케틀벨 밀리터리 프레스를 감당할 수 없다면

만약 헬스클럽에서 운동을 하거나 집에 조절 가능한 벤치가 있다면, 밀리터리 프레스와 관련된 문제를 해결하는 가장 쉬운 방법은 벤치를 가장 높은 각도로 놓은 후에 어깨가 괜찮은지를 보면 된다.

즉 밀리터리 프레스 대신에 인클라인 프레스를 하는 것이다. 케틀벨이나 덤벨 중 무엇을 사용해도 좋다. 둘 다 괜찮다. 피트니스 전문가인 에릭 크레시(Eric

Cressey)는 푸시업과 요가의 다운워드 도그 자세를 조합하는 것이 훌륭한 바디웨이트 옵션이라고 언급한 바 있다. 모든 푸시업을 시작하기 전에 다운워드 도그 자세를 하라. 그것을 반복횟수에 포함시켜라.

무릎 푸시업을 하다가 발을 올리면서 난이도를 올릴 수도 있다. 오버헤드 동작들로 시작했다가 동시에 어깨를 더 움직이는 것도 좋은 방법이다.

더 좋은 이름이 없기 때문에 우리는 이것을 '푸시업 투 다운도그(pushup-to-down-dog)'라고 부르겠다. 푸시업 투 다운도그는 300페이지에 설명돼 있다.

장기적으로 볼 때, 밀리터리 프레스를 할 수 없다면 자세 운동(posture work)와 흉추 가동성 운동(thoracic spine mobility)과 360도 횡격막 호흡(diaphragmatic breathing) 및 어깨 가동성(shoulder mobility) 운동에 시간을 투입하는 방안도 고려해 볼 필요가 있다.

기본적으로 밀리터리 프레스가 가능할 정도로 어깨를 잘 움직이는 수준까지 도달해야 한다. 많은 사람들에게 이것은 스트레칭으로 해결될 수 있다. 그렇지 않은 사람들은 FMS 자격증이 있는 인스트럭터를 만나야 한다. 그 인스트럭터는 좀 더 고급화된 교정 운동을 제대로 된 방향으로 지도해 줄 것이다. 또한 어떤 사람들의 경우에는 물리치료사를 찾아가야 할 수도 있다.

그동안에는 장비를 보유하고 있다면 인클라인 프레스를 하거나, 푸시업 투 다운도그를 하라. 교정 운동들을 하는 동안에 운동에서 얻을 수 있는 결과들을 모두 얻어 내기 바란다.

교정 운동 하기

내가 일하던 물리치료실을 떠나기 전까지 35세가 넘는 사람은 모두 어딘가 부상 부위가 있다는 생각을 하고 있었다. 만약 이미 어딘가 다친 적이 있으며 물리치료사가 그것을 치료한 후 운동을 다시 할 수 있게 됐다고 가정하자. 그러고서도 물리치료사가 교정 운동을 계속 하라고 당부했다면, 그 말은 반드시 따라야 한다.

나는 유명 물리치료사인 그레이 쿡으로부터 교정 운동과 근력 운동근력 운동을 같이 하는 슈퍼세트을 만드는 것을 배웠다. 다음과 같이 하면 된다.

월요일 – 중간

	동작	세트	반복횟수
슈퍼세트 1	데드리프트	3	6~12
	단계별 푸시업	3	6~12
	교정 운동 #1	3	12

	동작	세트	반복횟수/시간
슈퍼세트 2	단계별 풀업	3	6~12
	단계별 런지 또는 스플릿 스쿼트	3	6~12
	교정 운동 #2	3	12

이런 프로그램에 교정 운동을 추가하는 것은 효과가 아주 좋다. 이렇게 하면 세트 사이에 약간의 휴식을 더 취할 수 있다. 이는 각 세트에서 더 강해진 상태로 운동할 수 있다는 것을 의미한다. 또한 휴식 시간을 생산적으로 활용하게 될 것이다.

무엇보다도 중요한 것은, 일부 교정 운동들은 그 자체로 신진대사에 해당된다는 점이다. 따라서 어떻게 되든지 간에 더 나은 운동을 하게 될 것이며, 교정 운동도 하게 되는 것이다.

흉추 모빌리티(thoracic mobility)와 가슴근육 늘이기(pec stretching)를 하라고 배웠다고 가정해 보자. 그러면 다음과 같은 슈퍼세트를 하면 된다.

	동작	세트	반복횟수/시간
슈퍼세트 1	데드리프트	3	6~12
	단계별 푸시업	3	6~12
	네발 흉추 로테이션(quadruped thoracic rotation)	3	10

	동작	세트	반복횟수/시간
슈퍼세트 2	단계별 풀업	3	6~12
	단계별 런지 또는 스플릿 스쿼트	3	6~12
	문 잡고 가슴근육 늘이기(doorway pec stretching)	3	30초

만약 몸 상태가 그다지 좋지 않아서 물리치료사가 6가지 교정 운동을 당부했다면, 다음과 같이 하면 된다. 첫 4개는 웜업이며, 가장 중요한 교정 운동 2개는 다음과 같이 슈퍼세트에 포함시켰다.

	동작	세트	반복횟수/시간
웜업	폼롤러 사용 흉추 신전운동(Form roll thoracic spine extension)	1	1분
	폼롤러 사용 가슴근육 늘이기(Form roll pec stretching)	1	1분
	밴드 팔 위로 돌리기(band external rotation)	1	10
	Ts, Ys 및 Ws	1	20

	동작	세트	반복횟수/시간
슈퍼세트 1	데드리프트	3	6~12
	단계별 푸시업	3	6~12
	네발 흉추 로테이션(quadruped thoracic rotation)	3	10

	동작	세트	반복횟수/시간
슈퍼세트 2	단계별 풀업	3	6~12
	단계별 런지 또는 스플릿 스쿼트	3	6~12
	문 잡고 가슴근육 늘이기(doorway pec stretching)	3	30초

마지막으로, 만약 물리치료사를 이미 만났다면 그 물리치료사는 웜업 프로그램을 미리 준비해 줬을 것이다. 그 웜업은 특화된 것이며 운동 도중 더 휴식을 취할 수 있도록 해 줄 것이다.

만약 다친 적이 없는 예외적인 경우에 해당하면서도 자세 또는 동작 도중에 문제가 있다면, FMS 자격증을 보유한 케틀벨 인스트럭터를 찾아가라.

이렇게 교정 운동을 피트니스 프로그램에 추가시키는 것은, 교정 운동을 꾸준히 하기 위한 최선이면서도 가장 간단한 방법이다. 만약 책상에 앉아서 일하는 것 때문에 만성 근육통 등이 있다면, 은퇴할 때까지 이 교정 운동들을 하면 된다. 또는 과거에 큰 부상을 입었었다면 죽는 날까지 특정 교정 운동을 계속해야 할 수도 있다. 피트니스 프로그램에 포함시키면 된다.

어떤 종류의 교정 운동인지와 무관하게, 교정 운동을 가장 잘 하는 방법은 감량 운동을 할 때마다 조금씩 같이 하는 것이다. 꾸준함과 빈번함이 가장 중요하다. 세트 사이에 5분간 웜업을 하거나 1분간 쉬는 것은 하고 있는 운동에 교정 운동을 포함시키기 위한 훌륭한 방법이다.

이 아이디어를 준 그레이 쿡에게 다시 한번 감사의 말을 전한다.

바벨 데드리프트가 어렵다면

일반적으로 사람들이 데드리프트와 관련해서 가지는 문제들은 엉덩이를 어떻게 접고 거기로부터 힘을 어떻게 쏟아낼지를 모르기 때문이다. 이것은 단계별 동작들과 웜업을 통해서 해결될 수 있다. 스틱 힙 힌지 드릴과 루마니안 데드리프트를 오래 하는 것이다.

바벨 데드리프트를 극도로 힘들어 하는 사람들도 있다. 그 경우엔 트랩바 데드리프트가 거의 모든 사람들이 동의할 만한 대안이 된다. 데드리프트를 힘들어 하는 많은 사람들도 트랩바 데드리프트를 몇 달 하면 데드리프트가 가능해진다. 어떤 사람들은 트랩바를 즐기면서 데드리프트로 넘어가지 않고 계속 그것만 하기도 한다.

트랩바 데드리프트는 아주 쉬운 동작들을 사용하면서도 강해지기 위한 훌륭한 방법이다. 모든 헬스클럽에 관련 장비가 있지는 않지만, 집에 사놓는 것은 꽤 괜찮은 투자다.

만약 바벨 데드리프트를 목표로 훈련하고 있지만 스틱 힙 힌지 드릴과 루마니안 데드리프트에도 불구하고 바벨 데드리프트가 불가능하다면, 다른 도움을 찾아야 한다. SFG 또는 RKC 케틀벨 인스트럭터나 FMS 자격증을 보유한 트레이너를 찾아라. 케틀벨 인스트럭터이면서 동시에 FMS 자격증도 있는 사람을 찾는 게 이상적이다.

시간적 압박

앨윈 코스그로브의 『감량의 서열(Hierarchy of Fat Loss)』을 처음 읽은 사람들이라면 저자가 감량 프로그램에서 시간 활용을 얼마나 간단하게 계획했는지를 보고 매료됐을 것이다. 5년 전에 그 글을 읽은 이후로 중요한 것을 먼저 하고 덜 중요한 운동들은 잘라 내는 방법을 택하고 있다.

『살은 월요일에 빠진다』에서의 우선순위는 다음과 같다.

만약 시간이 많은 사람이라면, 다음의 것들을 하라.

- **식사일지 검토, 식사 계획/준비/요리**
- **웜업**
- **케틀벨/바디웨이트 운동(주 3회)**
- **인터벌 트레이닝(주 2회)**
- **다이렉트 코어 운동**
- **교정 운동**
- **느린 카디오/요가/하이킹/러닝/테니스/기타 당신이 즐기는 것**

만약 이 프로그램에 필요한 시간만 있다면, 다음을 제외한 다른 모든 것은 다 잘라 내라.

- **식사일지 검토, 식사 계획/준비/요리**
- **웜업**
- **케틀벨/바디웨이트 운동(주 3회)**
- **인터벌 트레이닝(주 2회)**

만약 이보다도 더 시간이 없다면, 웜업과 에너지 시스템 운동을 제거하라. 그리고 몸매에 가장 큰 영향을 미칠 부분만 집중해라.

- **식사일지 검토, 식사 계획/준비/요리**
- **케틀벨/바디웨이트 운동(주 3회)**

여기서 많은 이들은 인터벌 트레이닝이 명단에서 빠졌다는 사실에 놀랄 것이다. 물론 칼로리를 소모하는 것은 좋지만 케틀벨이나 바디웨이트 운동만큼 몸매를 바꿔 주지는 않는다.

만약 웜업을 잘라 낸다면 바디웨이트 및 케틀벨 운동의 첫 세트가 웜업이 될 것이다. 바꿔서 말하자면, 난이도를 낮추거나 무게를 가볍게 해서 시작하다가 세트가 바뀔수록 난이도 또는 무게를 올리면 된다. 첫 세트가 웜업 세트가 된다는 것은 힘든 세트의 수가 줄어든다는 의미다. 하지만 이건 시간이 부족할 경우의 선택이다. 짧게라도 운동을 하는 것이 아예 안 하는 것 보다 10배는 낫다.

또한 식사일지 검토, 식사 계획/준비/요리가 여전히 가장 중요한 우선순위라는 것을 확인할 수 있다.

만약 정말로 바빠서 시간이 없다면, 다른 모든 것을 다 잘라 내고 케틀벨/바디웨이트 운동만 일주일에 두 번 해도 괜찮다.

- **식사일지 검토, 식사 계획/준비/요리**
- **케틀벨/바디웨이트 운동(주 2회)**

만약 주 2회 운동을 선택한다면, 기간을 늘려야 한다. 4주짜리 단계는 6주가 될 것이며 6주짜리 단계는 9주가 되어야 한다. 여전히 동일한 숫자의 반복횟수를 하고 똑같은 양의 운동을 하는 것이다.

만약에 잠깐 동안의 운동이라도 할 시간이 없을 정도로 극도로 바쁘다면, 여기 최후의 선택이 있다. 감량에 가장 큰 영향을 미치는 것에만 집중하는 것이다. 운동을 아예 생략해도 좋다.

- **식사일지 검토, 식사 계획/준비/요리**

어쩔 수 없는 상황이라면 운동을 생략해도 좋다. 하지만 식사일지 검토, 식사 계획/준비/요리는 절대로 생략하면 안 된다.

비참하게 느껴지면 무엇을 해야 하나?

두 시간밖에 잠을 못 잤고 당신의 개가 숙제를 먹어 치웠으며 회사에서 상사에게 혼쭐이 났고 점심을 걸렀다고 가정해 보자. 여전히 계획에 따라서 12회씩 4세트를 해야 할까?

이에 대한 대답은 충격적일 수도 있다. 기다려 보라.

그 대답은 'No'다.

기분이 좋지 않은 데다가 케틀벨과 바디웨이트 운동을 쳐다보는 것조차도 힘들다면, 이에 대한 모범 답안은 각 운동을 1세트씩만 하는 것이다. 그리고 휴식을 취하면서 몸을 추슬러라.

이 프로그램은 정기적인 계획에 따라서 운동량을 쉬운 것부터 힘든 것까지 올렸다가 다시 사이클에 따라서 반복하는 것이다. 하지만 현실에서 삶은 의지와 무관한 별도의 계획을 강요할 것이다.

걱정할 필요가 없다. 못한 운동을 나중에 보충할 필요도 없고 계획표에 보충운동을 위해 미리 일주일을 비워 놓을 필요도 없다. 그냥 1세트씩만 해도 된다.

가장 중요한 것은 영양공급이다. 그렇지 않나? 운동 한 개 빼먹었다고 해서 스트레스 받을 필요는 없다.

다시 강조하자면, 우리는 식사 개선을 가장 중요하게 여긴다. 1주일에 식습관 한 개를 바꾸고 매주 한 끼씩을 바꾸는 데 집중하라. 그러면 된다.

그리고 케틀벨의 무게와 바디웨이트 프로그램의 단계를 유지해도 된다. 세트 숫자만 계속 반복하라.

한 단계 전체에 대해서도 같은 얘기를 할 수 있다. 회사에서 스트레스가 넘치는 한 달을 보냈으며 12회씩 3세트까지만 진행하고 더 이상 전진할 수 없거든, 죽기 살기로 12회씩 4세트를 하지 않아도 된다. 그냥 12회씩 3세트를 하면서 그 단계를 끝내라. 그렇다고 세상이 끝나는 것도 아니다.

왜냐고? 결국 가장 중요한 것은 식사 습관이기 때문이다!

'체중 끌어내리기' 복습

식사 계획과 장보기가 그 주에서 첫 번째로 가장 중요한 운동이다.

식사 준비와 요리는 그 주에서 두 번째로 가장 중요한 운동이다.

음식을 제대로 먹으면 운동을 적게 해도 된다.

운동을 하고 나서 어떤 느낌이 드는지는 상관없다. 더 무거운 케틀벨 조합과 난이도 높은 바디웨이트 운동으로 발전시키는 것이 중요하다.

여성들은 턱걸이 3회와 자신의 몸무게와 같은 무게의 데드리프트를 3회 성공하기 위해 천천히 단계별로 준비를 해야 한다. 남성들도 풀업 10회와 자신의 몸무게의 1.5배에 달하는 데드리프트를 성공하기 위해 천천히 단계별로 준비를 해야 한다.

바디웨이트 운동들은 어떤 무게의 케틀벨을 사용하고 어떤 난이도의 동작을 선택하느냐에 따라서 쉬울 수도 힘들 수도 있다.

좋은 지방 감량 프로그램은 다양한 계절과 월(月)을 가지고 있다.

사이클은 운동들의 계절과 같다.

단계는 운동들의 월과 같다.

모든 것은 예측 가능하고 반복되며 미리 계획된 사이클 내에서 움직인다. 그리고 이 사이클엔 쉬움부터 어려움까지의 난이도가 있다.

벼락 치기!

조쉬(JOSH)

CHAPTER 26

'벼락치기' 프로그램

완벽한 세상에서라면 이 프로그램은 1년에 두 번씩 하는 도전이 될 것이다. 이미 감량이 잘 진행되고 있겠지만, 이 프로그램은 다음 레벨로 가기 위한 기회다. 기존 프로그램을 강화시키고 싶을 때 바로 이걸 추가하면 된다. 아마 새해 파티나 여름 휴가철 등 추가적인 감량을 원하는 시기가 있을 것이다.

아니면 감량 스케줄에서 약간 뒤처졌을 경우에도 '벼락치기' 프로그램을 사용할 수 있다. 때때로 힘든 데드라인이나 목표를 가지고 있을 수도 있으며, 즉시 결과를 내야 하는 상황이 올 수도 있다. 학창 시절을 생각해 보면 이해가 될 것이다. 학기 내내 공부를 열심히 했다면 좋겠지만 불행하게도 그러지 못했다. 그리고 기말시험을 위해서 짧은 시간에 많은 공부를 해야 한다. 바로 이런 목적으로 '벼락치기' 프로그램을 사용하는 것이다.

기말시험이 아니라 생일파티일 수도 있고 동문회, 휴가 등 이유는 많다. 즉각 결과를 내야 하는 상황이면 이 프로그램이 해결책이 된다.

여기서는 힘든 목표를 감성적 지렛대로 삼고 '하나의 변화' 챕터에 나온 모든 것을 동시에 실행한다. 동시에 우리는 '체중 끌어내리기' 프로그램의 원칙들을 더 증폭시켜서 단기간 내에 할 수 있도록 운동 프로그램들을 압축할 것이다.

요약하자면, 당장 결과가 필요하다면 '벼락치기' 프로그램이 답이다.

'벼락치기' 프로그램은 다르다

'체중 끌어내리기' 프로그램에서 우리는 영리한 감량 운동들을 한다. 그리고 시간의 흐름에 따라서 근력을 키우려는 목표도 가지고 있다. 사실 대부분은 식생활에서 작은 변화들을 일으키는 데 주안점을 둔다. 매주 식사 한 끼와 습관 하나를 바꾸는 것이다. 이건 장기적인 프로그램이며 장기적인 결과들을 염두에 둔 것이다.

하지만 1년에 두 번 하는 벼락치기 프로그램의 경우에는 약간 다르게 해야 한다. 여러 가지 일들을 제재하고 몸매에 최고 우선순위를 두며 운동과 식생활 모두에서 맹렬하게 노력하길 원하기 때문이다.

운동의 경우에는 타깃 덴시티 서킷(target density circuits)을 할 것이다. 단기 감량 운동을 위한 가장 효과적인 방법은 바로 서킷트레이닝이다. 덴시티 윈도우(density window, 덴시티 운동기구에서 수치가 표시되는 소형 모니터)의 나머지를 압축시켜서 서킷의 강도를 대폭 끌어 올릴 것이다. 그러고는 목표를 줌으로서 사용 중인 무게를 완벽하게 할 것이다.

강도(intensity)는 전동 공구와도 같다. 제대로 사용하면 감량에 대단히 효과적이다.

올바르게 할 경우, 서킷 트레이닝은 감량을 위한 강도를 올리는 훌륭한 방법이다. 그런데 이걸 올바로 하는 경우는 거의 없다. 일반적으로 운동 대비 휴식 비율이 너무 낮아서 결과적으로는 카디오의 재미있는 버전이 되어 버리기도 한다.

그렇게 되면 서킷 트레이닝은 감량에 더 효과적일 수 있는 요소들을 모두 상실하게 된다.

이건 아슬아슬한 줄타기와도 같다. 원하는 강도를 얻기에 딱 맞을 정도로 나머지를 어떻게 압축시킬 수 있을까? 너무 많이 압축시키면 강도를 카디오와 바꾸게 된다. 너무 오래 쉬면 그냥 일반적인 근력 운동이 되어 버린다.

감량을 위한 선택: 타깃 덴시티 서킷

나는 이 서킷만 하는 프로그램을 오래 전에 시작한 바 있다. 정해진 양의 운동을 하고 그걸 최대한 빨리 하는 것으로, 크로스핏(CrossFit)과 유사하다. 항상 정확한 운동 자세를 유지한다는 점만 다르다.

하지만 나는 감량을 위해서는 서킷을 20분 정도는 해야 한다는 결론을 내렸다. 20분 미만의 서킷으로는 얻을 수 있는 것을 모두 얻지는 못한다. 20분보다 길어지면 강도가 떨어지면서 마치 에어로빅처럼 되어 버린다.

그래서 '운동 vs. 시간'의 스크립트를 뒤집어서 '시간 vs. 운동'으로 만들었다. 시간은 20분으로 설정되며 그 시간 동안 얼마나 많은 운동을 할 수 있을지 볼 것이다. 이건 찰스 스탠리의 덴시티 트레이닝과도 비슷하다. 다만 감량을 위해서 이걸 한다는 게 차이점이다.

이제 서킷을 시작하게 됐고 시간은 20분으로 정했다. 다음 과제는 목표로 삼을 라운드의 숫자를 정하는 것이다. 대부분의 사람들이 이 부분에서 큰 실수를 한다. 목표를 너무 무겁게 잡으면 근력 강화 운동이 된다. 너무 가벼우면 그룹 운동과 똑같아진다.

목표를 이렇게 설정하자. **최소 5라운드, 최대 9라운드로 한다.**

만약 5라운드보다 적게 하면, 케틀벨이 무겁거나 선택한 바디웨이트 운동의 난이도가 너무 힘들다는 것을 알 것이다. 반면 9라운드 이상 하면 케틀벨의 무게가 가볍거나 바디웨이트 운동의 난이도가 너무 쉽다는 것을 알 것이다.

또한, 각 서킷마다 케틀벨의 무게 또는 바디웨이트 운동의 난이도를 설정하라. 그러면 모든 동작들이 거의 같은 수준의 난이도에서 진행될 것이다.

벼락치기 프로그램에서의 식습관

우리는 이 프로그램에서 운동의 강도를 올리려고 한다. 이것뿐만이 아니다. 식이요법의 강도 또한 높일 것이다.

재미있는 사실은, 지금부터 하려는 것은 '하나의 변화' 프로그램에서 정한 것과 다르지 않다. '11가지 습관'을 똑같이 할 것이다. 차이점은 그들을 모두 동시에 한다는 것이다.

한 번에 하나씩을 추가하고 한 번에 식사 한 끼씩을 바꿔나가는 것은, 하나씩 생활에 적응시켜 나가면서 영원히 당신의 것으로 만들 수 있다는 점에서 천재적인 발상이다.

하지만 이 단계에서는 그렇게 시간이 많지 않기에 11개를 한 번에 동시에 할 예정이다.

습관 1: 일요일 또는 월요일에 그 주의 식사를 계획하라. 자유 식사 스케줄은 미리 정하라.

습관 2: 일요일 또는 월요일에 계획한 식사에 필요한 음식들을 사오기 위해 장을 보라.

습관 3: 일요일 또는 식사를 준비하고 요리하라. 그리고 끼니별로 나누어 놓아라.

습관 4: 식사일지를 써라. 일요일이나 월요일에 지난주의 식사일지를 검토하라.

습관 5: 매 식사마다 단백질을 섭취하라. 목표로 하는 체중의 1파운드당 매일 3/4g의 단백질을 섭취하도록 노력하라.

습관 6: 식사일지를 검토하고 섭취한 칼로리가 총 얼마인지를 살펴보라. 전체 칼로리와 체중 변화를 비교하라.

습관 7: 천천히 먹어라. 식사에 최소한 15분은 걸려야 한다.

습관 8: 80%의 포만감을 느끼면 먹는 것을 중단한다.

습관 9: 대부분의 식사에서 건강한 지방을 섭취해야 한다. 먹고 나서 허기를 느끼는 식사가 있으면 거기에 건강한 지방을 추가하라. 그러고 나서 포만감을 느끼는 데 도움이 되는지 확인한다.

습관 10: 섭취하는 탄수화물의 질을 확인하라. 대부분의 탄수화물을 현미, 퀴노아, 현미 파스타, 통밀 빵, 과일, 채소로부터 얻고 있는가?

습관 11: 감사일지를 매일 쓴다. 몸에 대해 마음에 드는 내용과 자랑스러운 부분과 감사하는 내용을 하나씩 써라.

일상생활에서는 새로운 습관들을 가지기 힘들다. 하지만 결혼식, 휴가, 중요한 생일파티 또는 동창회 등 꼭 참석해야 하는 행사의 데드라인이 있다면 그 데드라인으로 인한 지렛대 효과로 이 모든 것을 동시에 할 수 있을 것이다. 데드라인이 주는 감성적 지렛대 효과를 이용하라.

나는 긍정적 동기부여자(motivator)에 가깝다. 하지만 단기적으로는, 부정적 동기부여가 대단히 강력한 위력을 발휘한다. 이를테면 중요한 행사에서 살찐 모습을 보이면 안 된다는 걱정 등이다. 내 고객 중 몇 명은 한 번에 습관 하나씩을 익히는 것을 두 달간 힘들어 했다. 하지만 그들은 중요한 데드라인이 되자 두 달 전부터 모든 데드라인들을 동시에 실행에 옮겼다.

현실을 직시하자면, 이런 방법으로는 그 습관들을 장기적으로 유지시키기 힘들 것이다. 하지만 그게 중요하지 않은 경우도 있다. 특별한 날 멋져 보이고 싶은 것은 당연하다. 그 행사가 끝나면 다시 '하나의 변화' 프로그램으로 돌아가서 일생에 걸쳐서 습득할 습관들을 천천히 쌓아 가면 된다.

벼락치기 프로그램에서는 다음 세 가지 습관들은 즉각 완비되어야 한다.

습관 1: 식사를 매일 또는 매주 미리 계획하라.

습관 2: 장을 보라.

습관 3: 매주 월요일에 식사를 준비하고 요리하고 끼니별로 나누어 놓아라.

운동을 쳐다보기도 전에 식사일지를 검토하고 상점에 가서 필요한 음식을 구입하라. 이 단계에서는 아주 간단하게 설명하겠다.

음식은 곧 단백질이다. 생선 등 시푸드, 소고기, 닭고기, 돼지고기.

좋은 지방은 포만감을 주고 에너지를 줄 것이다. 아보카도, 견과류, 식물성 기름.

먹어도 되는 탄수화물은 야채, 과일, 현미, 퀴노아, 고구마 및 얌(yam)이다.

위 리스트에 없는 음식은 이 단계에서는 먹을 수 없다. '자유의 날(free day)'이 되어야 먹을 수 있다.

자유의 날에는 먹고 싶은 것을 먹어도 되지만 너무 폭식하지는 말라. 벼락치기 프로그램에서 자유의 날에는 원하는 질의 음식을 모두 먹어도 되지만, 그 양이 너무 많아서는 안 된다.

또 한 가지 중요한 점은, 자유의 날에도 술은 최대 두 잔으로 제한해야 한다. 그걸 못하겠다면 이 벼락치기 프로그램을 할 수 없다.

책 초반에 언급한 부분을 기억하는가? 음식의 양은 체중으로 연결되고, 음식의 질은 몸매를 결정한다. 우리는 지금 '하나의 변화' 프로그램과 같은 게임을 하고 있으며, 차이점이 있다면 그 게임의 속도가 훨씬 빠를 뿐이다.

식습관과 음식의 질을 아주 급속하게 변화시키기 위해서 데드라인이 주는 감성적 지렛대를 사용한다. 그러면서 결과도 증폭시킨다. 아주 간단한 원리다.

탄수화물 억제 다이어트를 할 것인가 말 것인가

답은 간단하다. 꼭 그래야 하는 상황이 아니거나 원하지 않는다면 안 해도 된다.

많은 훌륭한 트레이너들이 급박한 상황에서는 즉시 탄수화물 억제 다이어트에 돌입하는 것을 알고 있다. 그리고 연구에 따르면 탄수화물 억제 다이어트는 칼로리만 제한하는 것이 아니라 지방 감량 효과가 더 뛰어나다고 한다.

그런 까닭에, 나는 유명 트레이너인 발레리 워터스

와 처음 인터뷰를 한 날을 잊지 못할 것이다. 그녀는 그렇게 복잡한 방법은 근처에도 가지 않는다고 말했다. 그러면서도 그녀는 영화와 레드카펫에 서는 수많은 톱스타들의 몸매를 완벽하게 유지시키고 있다.

분명히 말하자면, 탄수화물 억제 다이어트는 의무사항이 아니다. 트레이너 경력 7년간 나는 단 한 번도 특정 영양소를 제한하는 방법을 사용한 적이 없다.

관건은 다음의 세 가지 원칙이다. 아주 단순하다.

- 양
- 단백질
- 질: 탄수화물 및 지방

사실 고객 중 많은 이들은 탄수화물 억제 다이어트를 즐긴다. 그건 재미있기도 하다. 만약 오랫동안 다른 모든 것을 성공시킨 경험이 있다면, 탄수화물 억제 다이어트는 새로운 재미를 선사할 것이다.

벼락치기 프로그램에서의 각 운동들

벼락치기 프로그램은 2단계로 구성돼 있다.

- 타깃 덴시티 서킷
- 신진대사 근력

먼저 타깃 덴시티 트레이닝 단계의 운동들을 살펴보자.

5회씩 5세트 또는 5회씩 3세트

타깃 덴시티 운동에서 느린 속도로 하는 유일한 운동이다. 5세트 운동은 통상적인 근력 운동 프로그램이다. 5회 5세트를 하는 날의 가장 큰 혜택을 말하자면 이렇다. 더 강해질수록, 다른 힘든 운동을 하는 날 더 어려운 프로그램을 소화할 수 있다.

5회씩 5세트씩 하는 운동에서는 단계별 푸시업, 단계별 풀업 및 데드리프트를 하게 된다. 들 수 있는 가장 무거운 무게에 도전하고 5회씩 5세트를 하라. 원하는 만큼 쉬어도 좋으며 각 동작의 속도 역시 결정할 수 있다. 반복횟수 5회는 그렇게 많은 것은 아니므로 평소보다 더 무거운 무게를 들 수 있을 것이다.

사람들은 항상 묻는다. "무게를 얼마나 들어야 합니까?"

좋은 자세를 유지할 수 있는 범위 내에서 가장 무거운 무게를 들어야 한다. 반복횟수를 줄인 근력 운동을 처음 해보는 사람들은 얼마나 무거운 무게를 들어야 하는지 잘 모르는 경우가 많다. 이걸 해 보면, 반복횟수가 많은 근력 운동과는 피로, 심장박동, 근육 통증 등의 느낌이 다르다는 것을 알 수 있다. 완전히 다른 느낌 속에서 자세를 유지하면서 무게의 한계에 도전하는 것은 쉽지 않다. 데드리프트나 푸시업 및 풀업을 아주 타이트하고 강하게 시도하기 바란다.

타깃 덴시티 서킷 단계에서 근력 운동을 하는 날에는 반복횟수를 줄이고 5세트를 한다. 더 무거운 무게를 시도하고 더 난이도 높은 동작을 하길 진정으로 바라게 될 것이다. 왜냐하면 이번에 더 무거운 것에 도전하면서 강해질 것이기 때문이다.

대부분의 사람들은 원하는 몸매를 얻을 만큼 충분히 강하지 않다. 바로 여기서 그 문제를 해결할 것이다. 단계별 풀업에 나온 힘든 동작들을 시도하고 데드리프트 무게를 추가시킬 훌륭한 타이밍이다.

첫 번째 20분 운동

20분 타깃 덴시티 서킷	동작	반복횟수
	쓰러스터(Thruster)	10
	단계별 풀업	5

이 운동은 인기가 높다. 내가 쓰러스터와 풀업을 조합해서 하는 사람을 처음 본 건 프란(Fran)이라는 크로스핏 운동에서였다. 크로스핏에서는 이게 약간 다른 방식이었다. 정해진 양의 운동을 하고서 얼마나 오래 할 수 있는지를 봤다. 그들은 항상 드는 특정한 무게를 정해 놓으며, 쓰러스터에 사용하는 바벨이 따로 있다. 그리고 키핑 풀업을 한다. 우리가 하려는 것과는 완전히 다른 셈이다.

우리는 지방 감량이 목표이기 때문에 시간을 정해 놓고 감량을 위해 필요한 양의 운동을 한다.

타깃 덴시티 서킷을 하는 방법

쓰러스터를 10회 하고(동작 설명은 책 후반부 운동 섹션을 보라) 풀업을 5개 한 후에 이것을 20분 내에 최대한 많이 반복하라. 필요하면 언제라도 쉬어도 좋고, 세트 중간에도 괜찮다.

아마도 현실에서는 이렇게 될 가능성이 높다. 첫 세트에서 쓰러스터 반복횟수 10번을 채우고 풀업도 5번 성공한다. 그리고 30초간 쉰다.

다음 세트에서 쓰러스터를 8회 하고 10초 쉬었다가 나머지 2개를 채운다. 풀업도 마찬가지로 진행한다. 4개를 하고서 10초쯤 쉬었다가 나머지를 할 수도 있다.

세 번째 세트에서 쓰러스터를 4회 하고서 쉬었다가 2개를 더 하고 2개를 더 하고 다시 쉬었다가 나머지를 한다. 풀업에서도 2개 했다가 쉬고, 1개를 더 하고 쉬었다가 1개 더 하고를 계속 반복할 수 있다.

부분 풀업은 이 운동에서 아주 좋으며, 네거티브 풀업도 마찬가지다. 3초간 매달리기 풀업도 괜찮다. 서두르지만 않으면 된다.

여기서 단계별 풀업 세트당 5회와 쓰러스터 세트당 10회를 거의 같은 난이도로 설정해야 한다는 점을 명심하라. 위와 같이 운동 2개로 이뤄진 슈퍼세트을 설정하면 20분 내에 5라운드에서 9라운드까지 할 수 있을 것이다.

두 번째 20분 운동

20분 타깃 덴시티 서킷	동작	반복횟수 / 거리
	케틀벨 1개 스윙	25
	레니게이드 로우	5
	워킹 런지	50피트

케틀벨 스윙을 25회 하고서 양쪽 팔로 레니게이드 로우를 한 후에 50피트 거리의 워킹 런지를 하라. 그게 1라운드다. 처음 시도하는 사람들에겐 20분 내에 5라운드를 마치기가 힘들 수도 있다. 즐기면서 하면 된다.

세 번째 20분 운동

	동작	반복횟수
20분 타깃 덴시티 서킷	케틀벨 1개 벤트오버로우	10
	단계별 푸시업	10
	케틀벨 2개 스쿼트	10

아마 이것이 가장 간단한 타깃 덴시티 서킷일 것이다. 벤트오버로우와 푸시업과 케틀벨 스쿼트를 거의 유사한 난이도로 설정하면 된다. 필요하면 휴식을 취하면서 완벽한 자세를 유지하라. 20분 내에 5라운드에서 9라운드까지 할 수 있도록 세트를 구성해야 한다.

'체중 끌어내리기' 프로그램과 '벼락치기' 프로그램의 차이

이제 타깃 덴시티 서킷 단계가 어떻게 진행되는지 알 것이다. 그렇다면 다음 질문은 벼락치기 프로그램에서 신진대사 근력 단계를 어떻게 진행하는지에 대해서다.

벼락치기 프로그램에서의 근력 단계는 다음 3가지에서 다르다.

1. 체중 끌어내리기 프로그램에서는 세트당 6회에서 12회까지 반복횟수의 범위가 넓었으나, 벼락치기 단계에서는 10에서 12까지로 아주 좁다. 반복횟수 범위를 채우기 위해서 케틀벨의 무게와 바디웨이트 운동의 난이도를 조절하게 될 것이다. 각 운동뿐 아니라 각 세트까지도 그날의 컨디션에 따라서 필요한 만큼 조절하면 된다.
2. 벼락치기 프로그램에서는 첫째 주와 둘째 주에서는 세트당 반복횟수가 10회에서 12회 사이이다. 그리고 마지막 2주 동안에는 세트당 반복횟수가 12회에서 15회까지다. 마지막 2주는 꽤 힘들 것이다. 필요하다면 케틀벨의 무게와 바디웨이트 운동의 난이도를 조절하라. 위의 반복횟수를 채우기 위해서 무게를 낮추거나 더 쉬운 난이도를 선택하라.
3. 벼락치기 프로그램에서는 운동 두 개를 조합한 슈퍼세트를 2개 하는 대신에 4개의 운동들을 순서대로 하는 긴 세트가 있다. 그 4개를 다 끝내기 전까지는 쉬면 안 된다.

타깃 덴시티 서킷의 규칙

- 만약 20분 내에 끝낸 라운드 숫자가 5 미만이면, 너무 무거운 무게를 든 것이다.
- 만약 20분 내에 끝낸 라운드 숫자가 9 이상이면, 너무 가벼운 무게를 든 것이다.

전통적인 시간 제한 운동들이나 덴시티 트레이닝과는 달리, 타깃 덴시티 서킷은 자체적으로 규제하도록 되어 있다. 가능한 최고의 감량 결과를 내기 위해 적절한 무게를 조절할 줄 알아야 한다.

벼락치기! 프로그램

벼락치기! 1주차

일요일 및/또는 월요일

음식	일지 검토	계획	준비	요리

화요일: 근력

근력 슈퍼세트	동작	세트	반복횟수
	데드리프트	5	4~5
	단계별 푸시업	5	4~5

근력	동작	세트	거리
	워킹 런지	2	50피트

근력	동작	세트	반복횟수
	단계별 풀업	5	4~5

인터벌 트레이닝	동작	인터벌	시간
	케틀벨 1개 스윙	30초 운동, 30초 휴식	6분

목요일: 타깃 덴시티 서킷: 20분간

20분 타깃 덴시티 서킷	동작	반복횟수
	쓰러스터	10
	단계별 풀업	5

근력 및 코어 슈퍼세트	동작	세트	반복횟수/시간
	싱글레그 데드리프트	1	4~5
	단계별 플랭크	1	30~60초

토요일: 근력

근력 슈퍼세트	동작	세트	반복횟수
	발뒤꿈치 들고 스플릿 스쿼트	5	4~5
	단계별 풀업	5	4~5

근력	동작	세트	거리
	워킹 런지	2	50피트

근력	동작	세트	반복횟수
	단계별 푸시업	5	4~5

인터벌 트레이닝	동작	인터벌	시간
	케틀벨 1개 스윙	30초 운동, 30초 휴식	8분

벼락치기! 2주차

일요일 및/또는 월요일

음식	일지 검토	계획	준비	요리

화요일: 타깃 덴시티 서킷, 20분간

20분 타깃 덴시티 서킷	동작	반복횟수
	케틀벨 1개 벤트오버로우	10
	단계별 푸시업	10
	케틀벨 2개 스쿼트	10

근력 및 코어 슈퍼세트	동작	세트	반복횟수/시간
	싱글레그 데드리프트	2	4~5
	단계별 플랭크	2	30~60초

목요일: 근력

근력 슈퍼세트	동작	세트	반복횟수
	데드리프트	5	4~5
	단계별 푸시업	5	4~5

근력	동작	세트	거리
	워킹 런지	2	50피트

근력	동작	세트	반복횟수
	단계별 풀업	5	4~5

인터벌 트레이닝	동작	인터벌	시간
	케틀벨 1개 스윙	30초 운동, 30초 휴식	10분

토요일: 타깃 덴시티 서킷, 20분간

20분 타깃 덴시티 서킷	동작	반복횟수/거리
	케틀벨 1개 스윙	25
	레니게이드 로우	5
	워킹 런지	50피트

근력 및 코어 슈퍼세트	동작	세트	반복횟수/시간
	케틀벨 2개 밀리터리 프레스	2	4~5
	단계별 힙 브릿지 또는 사이드 플랭크	2	30~60초

벼락치기! 3주차

일요일 및/또는 월요일

음식	일지 검토	계획	준비	요리

화요일: 근력

근력 슈퍼세트	동작	세트	반복횟수
	데드리프트	5	4~5
	단계별 푸시업	5	4~5

근력	동작	세트	거리
	워킹 런지	2	50피트

근력	동작	세트	반복횟수
	단계별 풀업	5	4~5

인터벌 트레이닝	동작	인터벌	시간
	케틀벨 1개 스윙	30초 운동, 30초 휴식	12분

목요일: 타깃 덴시티 서킷, 20분간

20분 타깃 덴시티 서킷	동작	반복횟수 / 거리
	케틀벨 1개 스윙	25
	레니게이드 로우	5
	워킹 런지	50피트

근력 및 코어 슈퍼세트	동작	세트	반복횟수/시간
	케틀벨 2개 밀리터리 프레스	3	4~5
	단계별 힙 브릿지 또는 사이드 플랭크	3	30~60초

토요일: 타깃 덴시티 서킷, 20분간

20분 타깃 덴시티 서킷	동작	반복횟수
	쓰러스터	10
	단계별 풀업	5

근력 및 코어 슈퍼세트	동작	세트	반복횟수/시간
	싱글레그 데드리프트	3	4~5
	단계별 플랭크	3	30~60초

벼락치기! 4주차

일요일 및/또는 월요일

음식	일지 검토	계획	준비	요리

화요일: 타깃 덴시티 서킷, 20분간

20분 타깃 덴시티 서킷	동작	반복횟수
	케틀벨 1개 벤트오버로우	10
	단계별 푸시업	10
	케틀벨 2개 스쿼트	10

근력 및 코어 슈퍼세트	동작	세트	반복횟수/시간
	싱글레그 데드리프트	3	4~5
	단계별 플랭크	3	30~60초

목요일: 타깃 덴시티 서킷, 20분간

	동작	반복횟수 / 거리
20분 타깃 덴시티 서킷	케틀벨 1개 스윙	25
	레니게이드 로우	5
	워킹 런지	50피트

	동작	세트	반복횟수/시간
근력 및 코어 슈퍼세트	케틀벨 2개 밀리터리 프레스	3	4~5
	단계별 힙 브릿지 또는 사이드 플랭크	3	30~60초

토요일: 타깃 덴시티 서킷, 20분간

	동작	반복횟수
20분 타깃 덴시티 서킷	쓰러스터	10
	단계별 풀업	5

	동작	세트	반복횟수/시간
근력 및 코어 슈퍼세트	싱글레그 데드리프트	3	4~5
	단계별 플랭크	3	30~60초

벼락치기! 5주차

일요일 및/또는 월요일

음식	일지 검토	계획	준비	요리

화요일: 신진대사 및 지구력

	동작	세트	시간
코어	단계별 힙 브릿지 또는 사이드 플랭크	2	15~45초
	단계별 플랭크	2	15~45초

	동작	세트	반복횟수
서킷	케틀벨 2개 밀리터리 프레스	2	10~12
	케틀벨 2개 스쿼트	2	10~12
	단계별 풀업	2	10~12
	싱글레그 데드리프트	2	10~12

인터벌 트레이닝	동작	인터벌	시간
	케틀벨 1개 스윙	30초 운동, 60초 휴식	3분

목요일: 신진대사 및 지구력

코어	동작	세트	시간
	단계별 힙 브릿지 또는 사이드 플랭크	2	15~45초
	단계별 플랭크	2	15~45초

서킷	동작	세트	반복횟수/거리
	단계별 푸시업	2	10~12
	싱글레그 데드리프트	2	10~12
	단계별 풀업	2	10~12
	워킹 런지	2	50피트

인터벌 트레이닝	동작	인터벌	시간
	케틀벨 1개 스윙	30초 운동, 60초 휴식	4분 30초

토요일: 신진대사 및 지구력

코어	동작	세트	시간
	단계별 힙 브릿지 또는 사이드 플랭크	2	15~45초
	단계별 플랭크	2	15~45초

서킷	동작	세트	반복횟수
	케틀벨 2개 밀리터리 프레스	2	10~12
	케틀벨 2개 스쿼트	2	10~12
	단계별 풀업	2	10~12
	발뒤꿈치 들고 스플릿 스쿼트	2	10~12

인터벌 트레이닝	동작	인터벌	시간
	케틀벨 1개 스윙	30초 운동, 60초 휴식	6분

벼락치기! 6주차

일요일 및/또는 월요일

음식	일지 검토	계획	준비	요리

화요일: 신진대사 및 지구력

코어	동작	세트	시간
	단계별 힙 브릿지 또는 사이드 플랭크	2	30~60초
	단계별 플랭크	2	30~60초

서킷	동작	세트	반복횟수
	단계별 푸시업	3	10~12
	케틀벨 2개 스쿼트	3	10~12
	트라이포드 로우	3	10~12
	싱글레그 데드리프트	3	10~12

인터벌 트레이닝	동작	인터벌	시간
	케틀벨 1개 스윙	30초 운동, 60초 휴식	7분 30초

목요일: 신진대사 및 지구력

코어	동작	세트	시간
	단계별 힙 브릿지 또는 사이드 플랭크	2	30~60초
	단계별 플랭크	2	30~60초

서킷	동작	세트	반복횟수
	케틀벨 2개 밀리터리 프레스	3	10~12
	싱글레그 데드리프트	3	10~12
	단계별 풀업	3	10~12
	단계별 런지 또는 스플릿 스쿼트	3	10~12

인터벌 트레이닝	동작	인터벌	시간
	케틀벨 1개 스윙	30초 운동, 60초 휴식	9분

토요일: 신진대사 지구력

	동작	세트	시간
코어	단계별 힙 브릿지 또는 사이드 플랭크	2	30~60초
	단계별 플랭크	2	30~60초

	동작	세트	반복횟수
서킷	레니게이드 로우	3	4~6
	쓰러스터	3	10~12
	싱글레그 데드리프트	3	10~12

	동작	인터벌	시간
인터벌 트레이닝	케틀벨 1개 스윙	30초 운동, 60초 휴식	11분 30초

벼락치기! 7주차

일요일 및/또는 월요일

음식	일지 검토	계획	준비	요리

화요일: 신진대사 및 지구력

	동작	세트	시간
코어	단계별 힙 브릿지 또는 사이드 플랭크	2	30~60초
	단계별 플랭크	2	30~60초

	동작	세트	반복횟수/거리
서킷	케틀벨 2개 밀리터리 프레스	3	12~15
	케틀벨 2개 스쿼트	3	12~15
	단계별 풀업	3	12~15
	싱글레그 데드리프트	3	50피트

	동작	인터벌	시간
인터벌 트레이닝	케틀벨 1개 스윙	30초 운동, 60초 휴식	13분

목요일: 신진대사 및 지구력

코어	동작	세트	시간
	단계별 힙 브릿지 또는 사이드 플랭크	2	30~60초
	단계별 플랭크	2	30~60초

서킷	동작	세트	반복횟수/거리
	단계별 푸시업	3	12~15
	싱글레그 데드리프트	3	12~15
	트라이포드 로우	3	12~15
	워킹 런지	3	50피트

인터벌 트레이닝	동작	인터벌	시간
	케틀벨 1개 스윙	30초 운동, 60초 휴식	14분 30초

토요일: 신진대사 및 지구력

코어	동작	세트	시간
	단계별 힙 브릿지 또는 사이드 플랭크	2	30~60초
	단계별 플랭크	2	30~60초

서킷	동작	세트	반복횟수
	케틀벨 2개 밀리터리 프레스	3	12~15
	케틀벨 2개 스쿼트	3	12~15
	단계별 풀업	3	12~15
	단계별 런지 또는 스플릿 스쿼트	3	12~15

인터벌 트레이닝	동작	인터벌	시간
	케틀벨 1개 스윙	30초 운동, 60초 휴식	14분 30초

벼락치기! 8주차

일요일 및/또는 월요일

음식	일지 검토	계획	준비	요리

화요일: 신진대사 및 지구력

코어	동작	세트	시간
	단계별 힙 브릿지 또는 사이드 플랭크	2	60~90초
	단계별 플랭크	2	60~90초

서킷	동작	세트	반복횟수
	단계별 푸시업	3	12~15
	케틀벨 2개 스쿼트	3	12~15
	트라이포드 로우	3	12~15
	싱글레그 데드리프트	3	12~15

인터벌 트레이닝	동작	인터벌	시간
	케틀벨 1개 스윙	30초 운동, 60초 휴식	14분 30초

목요일: 신진대사 및 지구력

코어	동작	세트	시간
	단계별 힙 브릿지 또는 사이드 플랭크	2	60~90초
	단계별 플랭크	2	60~90초

서킷	동작	세트	반복횟수
	케틀벨 2개 밀리터리 프레스	3	12~15
	싱글레그 데드리프트	3	12~15
	단계별 풀업	3	12~15
	단계별 런지 또는 스플릿 스쿼트	3	12~15

인터벌 트레이닝	동작	인터벌	시간
	케틀벨 1개 스윙	30초 운동, 60초 휴식	14분 30초

토요일: 신진대사 및 지구력

	동작	세트	시간
코어	단계별 힙 브릿지 또는 사이드 플랭크	2	60~90초
	단계별 플랭크	2	60~90초

	동작	세트	반복횟수
서킷	레니게이드 로우	3	6~8
	쓰러스터	3	12~15
	싱글레그 데드리프트	3	12~15

	동작	인터벌	시간
인터벌 트레이닝	케틀벨 1개 스윙	30초 운동, 60초 휴식	14분 30초

CHAPTER 27

'벼락치기!' 리믹스

아마도 벼락치기 프로그램을 1년에 두 번 하게 될 것이다. 그리고 필요하다면 이것을 16주간 연속으로 하는 것도 가능하다. 이렇게까지 하고 싶지는 않더라도 꼭 필요한 경우가 있을 수 있다. 고객 중에는 결혼식, 이혼, 고등학교 동창회, 10년째 생일 및 10주년 기념일 등의 행사를 앞두고 '벼락치기' 프로그램을 더 길게 하는 경우가 있었다.

재차 강조하자면, 기본적으로는 체중 끌어내리기 프로그램을 항상 할 것을 권장한다. 그러면서 목표를 향해 천천히 나아가고, 목표를 사정권 내에 두는 것도 좋다. 그리고 8주간 스퍼트를 해야 할 급박한 상황이 되면 벼락치기 프로그램을 하는 것이다.

하지만 앞서 말했듯이 일이 항상 계획대로 되는 것은 아니다. 벼락치기를 개조한 '벼락치기 리믹스' 프로그램을 원할 때 재량껏 사용하면 된다. 매년 한 번은 벼락치기 프로그램을 쓰고 두 번째로는 리믹스 프로그램을 쓸 수도 있고, 아니면 두 번 다 '벼락치기 리믹스' 프로그램을 써도 된다.

이 프로그램은 벼락치기의 기본 원칙을 따르지만, 미세한 차이점들이 있다.

1. 벼락치기 리믹스에서의 타깃 덴시티 서킷 단계는 제한시간 20분 1회 대신에 두 번의 10분 운동으로 구성된다. 첫 서킷에 10분을 쓰고 3분간 쉰 후에 두 번째 서킷을 10분간 한다.

2. 10분간의 타깃 덴시티 서킷에서 최소 2라운드, 최대 4라운드까지 할 수 있다.

3. 타깃 덴시티 서킷 단계에서 근력 운동을 하는 날은 더 힘들 것이다. 이날은 세트당 무거운 무게를 3번 들게 된다. 여기서는 정말로 젖 먹던 힘까지 다 끌어내야 할 것이다. 더 무거운 것에 도전하며 강해지는 과정이기 때문이다. 대부분의 사람들은 원하는 몸매를 얻을 만큼 충분히 강하지 않다. 바로 여기서 우리는 그 문제를 해결할 것이다. 단계별 풀업에 나온 힘든 동작들을 시도하고 데드리프트 무게를 올릴 훌륭한 타이밍이다.

4. 벼락치기 리믹스의 신진대사 근력 단계에서는 첫째 주와 둘째 주에는 세트당 8~10회의 반복횟수를 하게 될 것이고 마지막 2주에는 세트당 6~8회가 될 것이다. 세트당 반복횟수가 줄면서 무게 및 난이도는 높아지고 엄청나게 강해질 것이다.

벼락치기 리믹스 프로그램

벼락치기! 리믹스 1주차

일요일 및/또는 월요일

음식	일지 검토	계획	준비	요리

화요일: 근력

근력 슈퍼세트	동작	세트	반복횟수
	데드리프트	5	2~3
	단계별 푸시업	5	2~3

근력	동작	세트	거리
	워킹 런지	2	50피트

근력	동작	세트	반복횟수
	단계별 풀업	5	2~3

인터벌 트레이닝	동작	인터벌	시간
	케틀벨 1개 스윙	30초 운동, 30초 휴식	6분

목요일: 타깃 덴시티, 10분 서킷 2회

10분 타깃 덴시티 서킷	동작	반복횟수
	케틀벨 2개 스쿼트	5
	케틀벨 2개 스윙	10

10분 타깃 덴시티 서킷	동작	반복횟수
	단계별 풀업	5
	단계별 푸시업	10

근력 및 코어 슈퍼세트	동작	세트	시간
	단계별 힙 브릿지 또는 사이드 플랭크	3	30~60초
	단계별 플랭크	3	30~60초

토요일: 근력

근력 슈퍼세트	동작	세트	반복횟수
	케틀벨 2개 스쿼트	5	2~3
	단계별 풀업	5	3

근력	동작	세트	거리
	워킹 런지	2	50피트

근력	동작	세트	거리
	단계별 푸시업	2	2~3

인터벌 트레이닝	동작	인터벌	시간
	케틀벨 1개 스윙	30초 운동, 30초 휴식	8분

벼락치기! 리믹스 2주차

일요일 및/또는 월요일

음식	일지 검토	계획	준비	요리

화요일: 타깃 덴시티, 10분 서킷 2회

10분 타깃 덴시티 서킷	동작	반복횟수
	쓰러스터	10
	레니게이드 로우	5

10분 타깃 덴시티 서킷	동작	반복횟수
	쓰러스터	10
	케틀벨 2개 스윙	10

근력 및 코어 슈퍼세트	동작	세트	반복횟수/시간
	단계별 풀업	3	2~3
	단계별 힙 브릿지 또는 사이드 플랭크	3	30~60초

목요일: 근력

근력 및 코어 슈퍼 세트	동작	세트	반복횟수
	데드리프트	5	2~3
	단계별 푸시업	5	2~3

근력	동작	세트	거리
	워킹 런지	2	50피트

근력	동작	세트	거리
	단계별 푸시업	5	2~3

인터벌 트레이닝	동작	인터벌	시간
	케틀벨 1개 스윙	30초 운동, 30초 휴식	10분

토요일: 타깃 덴시티, 10분 서킷 2회

10분 타깃 덴시티 서킷	동작	반복횟수
	레니게이드 로우	5
	쓰러스터	10

10분 타깃 덴시티 서킷	동작	반복횟수
	단계별 푸시업	10
	케틀벨 2개 스윙	10

근력 및 코어 슈퍼 세트	동작	세트	반복횟수/시간
	단계별 풀업	3	2~3
	단계별 플랭크	3	30~60초

벼락치기! 리믹스 3주차

일요일 및/또는 월요일

음식	일지 검토	계획	준비	요리

화요일: 근력

근력 및 코어 슈퍼 세트	동작	세트	반복횟수
	단계별 풀업	5	2~3
	단계별 플랭크	5	2~3

근력	동작	세트	거리
	워킹 런지	2	50피트

근력	동작	세트	거리
	단계별 푸시업	5	2~3

인터벌 트레이닝	동작	인터벌	시간
	케틀벨 1개 스윙	30초 운동, 30초 휴식	12분

목요일: 타깃 덴시티, 10분 서킷 2회

10분 타깃 덴시티 서킷	동작	반복횟수
	쓰러스터	10
	단계별 풀업	5

10분 타깃 덴시티 서킷	동작	반복횟수
	단계별 푸시업	10
	단계별 풀업	5

근력 및 코어 슈퍼 세트	동작	세트	반복횟수/시간
	싱글레그 데드리프트	3	2~3
	단계별 플랭크	3	30~60초

토요일: 타깃 덴시티, 10분 서킷 2회

10분 타깃 덴시티 서킷	동작	반복횟수
	케틀벨 2개 스쿼트	5
	케틀벨 2개 스윙	10

10분 타깃 덴시티 서킷	동작	반복횟수
	단계별 풀업	5
	단계별 푸시업	10

근력 및 코어 슈퍼 세트	동작	세트	반복횟수/시간
	단계별 힙 브릿지 또는 사이드 플랭크	3	2~3
	단계별 플랭크	3	30~60초

벼락치기! 리믹스 4주차

일요일 및/또는 월요일

음식	일지 검토	계획	준비	요리

화요일: 타깃 덴시티, 10분 서킷 2회

10분 타깃 덴시티 서킷	동작	반복횟수
	쓰러스터	10
	레니게이드 로우	5

10분 타깃 덴시티 서킷	동작	반복횟수
	쓰러스터	10
	케틀벨 2개 스윙	10

근력 및 코어 슈퍼 세트	동작	세트	반복횟수/시간
	단계별 풀업	3	2~3
	단계별 힙 브릿지 또는 사이드 플랭크	3	30~60초

목요일: 타깃 덴시티, 10분 서킷 2회

10분 타깃 덴시티 서킷	동작	반복횟수
	레니게이드 로우	5
	케틀벨 2개 스윙	10

10분 타깃 덴시티 서킷	동작	반복횟수
	단계별 푸시업	10
	단계별 풀업	5

근력 및 코어 슈퍼 세트	동작	세트	반복횟수/시간
	단계별 풀업	3	2~3
	단계별 힙 브릿지 또는 사이드 플랭크	3	30~60초

토요일: 타깃 덴시티, 10분 서킷 2회

10분 타깃 덴시티 서킷	동작	반복횟수
	쓰러스터	10
	단계별 풀업	5

10분 타깃 덴시티 서킷	동작	반복횟수
	단계별 푸시업	10
	단계별 풀업	5

근력 및 코어 슈퍼 세트	동작	세트	반복횟수/시간
	싱글레그 데드리프트	3	2~3
	단계별 플랭크	3	30~60초

벼락치기! 리믹스 5주차

일요일 및/또는 월요일

음식	일지 검토	계획	준비	요리

화요일: 신진대사 및 근력

코어	동작	세트	시간
	단계별 힙 브릿지 또는 사이드 플랭크	2	15~45초
	단계별 플랭크	2	15~45초

서킷	동작	세트	반복횟수
	케틀벨 2개 밀리터리 프레스	2	8~10
	케틀벨 2개 스쿼트	2	8~10
	단계별 풀업	2	8~10
	싱글레그 데드리프트	2	8~10

인터벌 트레이닝	동작	인터벌	시간
	케틀벨 1개 스윙	30초 운동, 30초 휴식	4분 30초

목요일: 신진대사 및 근력

코어	동작	세트	시간
	단계별 힙 브릿지 또는 사이드 플랭크	2	15~45초
	단계별 플랭크	2	15~45초

서킷	동작	세트	반복횟수/거리
	단계별 푸시업	2	8~10
	싱글레그 데드리프트	2	8~10
	트라이포드 로우	2	8~10
	워킹 런지	2	50피트

인터벌 트레이닝	동작	인터벌	시간
	케틀벨 1개 스윙	30초 운동, 60초 휴식	4분 30초

토요일: 신진대사 및 근력

코어	동작	세트	시간
	단계별 힙 브릿지 또는 사이드 플랭크	2	15~45초
	단계별 플랭크	2	15~45초

서킷	동작	세트	반복횟수
	케틀벨 2개 밀리터리 프레스	2	8~10
	케틀벨 2개 스쿼트	2	8~10
	단계별 풀업	2	8~10
	단계별 워킹 런지 또는 스플릿 스쿼트	2	8~10

인터벌 트레이닝	동작	인터벌	시간
	케틀벨 1개 스윙	30초 운동, 60초 휴식	6분

벼락치기! 리믹스 6주차

일요일 및/또는 월요일

음식	일지 검토	계획	준비	요리

화요일: 신진대사 및 근력

코어	동작	세트	시간
	단계별 힙 브릿지 또는 사이드 플랭크	2	30~60초
	단계별 플랭크	2	30~60초

서킷	동작	세트	반복횟수/거리
	단계별 푸시업	3	8~10
	케틀벨 2개 스쿼트	3	8~10
	트라이포드 로우	3	8~10
	싱글레그 데드리프트	3	50피트

인터벌 트레이닝	동작	인터벌	시간
	케틀벨 1개 스윙	30초 운동, 60초 휴식	7분 30초

목요일: 신진대사 및 근력

코어	동작	세트	시간
	단계별 힙 브릿지 또는 사이드 플랭크	2	30~60초
	단계별 플랭크	2	30~60초

서킷	동작	세트	반복횟수/거리
	케틀벨 2개 밀리터리 프레스	3	8~10
	싱글레그 데드리프트	3	8~10
	단계별 풀업	3	8~10
	워킹 런지	3	50피트

인터벌 트레이닝	동작	인터벌	시간
	케틀벨 1개 스윙	30초 운동, 60초 휴식	9분

토요일: 신진대사 및 근력

코어	동작	세트	시간
	단계별 힙 브릿지 또는 사이드 플랭크	2	30~60초
	단계별 플랭크	2	30~60초

서킷	동작	세트	반복횟수
	레니게이드 로우	3	8~10
	쓰러스터	3	8~10
	싱글레그 데드리프트	3	8~10

인터벌 트레이닝	동작	인터벌	시간
	케틀벨 1개 스윙	30초 운동, 60초 휴식	11분 30초

벼락치기! 리믹스 7주차

일요일 및/또는 월요일

음식	일지 검토	계획	준비	요리

화요일: 신진대사 및 근력

코어	동작	세트	시간
	단계별 힙 브릿지 또는 사이드 플랭크	2	30~60초
	단계별 플랭크	2	30~60초

서킷	동작	세트	반복횟수
	케틀벨 2개 밀리터리 프레스	3	6~8
	케틀벨 2개 스쿼트	3	6~8
	단계별 풀업	3	6~8
	싱글레그 데드리프트	3	6~8

인터벌 트레이닝	동작	인터벌	시간
	케틀벨 1개 스윙	30초 운동, 60초 휴식	13분

목요일: 신진대사 및 근력

코어	동작	세트	시간
	단계별 힙 브릿지 또는 사이드 플랭크	2	30~60초
	단계별 플랭크	2	30~60초

서킷	동작	세트	반복횟수/거리
	단계별 푸시업	3	6~8
	싱글레그 데드리프트	3	6~8
	트라이포드 로우	3	6~8
	워킹 런지	3	50피트

인터벌 트레이닝	동작	인터벌	시간
	케틀벨 1개 스윙	30초 운동, 60초 휴식	14분 30초

토요일: 신진대사 및 근력

코어	동작	세트	시간
	단계별 힙 브릿지 또는 사이드 플랭크	2	30~60초
	단계별 플랭크	2	30~60초

서킷	동작	세트	반복횟수
	케틀벨 2개 밀리터리 프레스	3	6~8
	케틀벨 2개 스쿼트	3	6~8
	단계별 풀업	3	6~8
	단계별 런지 또는 스플릿 스쿼트	3	6~8

인터벌 트레이닝	동작	인터벌	시간
	케틀벨 1개 스윙	30초 운동, 60초 휴식	14분 30초

벼락치기! 리믹스 8주차

일요일 및/또는 월요일

음식	일지 검토	계획	준비	요리

화요일: 신진대사 및 근력

코어	동작	세트	시간
	단계별 힙 브릿지 또는 사이드 플랭크	2	60~90초
	단계별 플랭크	2	60~90초

서킷	동작	세트	반복횟수
	단계별 푸시업	4	6~8
	케틀벨 2개 스쿼트	4	6~8
	트라이포드 로우	4	6~8
	싱글레그 데드리프트	4	6~8

인터벌 트레이닝	동작	인터벌	시간
	케틀벨 1개 스윙	30초 운동, 60초 휴식	14분 30초

목요일: 신진대사 및 근력

코어	동작	세트	시간
	단계별 힙 브릿지 또는 사이드 플랭크	1	60~90초
	단계별 플랭크	1	60~90초

서킷	동작	세트	반복횟수/거리
	케틀벨 2개 밀리터리 프레스	4	6~8
	싱글레그 데드리프트	4	6~8
	트라이포드 로우	4	6~8
	워킹 런지	4	50피트

인터벌 트레이닝	동작	인터벌	시간
	케틀벨 1개 스윙	30초 운동, 60초 휴식	14분 30초

토요일: 신진대사 및 근력

코어	동작	세트	시간
	단계별 힙 브릿지 또는 사이드 플랭크	2	60~90초
	단계별 플랭크	2	60~90초

서킷	동작	세트	반복횟수
	레니게이드 로우	4	6~8
	쓰러스터	4	6~8
	싱글레그 데드리프트	4	6~8

인터벌 트레이닝	동작	인터벌	시간
	케틀벨 1개 스윙	30초 운동, 60초 휴식	14분 30초

벼락치기 리뷰

1년에 두 번은 전력을 다해야 할 상황이 온다.

언제나 그렇듯이, 식사 준비가 그 주의 가장 중요한 첫 번째 운동이다.

벼락치기 단계를 진행할 때는 설정한 목표로 인해 생기는 감성적 지렛대를 이용해서 식사 관련 11가지 습관을 모두 동시에 실행하기 바란다.

서킷 트레이닝을 적극 활용하라. 20분짜리 타깃 덴시티 서킷을 할 경우에는 최소 5라운드에서 최대 9라운드를 목표로 하라. 그리고 10분짜리 타깃 덴시티 서킷을 2개 하는 '벼락치기' 리믹스를 할 경우에는 매 10분마다 최소 2라운드에서 4라운드를 하라.

각 운동 설명

CHAPTER 28

각 운동 설명

각 운동과 관련해서 다음의 네 가지가 적혀 있다.

제자리에: 해당 운동을 위한 준비물
준비: 올바른 출발지점
출발: 해당 동작을 제대로 하는 방법
조쉬의 한마디: 현실에서 그 동작을 할 경우 내가 하고 싶은 말을 적은 것이다.

'조쉬의 한마디'는 익숙한 내용과는 완전히 다를 것이다. 목표를 향해 몸에서 뭔가를 움직이는 동작에 대한 설명이기 때문이다.

이건 꽤 재미가 있다. 이런 방식의 코칭법이 동작을 가르칠 때 가장 효과적이라는 최신 연구도 있다. 요약하자면, 내가 하는 방식의 코칭법이 외부 신호(external cue)라고 하는데, 이것이 내부 신호보다 100% 더 효과적이라고 입증된 바 있다.

나는 애리조나에 있는 애슬리츠 퍼포먼스(Athletes Performance)의 교육-훈련시스템 이사인 닉 윙클맨과 놀라운 워크숍을 한 적이 있다. 닉이야말로 가브리엘 울프의 외부신호 코칭법까지 포함해서 외부 신호에 대한 모든 연구를 집대성하는 데 있어서 선두주자라고 생각한다. 그는 자신이 훈련시키는 프로 운동선수들에게 이 방법을 성공적으로 적용시키고 있다. 닉 윙클맨으로 인해 내 코칭법 역시 큰 영향을 받았으며, 여러분도 이제 그 방법으로 코칭을 받게 될 것이다.

닉이 강조하는 또 한 가지는 외부 신호를 사용할 수 없을 경우에는 색다르고 기이한 비유를 사용하라는 것이다. 여기서도 그걸 몇 번 할 것이다.

리절츠 피트니스에서 인턴 과정을 하면서 외부 신호에 대해 긴 대화를 함께 나눈 크레이그 라스무센, 마이크 운치 및 애쉬 토머스에게 안부를 전하고 싶다.

외부 신호는 내부에서부터 목표를 향해 뭔가를 움직이는 것을 의미한다. 반면 내부 신호는 몸을 움직이는 것과 관련된 모든 신호를 다 포함한다. 사람들이 내부 신호에는 반응하지 않기 때문에, 내부 신호는 새로운 동작을 배울 때 가장 느리고 어려운 방법이다. 그리고 지구상에 있는 거의 모든 피트니스 관련 책엔 내부 신호만 적혀 있다.

'조쉬의 한마디' 신호는 좀 유치해 보일 수도 있다. 이를테면 거기엔 '뒷주머니를 뒤에 있는 벽을 향해 움직여라' 하는 문장이 있다. 하지만 10년간의 연구에 따르면 이런 방식이 '엉덩이로 편하게 앉아라'보다는 100% 더 효과적이라는 결론이 나 있다.

만약 외부 신호가 학습과 기억에서 모두 더 효과적이라면, 제자리에-준비-출발 과정에서 굳이 내부 신호를 쓰는 이유는 무엇일까? 외부 신호는 약간 우스꽝스러우며, 기본적인 신호가 미리 주어지지 않았을 경우에는 말이 안 되는 경우도 있다.

해당 동작을 설정하면서 제자리에-준비-출발 과정을 생각하라. 하지만 동작을 하는 동안에는 '조쉬의 한마디'에 나온 외부 신호만 생각하라. 더 깊이 있는 설명은 다음의 책들이나 DVD를 참고하면 된다.

케틀벨 운동

『엔터 더 케틀벨(Enter the Kettlebell)』(파벨 저): 이 DVD엔 대부분의 사람들이 케틀벨 스윙을 배울 때 사용하는 모든 반복연습이 담겨 있다. 또한 밀리터리 프레스에 대해서도 훌륭한 입문서가 될 것이다.

『리턴 오브 더 케틀벨(Return of the Kettlebell)』(파벨 저): 더블 케틀벨 스윙, 케틀벨 스쿼트 및 케틀벨 밀리터리 프레스를 배우기 위한 최고의 책과 DVD

『심플 앤 시니스터(Simple and Sinister)』(파벨 저): 이 책엔 정말 대단한 케틀벨 스윙을 배우기 위한 새로운 신호들이 적혀 있으며, 스윙을 개선시키기 위한 일부 반복연습도 있다. 만약 케틀벨 스윙 초보자라면 『엔터 더 케틀벨』 DVD를 추천한다. 하지만 케틀벨 스윙에 익숙하고 더 깊이 들어가고 싶다면 이 책이 좋은 선택이다.

바디웨이트 운동

『한계까지 밀어붙이기(Pushing the Limits)』(알 카바디오 저): 단계별 푸시업 및 스쿼트를 깊이 있게 다루는 훌륭한 책이다. 『살은 월요일에 빠진다』에서 사용하는 모든 변형 스쿼트와 푸시업을 다루고, 더 고급화된 단계별 동작들도 배운다.

『바디웨이트의 전사(Naked Warrior)』(파벨 저): 만약 한 손 푸시업 및 피스톨 푸시업으로 발전시키고 싶다면 이 책을 추천한다. 이 책에서 가르치는 텐션 기법들은 『살은 월요일에 빠진다』 근력 단계 운동들에서 확연히 더 강하게 만들어 줄 것이다.

코어 운동

『복근을 위한 새로운 규칙들(The New Rules of Lifting for Abs)』(루 슐러 및 앨윈 코스그로브 공저): 만약 『살은 월요일에 빠진다』에 나오는 단계별 플랭크보다 더 난이도 높은 운동을 하고 싶다면, 이 책이 더 깊이 들어갈 수 있게 해 줄 것이다. 이 책은 강한 복부를 가지는 방법에 대한 내용으로, 단단한 복부는 각종 운동에서 더 강하게 만들어 줄 것이다.

혹시 코어 운동을 통해서 식스팩 복근을 가질 수 있다고 생각한다면, 루와 앨윈이 그 생각을 바꾸게 해줄 것이다. 새 규칙 16조에 따르면, 칼로리 섭취량은 다른 어떤 것보다도 중요하다.

교정 운동

「RAMP: 21세기형 웜업(RAMP: The 21st Century Warmup)」(리절츠 피트니스 저): 이 DVD는 웜업에 관한 내용이다. 그런데 이 웜업들은 거의 모든 사람이 필요로 하는 교정 운동들로 이뤄져 있다. 여기서는 교정 운동을 신체 부위별로 정리하고 한 세트에 몇 가지 교정 운동들을 묶어서 제시한다. 내가 교정 운동을 위해 발견한 최고의 비디오들은 트레이너들을 위해 제작된 것들이다. 그런데 RAMP DVD는 트레이너들을 위해 제작됐으면서도 일반인 엔드 유저들도 따라할 수 있다. 이 DVD는 교정 운동을 위한 훌륭한 가이드일 뿐 아니라, 6개의 놀라운 교정 운동 기반 웜업 프로그램도 제공한다.

단계별 데드리프트: 바벨

1. 스틱 데드리프트 드릴 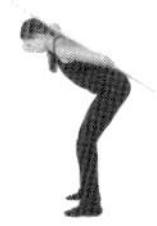

2. 루마니안 데드리프트 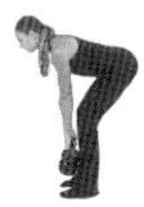

3. 바벨 데드리프트 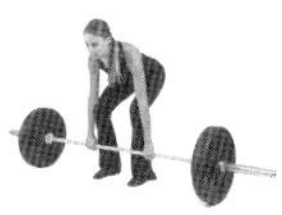

바벨을 대체한 데드리프트

트랩바 데드리프트 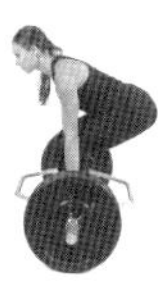

1. 스틱 데드리프트 드릴

제자리에

- 목봉(dowel)이나 긴 빗자루 등 스틱을 준비하라.

준비

- 스틱을 뒤로 잡아서 뒷머리와 등 상층부 및 꼬리뼈 부위에 닿도록 한다.

출발

- 엉덩이를 뒤로 빼면서 상체를 앞으로 숙인다.
- 스틱은 항상 뒷머리와 등 상층부 및 꼬리뼈에 계속 닿아야 한다.
- 엉덩이에 힘을 주고 다시 엉덩이를 앞으로 움직인다.

조쉬의 한마디

- 시작: 스틱의 아랫부분을 등 뒤에 있는 벽을 향해 이동시켜라.
- 그리고: 스틱의 윗부분을 앞에 있는 벽을 향해 이동시켜라.
- 마무리: 앞에 있는 벽을 향해 벨트 버클을 이동시켜라.

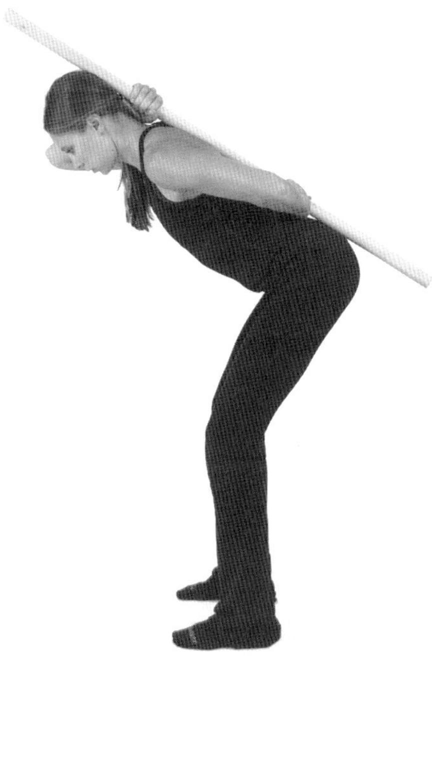

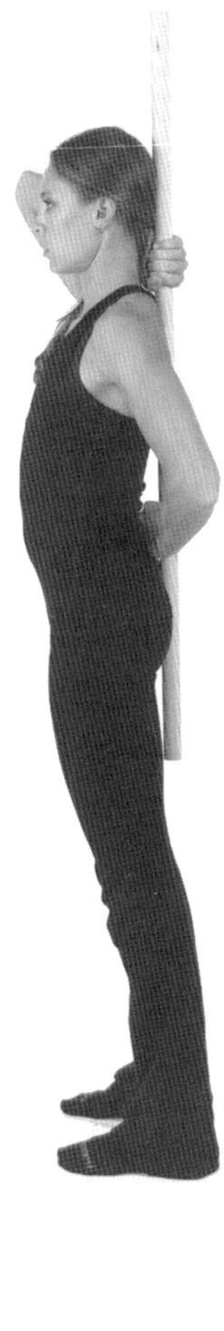

2. 루마니안 데드리프트

제자리에

- 케틀벨 2개를 준비하라.

준비

- 앞 페이지에서의 스틱 데드리프트 드릴처럼 케틀벨을 들어 올린다.

출발

- 엉덩이를 뒤로 뺀다. 스틱 데드리프트 드릴과 똑같은 각도로 한다.
- 엉덩이에 힘을 주고 다시 엉덩이를 앞으로 움직인다.
- 엉덩이를 뒤로 빼는 과정을 계속 반복한다.
- 허리는 처음부터 끝까지 굽히지 말고 반듯하게 펴진 상태여야 한다.
- 케틀벨을 내려놓는다. 이때 스틱 데드리프트 드릴에서와 똑같은 각도로 한다.

조쉬의 한마디

- 시작: 바지 뒷주머니를 뒤쪽 벽으로 이동시켜라.
- 그리고: 머리에 쓴 모자를 앞에 있는 벽을 향해 이동시켜라.
- 그리고: 스틱 데드리프트 드릴을 기억하라. 등 뒤에 스틱이 있다고 생각하고 등을 반듯하게 펴라.
- 마무리: 앞에 있는 벽을 향해 벨트 버클을 이동시켜라.
- 그리고: 신발 뒤꿈치로 바닥을 강하게 밟아라.

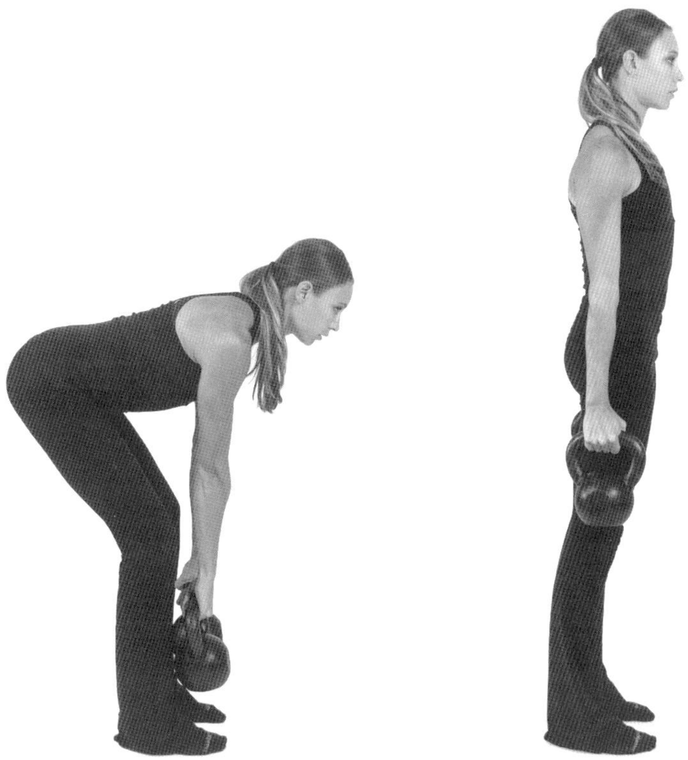

3. 바벨 데드리프트

제자리에

- 바벨을 준비하라. 무게는 현재 근력 수준과 프로그램 첫날의 반복횟수에 맞게 설정하라.

준비

- 아래에 놓인 바벨 앞에 선다. 정강이가 바(bar)에 살짝 닿도록 하라.
- 스틱 드릴처럼 엉덩이를 뒤로 빼면서 양쪽 발보다 더 넓은 각도로 바벨을 잡는다.

출발

- 엉덩이를 뒤로 뺀다. 스틱 데드리프트 드릴과 똑같은 각도로 한다.
- 엉덩이를 뒤로 빼면서 무릎을 약간 굽힌다.
- 바벨을 더욱 강하게 틀어쥐면서 동시에 엉덩이와 복근에 강한 힘을 준다. 그리고 바벨을 들어 올린다.
- 체중을 발뒤꿈치에 싣는다.
- 엉덩이에 힘을 주고 다시 엉덩이를 앞으로 움직인다.
- 다시 엉덩이를 뒤로 움직이는 것을 반복한다.
- 허리는 스틱 드릴과 마찬가지로 처음부터 끝까지 굽히지 말고 반듯하게 펴진 상태여야 한다.

조쉬의 한마디

- 시작: 바지 뒷주머니를 뒤쪽 벽으로 이동시켜라.
- 그리고: 스틱 데드리프트 드릴을 기억하라. 등 뒤에 스틱이 있다고 생각하고 등을 반듯하게 펴라.
- 그리고: 바벨이 바지에 계속 닿도록 하라.
- 마무리: 발로 바닥을 밀어내라.
- 또는: 신발 뒤꿈치로 바닥을 강하게 밟아라.
- 그리고: 앞에 있는 벽을 향해 벨트 버클을 이동시켜라.

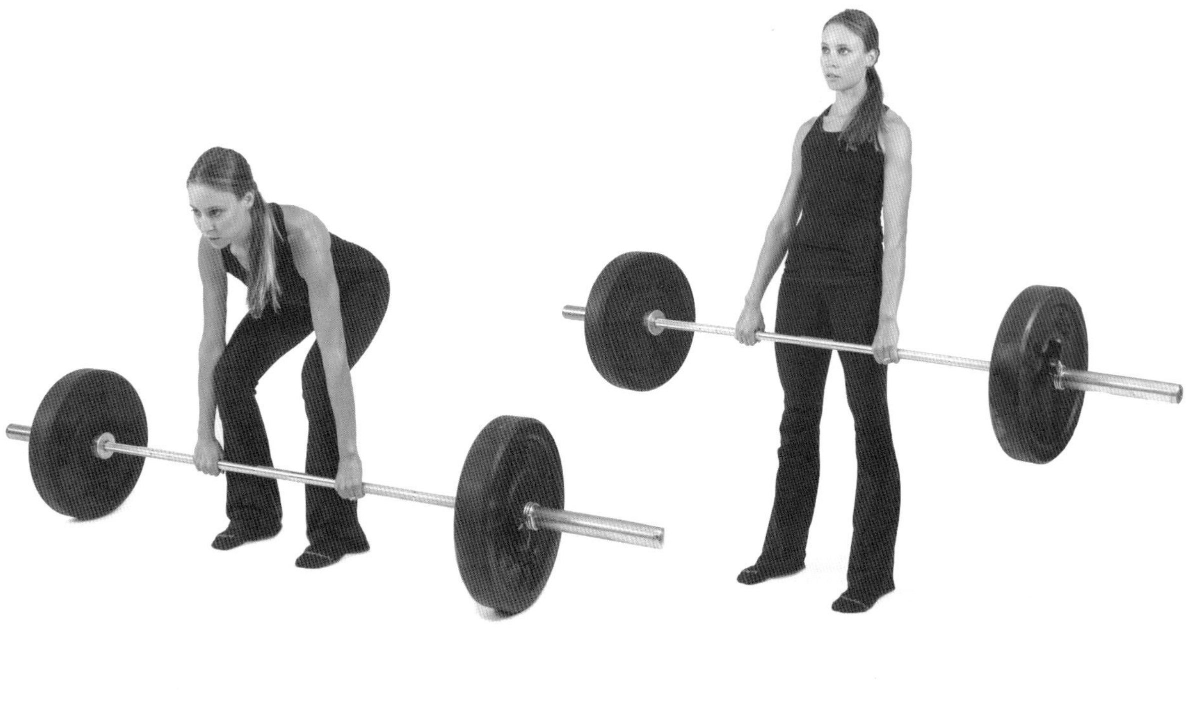

트랩바 데드리프트(바벨을 대체한 데드리프트)

- 데드리프트를 하기엔 허리 상태가 건강하지 않은 사람들도 있다.
- 바벨 데드리프트를 힘들어 하는 사람들 중에서도 트랩바 데드리프트는 좋아하는 사람들이 많다.
- 좀 더 너그러운 형식의 데드리프트를 통해서 강한 근력 운동을 할 기회다.

이것 역시 데드리프트다

- 트랩바 데드리프트의 장점 중 하나는 이것을 이용해서 데드리프트, 스쿼트 모두 가능하며 데드리프트와 스쿼트를 조합할 수도 있다는 것이다.
- 스틱 데드리프트 드릴의 자세를 모방하는 것을 명심하라.
- 트랩바 데드리프트가 스쿼트에 가까워 보인다면, 데드리프트처럼 엉덩이 위치를 더 높게 유지하라. 아래 그림들처럼 자세가 나오기 전까지는 무게를 추가하면 안 된다.

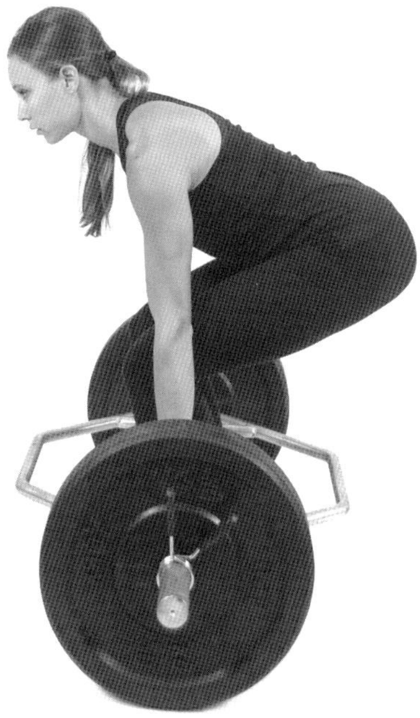

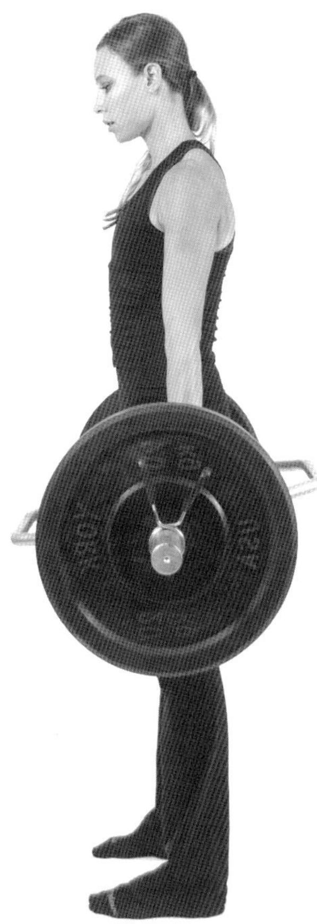

단계별 데드리프트: 싱글레그

1. 스틱 데드리프트 드릴(248페이지 참조)

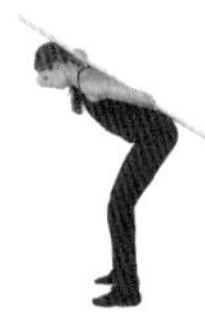

2. 싱글레그 데드리프트(도움 받음)

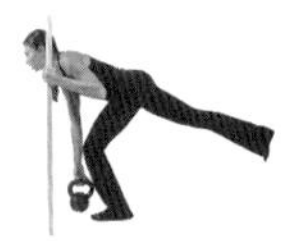

3. 한 다리 들고 반대쪽 손으로 하는 데드리프트

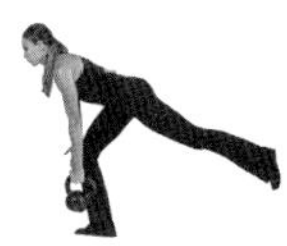

4. 케틀벨 2개 싱글레그 데드리프트

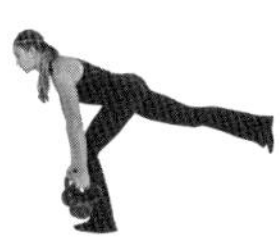

2. 싱글레그 데드리프트(도움 받음)

제자리에

- 케틀벨 1개를 준비하고 한쪽 발을 앞으로 내민다. 그리고 뭔가 잡을 것을 준비하라(스틱, 의자, 벽, 난간 등)

준비

- 만약 왼쪽 발로 서 있을 경우에는 케틀벨을 오른손으로 잡는다. 케틀벨을 잡는 손은 항상 서 있는 발의 반대쪽이어야 한다.
- 케틀벨을 잡지 않은 손으로는 스틱이나 벽을 잡고서 균형을 유지한다.
- 두 다리 중에서 근력이 상대적으로 약한 다리로 먼저 시도하고, 그러고 나서 다른 다리로 교체한다.

출발

- 케틀벨을 들고 있는 상태에서 고관절을 접었다가 편다.
- 엉덩이에 힘을 주고 다시 엉덩이를 앞으로 움직인다.
- 허리는 스틱 드릴과 마찬가지로 처음부터 끝까지 굽히지 말고 반듯하게 펴진 상태여야 한다.

조쉬의 한마디

- 시작: 바지 뒷주머니를 뒤쪽 벽으로 이동시켜라.
- 그리고: 머리에 쓴 모자를 앞에 있는 벽을 향해 이동시켜라.
- 마무리: 앞에 있는 벽을 향해 벨트 버클을 이동시켜라.

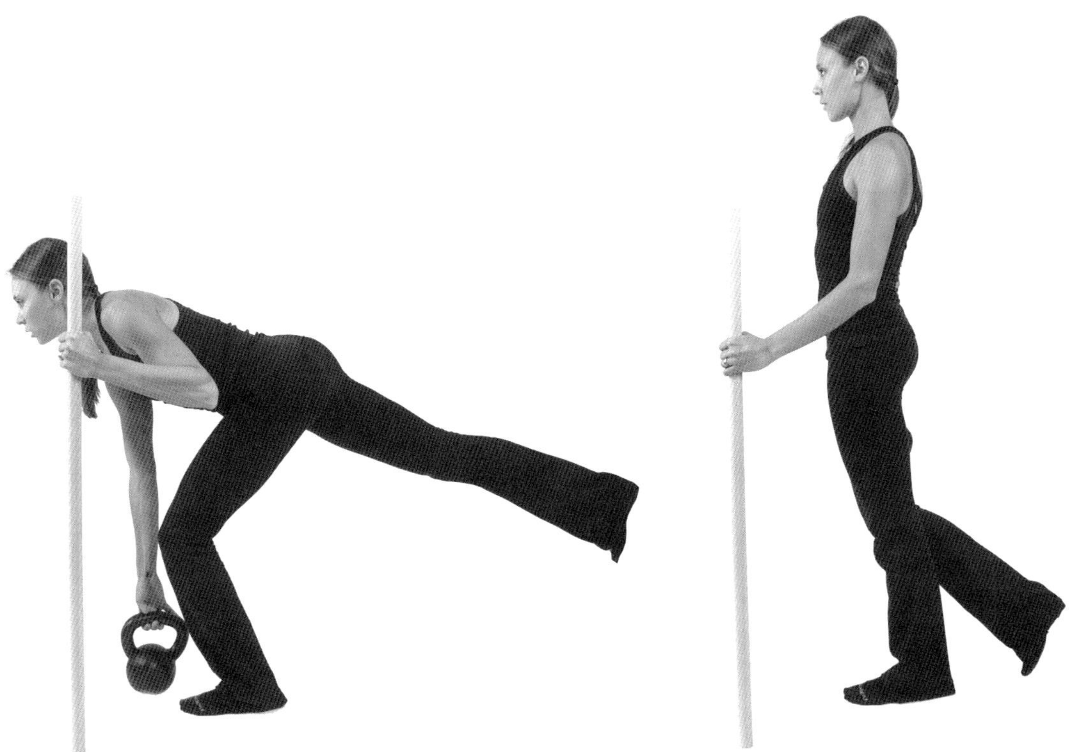

3. 한 다리 들고 반대쪽 손으로 하는 데드리프트

제자리에

- 케틀벨 1개를 준비하고 한쪽 발을 앞으로 내민다.

준비

- 만약 왼쪽 발로 서 있을 경우에는 케틀벨을 오른손으로 잡는다. 케틀벨을 잡는 손은 항상 서 있는 발의 반대쪽이어야 한다.

출발

- 케틀벨을 들고 있는 상태에서 고관절을 접었다가 편다.
- 엉덩이에 힘을 주고 다시 엉덩이를 앞으로 움직인다.
- 어깨와 엉덩이는 항상 직각을 유지해야 한다.

조쉬의 한마디

- 시작: 바지 뒷주머니를 뒤쪽 벽으로 이동시켜라.
- 그리고: 머리에 쓴 모자를 앞에 있는 벽을 향해 이동시켜라.
- 마무리: 앞에 있는 벽을 향해 벨트 버클을 이동시켜라.

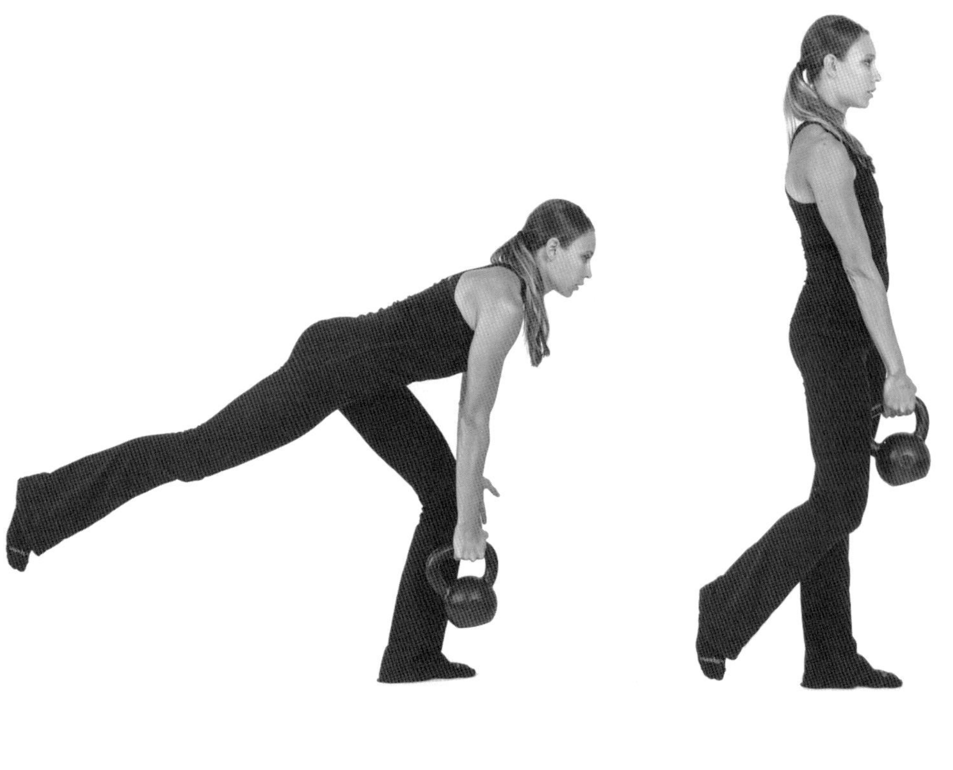

4. 케틀벨 2개 싱글레그 데드리프트

제자리에

- 케틀벨 2개를 준비한다. 같은 무게여도 좋고 다른 무게여도 좋다.

준비

- 만약 왼쪽 발로 서 있을 경우에는 무거운 케틀벨을 오른손으로 잡는다. 무거운 케틀벨을 잡는 손은 항상 서 있는 발의 반대쪽이어야 한다.
- 가벼운 케틀벨을 잡는 손은 항상 서 있는 발의 반대쪽이어야 한다.
- 두 다리 중에서 근력이 상대적으로 약한 다리로 먼저 시도하고, 그러고 나서 다른 다리로 교체한다.

출발

- 케틀벨을 들고 있는 상태에서 고관절을 접었다가 편다.
- 엉덩이에 힘을 주고 다시 엉덩이를 앞으로 움직인다.

조쉬의 한마디

- 시작: 바지 뒷주머니를 뒤쪽 벽으로 이동시켜라.
- 그리고: 머리에 쓴 모자를 앞에 있는 벽을 향해 이동시켜라.
- 그리고: 스틱 데드리프트 드릴을 기억하라. 등 뒤에 스틱이 있다고 생각하고 등을 반듯하게 펴라.
- 마무리: 앞에 있는 벽을 향해 벨트 버클을 이동시켜라.

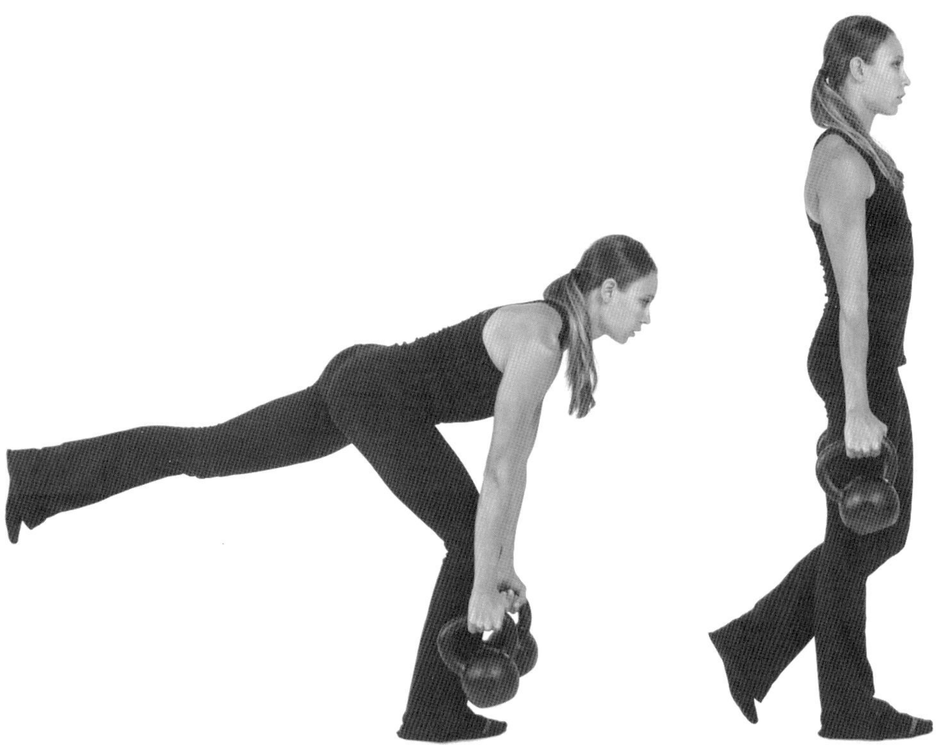

단계별 런지/스플릿 스쿼트

1. 바디웨이트 스쿼트

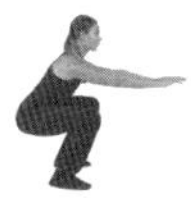

2. 스플릿 스쿼트

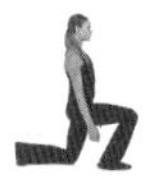

3. 워킹 런지

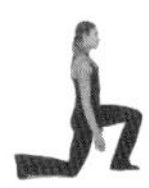

4. 발뒤꿈치 들고 스플릿 스쿼트

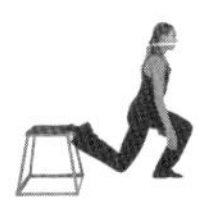

5. 발뒤꿈치 들고 케틀벨 2개 스플릿 스쿼트

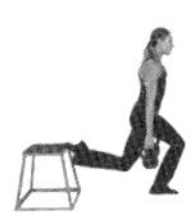

6. 에어본 런지

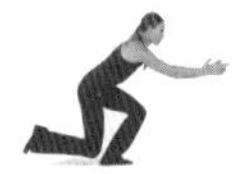

7. 케틀벨 1개 에어본 런지

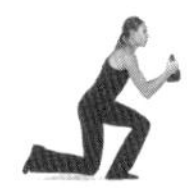

8. 피스톨 스쿼트(상자 이용)

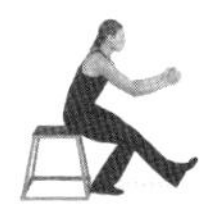

9. 피스톨 스쿼트

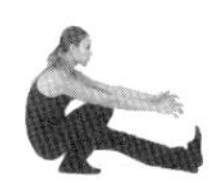

10. 케틀벨 1개 피스톨 스쿼트

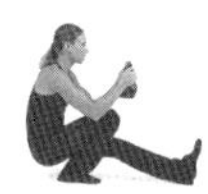

1. 바디웨이트 스쿼트

제자리에

- 이 운동은 장비가 필요 없음.

준비

- 두 팔을 펴고 앞으로 내밀어서 균형을 잡는다.

출발

- 엉덩이를 똑바로 내리면서 앉는다.
- 체중의 대부분을 발뒤꿈치에 싣는다. 그러면서도 엄지발가락은 땅에 붙어 있어야 한다.
- 무릎은 발과 일직선상에 오도록 한다.
- 허리를 강하게 굽히면서 가슴은 정면을 향하게 한다.

조쉬의 한마디

- 시작: 바닥을 향해 바지 뒷주머니를 이동시켜라.
- 중간: 바지 옆쪽 실밥을 옆에 있는 벽으로 움직여라.
- 그리고: 입고 있는 티셔츠의 로고가 정면을 향하도록 하라.
- 마무리: 바닥을 발로 밀어라.
- 또는: 신발 뒤꿈치로 바닥을 강하게 밟아라.

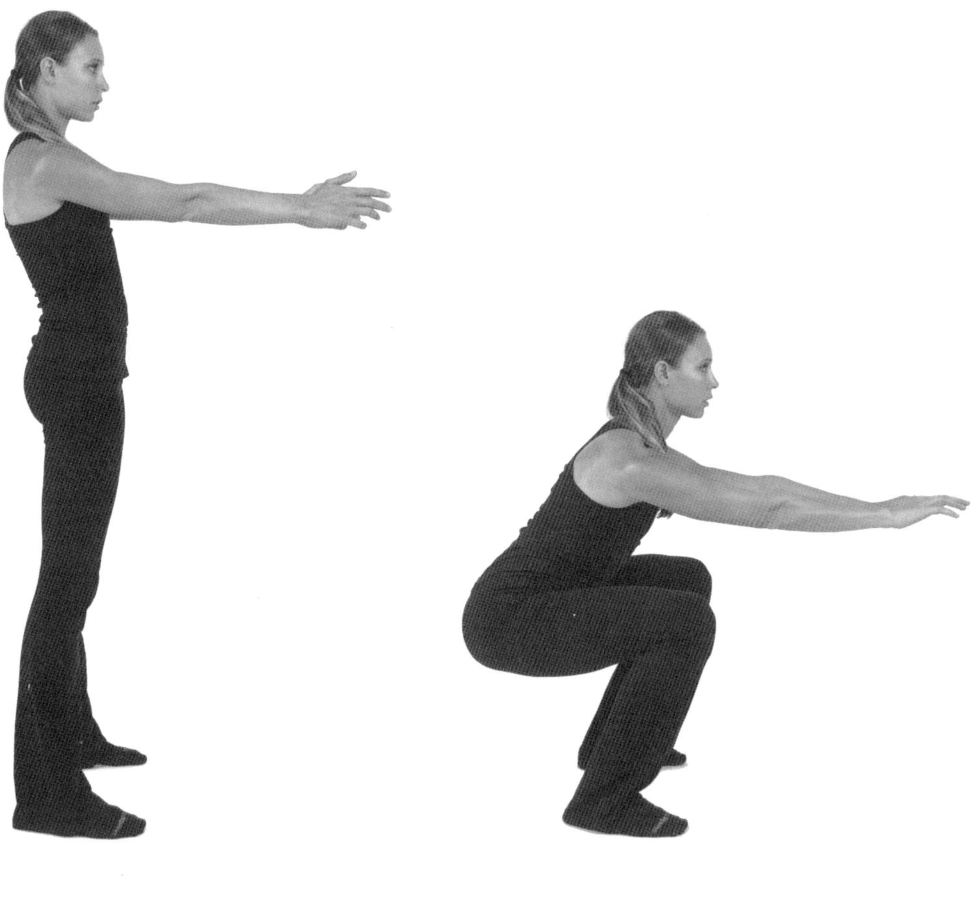

2. 스플릿 스쿼트

제자리에

- 이 운동은 장비가 필요 없음.

준비

- 엉덩이와 다리의 폭을 넓히면서 한 발을 앞으로 내민다.

출발

- 양쪽 무릎을 모두 굽히면서 뒤쪽 다리의 무릎이 바닥에 닿게 한다.
- 체중의 대부분을 앞에 내민 다리의 발뒤꿈치에 싣는다. 이 운동은 대부분 앞다리 힘으로 해야 한다.
- 앞쪽 무릎은 앞쪽 발과 일직선상에 오도록 한다.
- 몸을 앞으로 숙이지 말고 반듯한 자세로 꼿꼿하게 상체를 편다.
- 체중을 발뒤꿈치에 싣고서 내려온 후 다시 올라간다.
- 두 다리 중 근력이 상대적으로 약한 다리로 먼저 시도하고, 그러고 나서 다른 다리로 교체한다.

조쉬의 한마디

- 시작: 뒤쪽 다리의 무릎을 직각으로 바닥까지 내린다.
- 중간: 그 자세에서 모자가 천장에 닿도록 시도해 보라.
- 그리고: 앞으로 내민 다리의 바지 실밥을 옆쪽 벽으로 움직여라.
- 마무리: 바닥을 발로 밀어라.
- 그리고: 신발 뒤꿈치로 바닥을 강하게 밟아라.

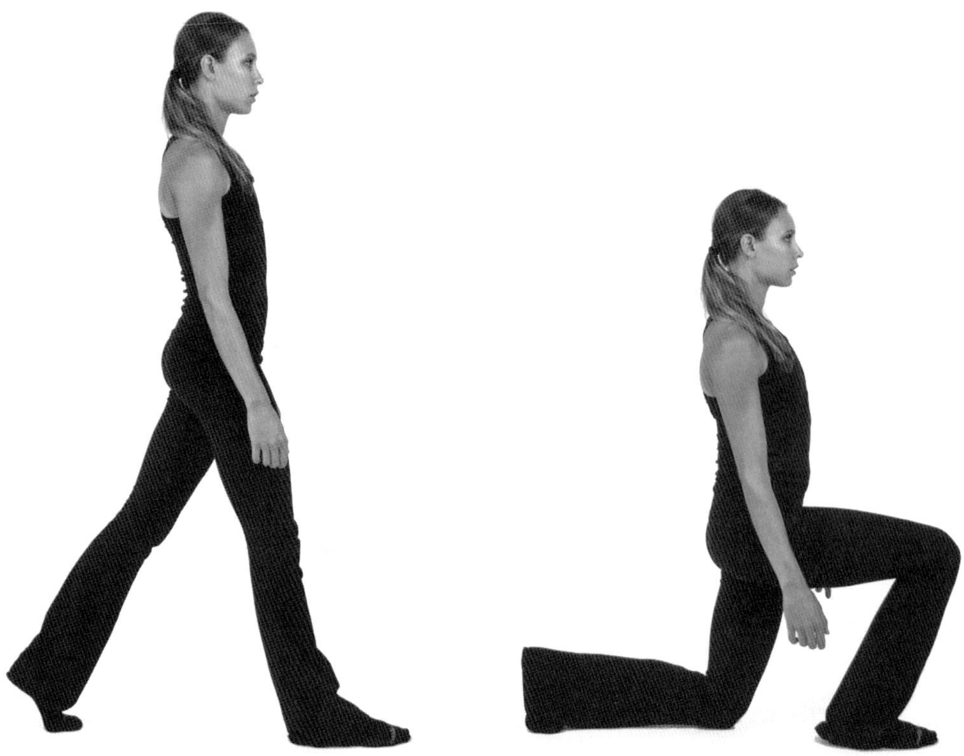

3. 워킹 런지

제자리에

- 이 운동은 장비가 필요 없음.

준비

- 엉덩이와 다리의 폭을 넓히면서 정상 자세로 서 있는다.

출발

- 한 발을 앞으로 내민다.
- 양쪽 무릎을 모두 굽히면서 뒤쪽 다리의 무릎이 바닥에 닿게 한다.
- 체중의 대부분을 앞에 내민 다리의 발뒤꿈치에 싣는다. 이 운동은 대부분 앞다리 힘으로 해야 한다.
- 앞쪽 무릎이 앞쪽 발과 일직선상에 오도록 한다.
- 몸을 앞으로 숙이지 말고 반듯한 자세로 꼿꼿하게 상체를 편다.
- 체중을 발뒤꿈치에 싣고서 내려온 후 다시 올라간다.
- 다리를 교체해서 반복한다.

조쉬의 한마디

- 시작: 뒤쪽 다리의 무릎을 직각으로 바닥까지 내린다.
- 중간: 그 자세에서 모자가 천장에 닿도록 시도해 보라.
- 그리고: 앞으로 내민 다리의 바지 실밥을 옆쪽 벽으로 움직여라.
- 마무리: 바닥을 발로 밀어라.
- 그리고: 신발 뒤꿈치로 바닥을 강하게 밟아라.

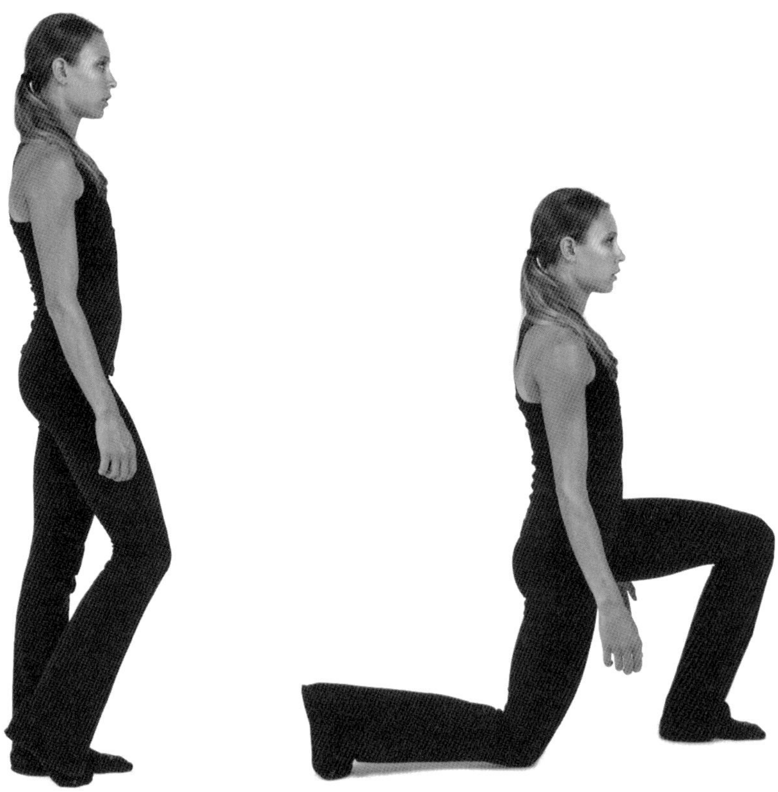

4. 발뒤꿈치 들고 스플릿 스쿼트

제자리에

- 발을 올려놓을 의자, 상자 또는 벤치가 필요하다.

준비

- 한쪽 다리를 뒤쪽 상자 위에 올린다.
- 필요하다면 앞쪽 다리를 앞으로 움직인다. 그러면 뒤쪽 다리와 앞쪽 다리 간의 거리가 일반(발뒤꿈치를 들지 않은) 스플릿 스쿼트에서의 그것과 같아진다.

출발

- 양쪽 무릎을 모두 굽히면서 뒤쪽 다리의 무릎이 바닥에 닿게 한다.
- 체중의 대부분을 앞에 내민 다리의 발뒤꿈치에 싣는다. 이 운동은 대부분 앞다리 힘으로 해야 한다.
- 앞쪽 무릎이 앞쪽 발과 일직선상에 오도록 한다.
- 몸을 앞으로 숙이지 말고 반듯한 자세로 꼿꼿하게 상체를 편다.
- 체중을 발뒤꿈치에 싣고서 내려온 후 다시 올라간다.
- 두 다리 중 근력이 상대적으로 약한 다리로 먼저 시도하고, 그러고 나서 다른 다리로 교체한다.

조쉬의 한마디

- 시작: 뒤쪽 다리의 무릎을 직각으로 바닥까지 내린다.
- 중간: 앞으로 내민 다리의 바지 실밥을 옆쪽 벽으로 움직여라.
- 마무리: 바닥을 발로 밀어라.
- 또는: 신발 뒤꿈치로 바닥을 강하게 밟아라.

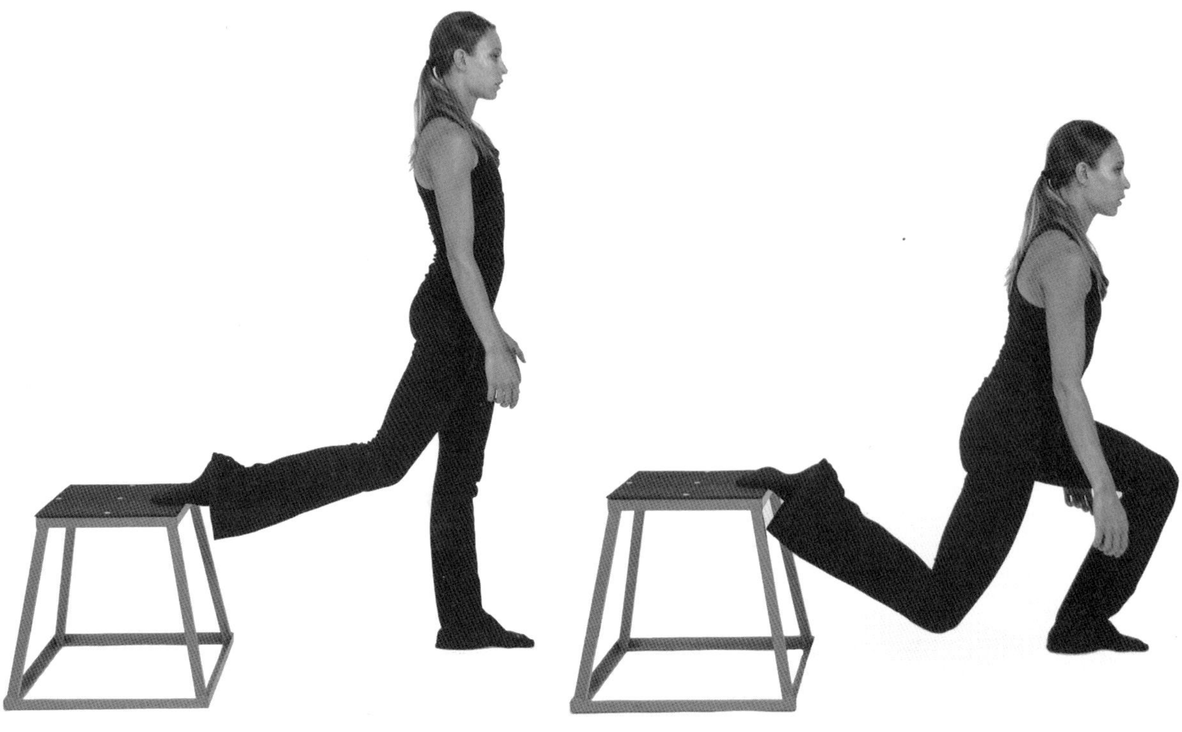

5. 발뒤꿈치 들고 케틀벨 2개 스플릿 스쿼트

제자리에

- 발을 올려놓을 의자, 상자 또는 벤치가 필요하다.
- 케틀벨 2개도 준비해야 한다.

준비

- 케틀벨 2개를 바닥에 놓는다.
- 한쪽 다리를 뒤쪽 상자 위에 올린다.
- 필요하다면 앞쪽 다리를 앞으로 움직인다. 그러면 뒤쪽 다리와 앞쪽 다리 간의 거리가 일반(발뒤꿈치를 들지 않은) 스플릿 스쿼트에서의 그것과 같아진다.

출발

- 양쪽 무릎을 모두 굽히면서 뒤쪽 다리의 무릎이 바닥에 닿게 한다.
- 체중의 대부분을 앞에 내민 다리의 발뒤꿈치에 싣는다. 이 운동은 대부분 앞다리 힘으로 해야 한다.
- 앞쪽 무릎이 앞쪽 발과 일직선상에 오도록 한다.
- 몸을 앞으로 숙이지 말고 반듯한 자세로 꼿꼿하게 상체를 편다.
- 체중을 발뒤꿈치에 싣고서 내려온 후 다시 올라간다.
- 두 다리 중 근력이 상대적으로 약한 다리로 먼저 시도하고, 그러고 나서 다른 다리로 교체한다.

조쉬의 한마디

- 시작: 뒤쪽 다리의 무릎을 직각으로 바닥까지 내린다.
- 중간: 앞으로 내민 다리의 바지 실밥을 옆쪽 벽으로 움직여라.
- 마무리: 바닥을 발로 밀어라.
- 또는: 신발 뒤꿈치로 바닥을 강하게 밟아라.

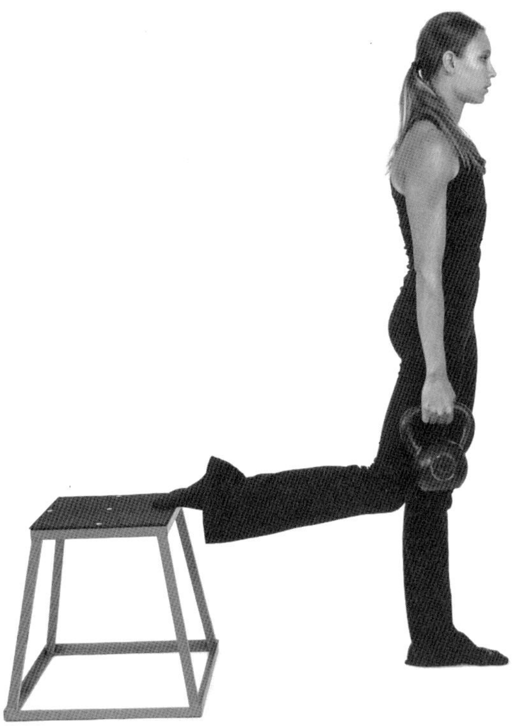

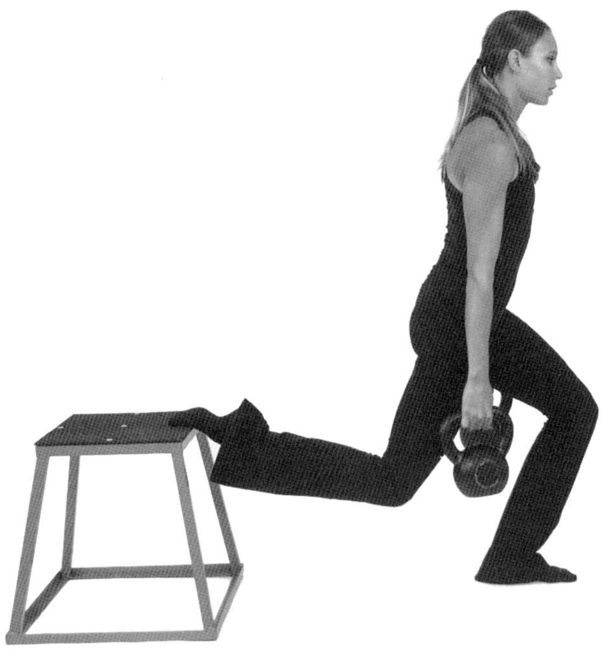

6. 에어본 런지

제자리에

- 이 운동은 장비가 필요 없다.
- 균형을 잡기 위해 가벼운 케틀벨을 한 개 사용할 수도 있다.

준비

- 한쪽 다리로 선다.
- 바닥을 밟지 않은 다리의 무릎을 굽힌다.
- 투명 상자를 이용해서 발뒤꿈치를 든 스플릿 스쿼트를 한다고 상상하면 된다.

출발

- 한쪽 무릎을 굽히고, 바닥을 밟은 다리로 스쿼트를 한다.
- 골반을 앞으로 접으면서 상체를 숙여서 머리와 가슴이 최대한 앞쪽으로 오게 한다. 그리고 손을 앞으로 뻗는다.
- 엉덩이를 뒤로 뺀다.
- 체중을 발뒤꿈치에 싣고서 내려온 후 다시 올라간다.
- 두 다리 중 근력이 상대적으로 약한 다리로 먼저 시도하고, 그러고 나서 다른 다리로 교체한다.

조쉬의 한마디

- 시작: 바닥을 향해 바지 뒷주머니를 이동시켜라.
- 중간: 앞에 있는 벽을 향해 몸을 뻗어라.
- 마무리: 바닥을 발로 밀어라.
- 또는: 앞에 있는 벽을 향해 벨트 버클을 이동시켜라.

보너스 팁

- 가벼운 케틀벨을 사용해서 밸런스를 잡으면 대부분의 사람들에게 도움이 될 것이다.

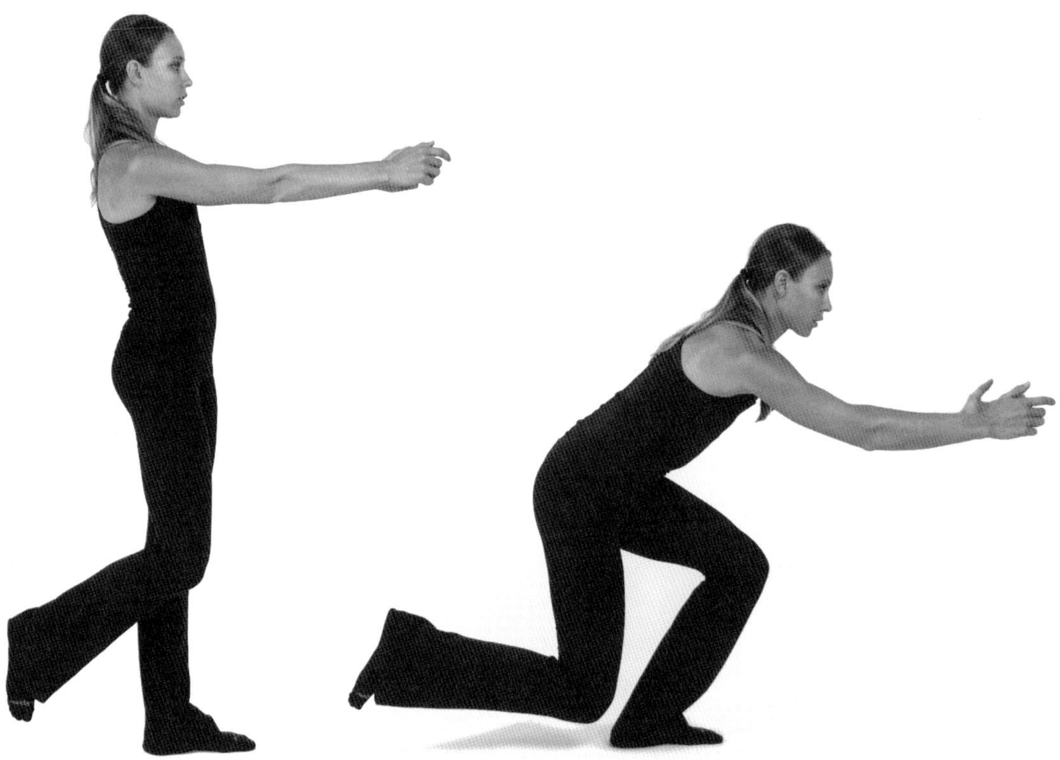

7. 에어본 런지 – 케틀벨 1개 사용

제자리에

- 케틀벨 1개가 필요하다.

준비

- 한쪽 다리로 선다.
- 바닥을 밟지 않은 다리의 무릎을 굽힌다.
- 투명 상자를 이용해서 발뒤꿈치를 든 스플릿 스쿼트를 한다고 상상하면 된다.
- 케틀벨을 고블릿 포지션으로 잡는다.

출발

- 한쪽 무릎을 굽히고, 바닥을 밟은 다리로 스쿼트를 한다.
- 골반을 앞으로 접으면서 상체를 숙여서 머리와 가슴이 최대한 앞쪽으로 오게 한다.
- 엉덩이를 뒤로 뺀다.
- 체중을 발뒤꿈치에 싣고서 내려온 후 다시 올라간다.
- 두 다리 중 근력이 상대적으로 약한 다리로 먼저 시도하고, 그러고 나서 다른 다리로 교체한다.

조쉬의 한마디

- 시작: 바닥을 향해 바지 뒷주머니를 이동시켜라.
- 중간: 앞에 있는 벽을 향해 모자를 뻗어라.
- 마무리: 바닥을 발로 밀어라.
- 또는: 앞에 있는 벽을 향해 벨트 버클을 이동시켜라.

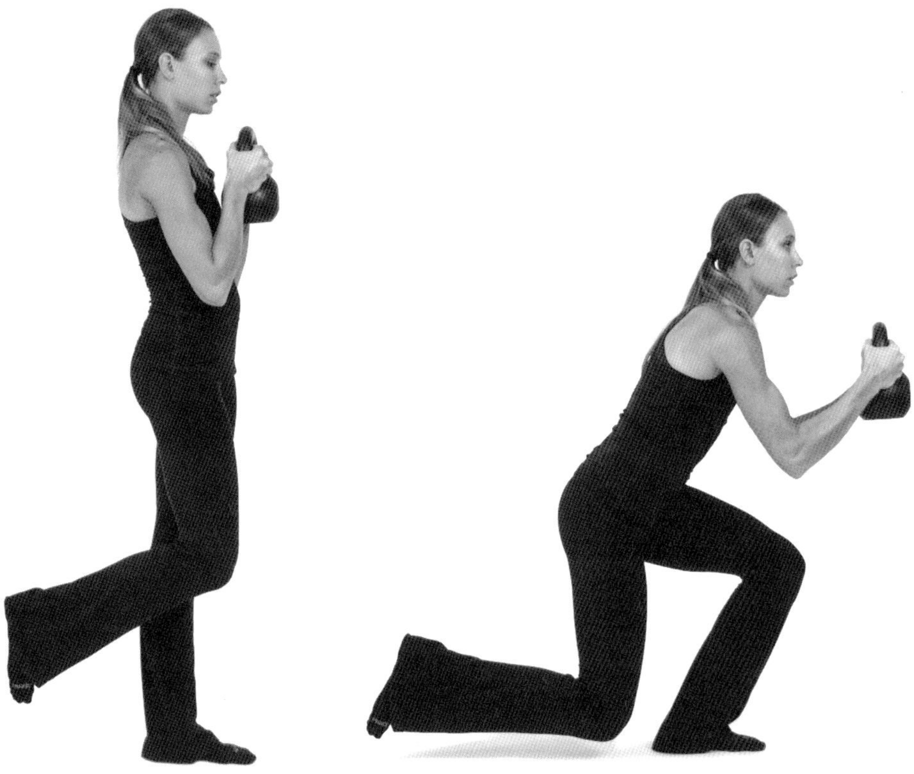

8. 피스톨 스쿼트-상자 이용

제자리에

- 스쿼트를 할 때 앉을 상자 또는 의자가 필요하다. 높은 상자일수록 쉽고 낮은 상자일수록 난이도가 높을 것이다.
- 균형을 잡기 위해 가벼운 케틀벨을 한 개 사용할 수도 있다.

준비

- 발뒤꿈치를 의자 또는 상자에 댄다.
- 한쪽 다리로 선다.

출발

- 한쪽 무릎을 굽히고, 바닥을 밟은 다리로 스쿼트를 한다.
- 엉덩이를 내리면서 앉는다.
- 골반을 앞으로 접으면서 상체를 숙여서 머리와 가슴이 최대한 앞쪽으로 오게 한다.
- 엉덩이를 뒤로 빼서 의자나 상자에 간신히 닿도록 한다.
- 체중을 발뒤꿈치에 싣고서 내려온 후 다시 올라간다.
- 두 다리 중 근력이 상대적으로 약한 다리로 먼저 시도하고, 그러고 나서 다른 다리로 교체한다.

조쉬의 한마디

- 시작: 바닥을 향해 바지 뒷주머니를 이동시켜라.
- 중간: 앞에 있는 벽을 향해 몸을 뻗어라.
- 마무리: 바닥을 발로 밀어라.
- 그리고: 모자가 천장에 가까워지도록 하라.

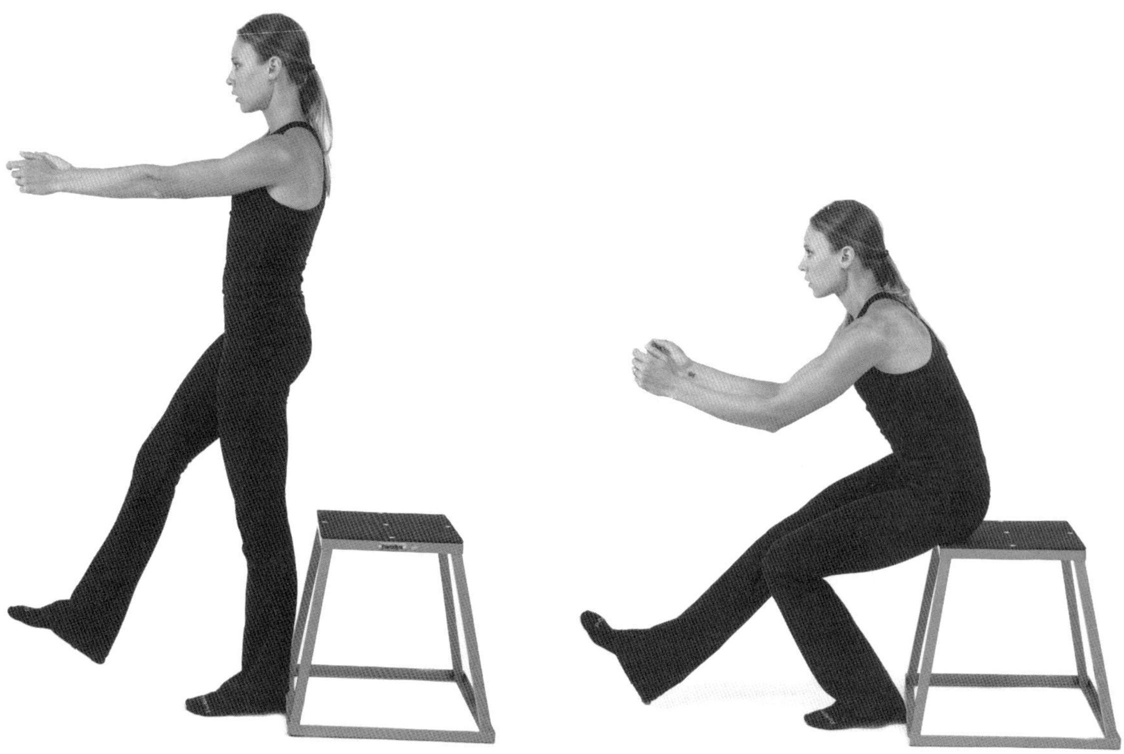

9. 피스톨 스쿼트

제자리에

- 이 운동은 장비가 필요 없다.
- 균형을 잡기 위해 가벼운 케틀벨을 한 개 사용할 수도 있다.

준비

- 한쪽 다리로 선다.

출발

- 한쪽 무릎을 굽히고, 바닥을 밟은 다리로 스쿼트를 한다.
- 엉덩이를 내리면서 앉는다.
- 골반을 앞으로 접으면서 상체를 숙여서 머리와 가슴이 최대한 앞쪽으로 오게 한다.
- 엉덩이를 뒤로 빼서 엉덩이가 굽힌 다리의 발목에 닿도록 한다.
- 체중을 발뒤꿈치에 싣고서 내려온 후 다시 올라간다.
- 두 다리 중 근력이 상대적으로 약한 다리로 먼저 시도하고, 그러고 나서 다른 다리로 교체한다.

조쉬의 한마디

- 시작: 바닥을 향해 바지 뒷주머니를 이동시켜라.
- 또는: 신발을 향해 바지 뒷주머니를 이동시켜라.
- 중간: 앞에 있는 벽을 향해 몸을 뻗어라.
- 마무리: 바닥을 발로 밀어라.
- 그리고: 모자가 천장에 가까워지도록 하라.

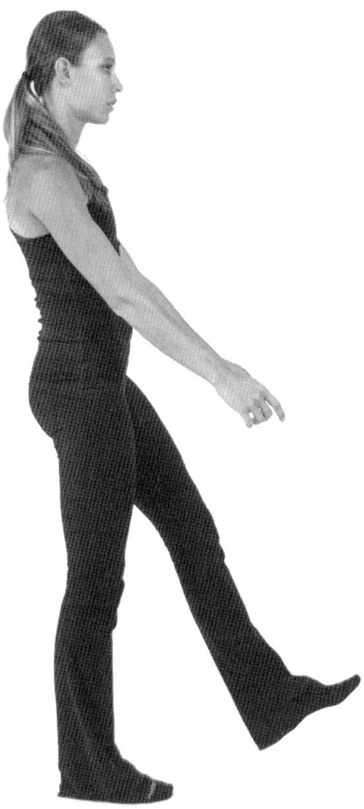

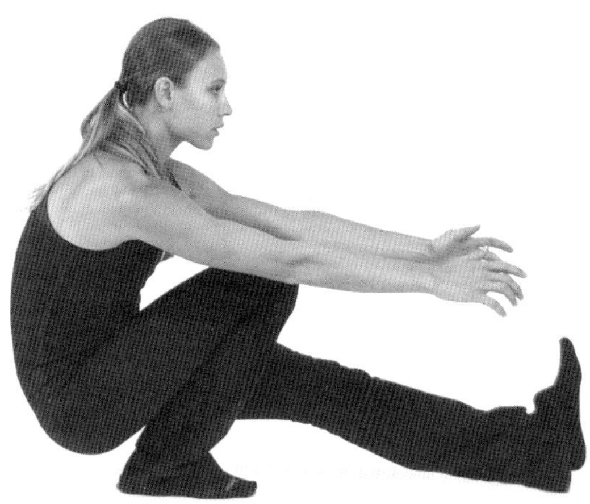

10. 피스톨 스쿼트-케틀벨 1개

제자리에

- 케틀벨이 1개 필요하다.

준비

- 한쪽 다리로 선다.
- 케틀벨을 고블릿 포지션으로 잡는다.

출발

- 한쪽 무릎을 굽히고, 바닥을 밟은 다리로 스쿼트를 한다.
- 엉덩이를 내리면서 앉는다.
- 골반을 앞으로 접으면서 상체를 숙여서 머리와 가슴이 최대한 앞쪽으로 오게 한다.
- 엉덩이를 뒤로 빼서 엉덩이가 굽힌 다리의 발목에 닿도록 한다.
- 체중을 발뒤꿈치에 싣고서 내려온 후 다시 올라간다.
- 두 다리 중 근력이 상대적으로 약한 다리로 먼저 시도하고, 그러고 나서 다른 다리로 교체한다.

조쉬의 한마디

- 시작: 바닥을 향해 바지 뒷주머니를 이동시켜라.
- 또는: 신발을 향해 바지 뒷주머니를 이동시켜라.
- 중간: 앞에 있는 벽을 향해 몸을 뻗어라.
- 마무리: 바닥을 발로 밀어라.
- 그리고: 모자가 천장에 가까워지도록 하라.

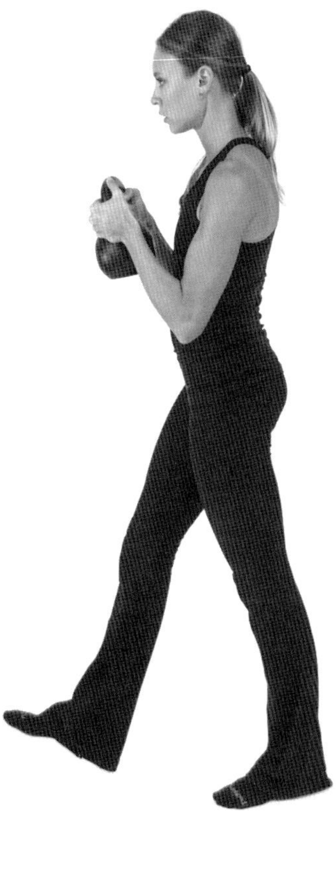

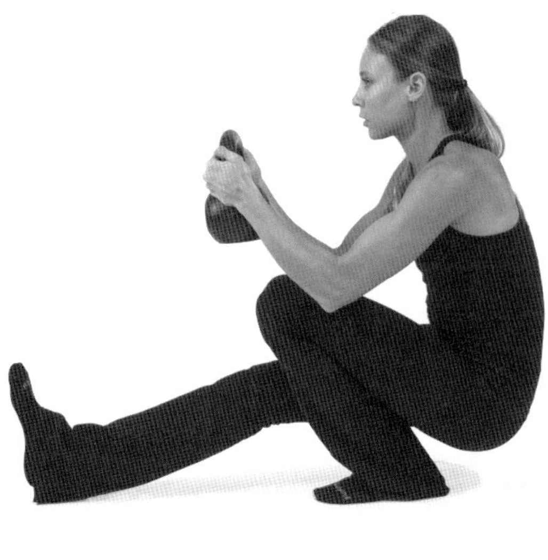

단계별 풀업

도어프레임 풀업 바

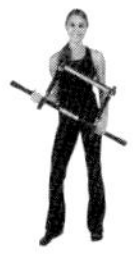

밴드를 이용한 풀업

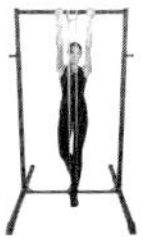

1. 매달리기 풀업, 3초

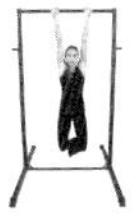

2. 매달리기 풀업,
   액티브 숄더, 3초

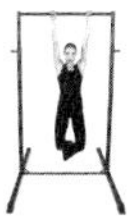

3. 친업 상태 1초간 유지

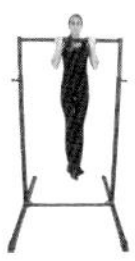

4. 턱걸이 상태에서
   내려오기 친업, 3초

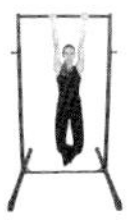

5. 1/4 친업

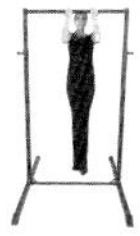

6. 1/2 친업

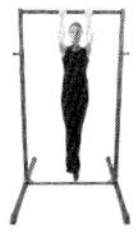

7. 3/4 친업

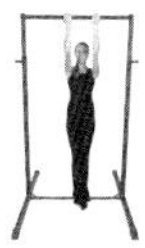

8. 친업

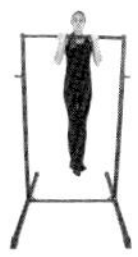

9. 풀업

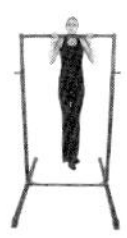

10. 택티컬 풀업

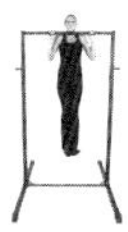

도어프레임 풀업 바

- 집에서 운동을 할 때, 가장 쉽게 풀업을 하는 방법은 도어프레임(문틀)에 끼울 수 있는 풀업 바를 사용하는 것이다.

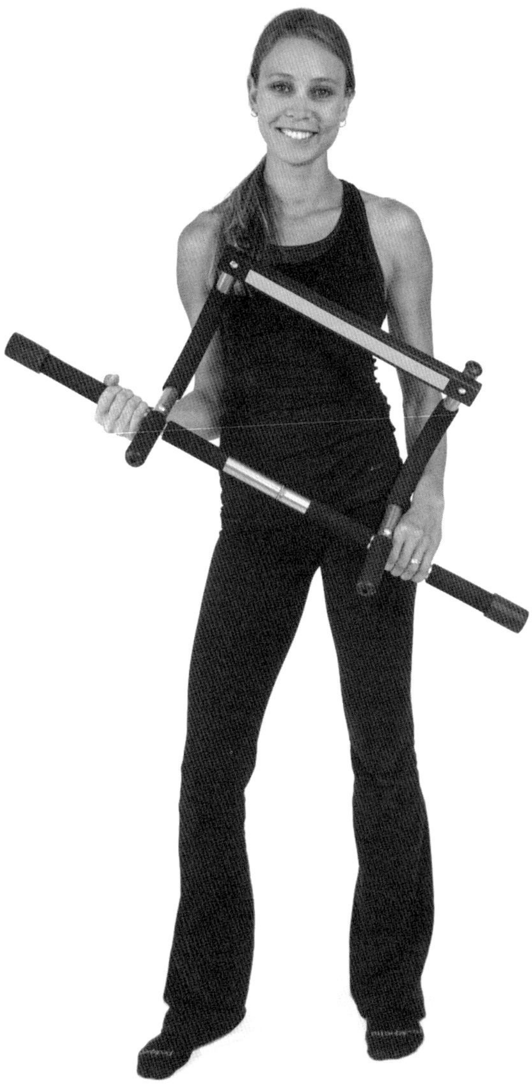

밴드를 이용한 풀업

풀업을 쉽게 만드는 가장 쉽고 저렴한 방법

- 다양한 강도의 밴드를 EliteFTS, Jumpstretch 또는 Iron Woody에서 구입할 수 있다.
- 밴드를 풀업 바에 감아서 고정시키면서 내려라. 그리고 한 발을 밴드 위에 올린다. 다른 발은 풀업이 끝나고 내려올 때 사용한다.

단계별 활용도

- 풀업 시 매달리기에 도움을 줄 수 있다.
- 1/4, 1/2 및 3/4 친업을 쉽게 할 수 있다.
- 친업, 풀업 및 택티컬 풀업을 쉽게 할 수 있다.

크게 도움이 되지만, 꼭 필요한 것은 아니다.

- 원래 단계별 풀업들은 밴드 없이 하도록 고안됐기에, 밴드의 도움이 꼭 필요한 것은 아니다.
- 체중이 좀 나가거나 풀업 초보자라면 첫 매달리기에 밴드가 도움을 줄 수 있다.
- 만약 숙련자라면, 풀업 다음 단계로 올라가다가 막혔을 때 밴드가 도움이 될 수 있다.

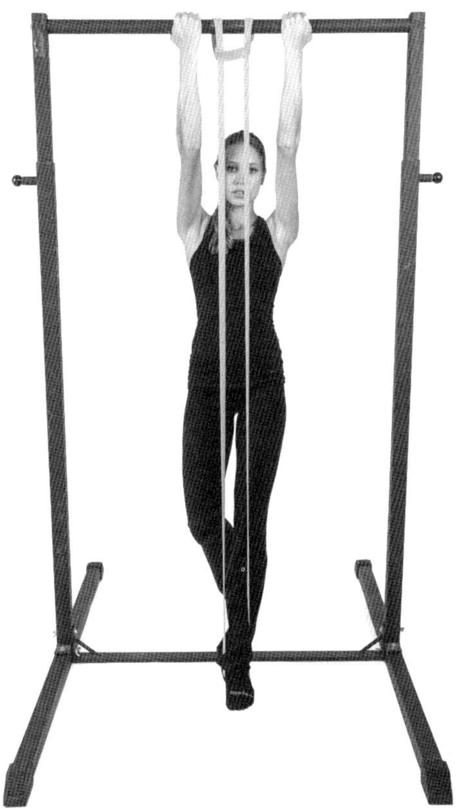
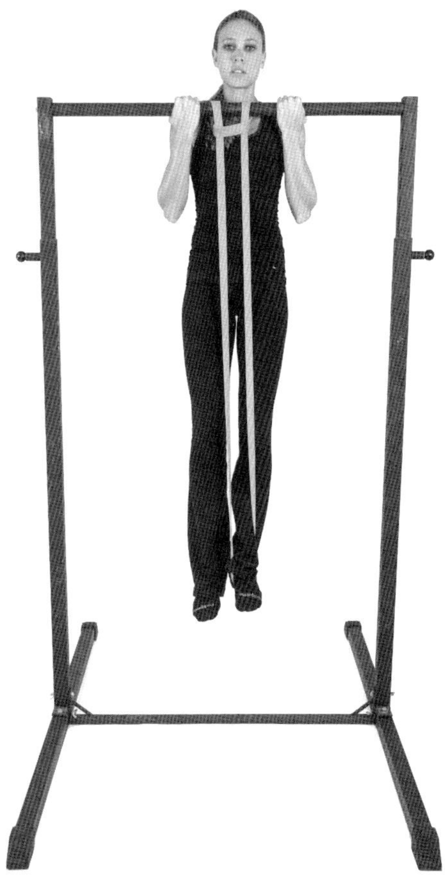

1. 매달리기 풀업, 3초

제자리에

- 풀업 바 또는 도어프레임(문틀)용 풀업 바가 필요하다.

준비

- 손바닥이 앞쪽을 향하게 풀업 바를 잡고, 너비는 어깨너비보다 약간 넓게 한다.
- 엄지손가락은 바의 아래쪽에서 위쪽을 감싸고, 나머지 손가락들은 위에서 아래로 감싼다.
- 마치 미니 크런치를 하는 것처럼 복근에 강한 힘을 준다.
- 등과 엉덩이와 머리가 일직선이 되도록 한다.

출발

- 3초간 어깨에 힘이 강하게 들어가도록 풀업 바를 당기면서 몸을 지탱한다. 동시에 복근에도 강한 힘을 준다. 그리고 쉰다.

조쉬의 한마디

- 시작: 누군가 복부를 때린다고 생각하고 복근에 힘을 세게 준다.
- 또는: 남방을 입고 있다고 상상하고, 맨 아래쪽 단추 세 개가 서로 닿게 한다.
- 그리고: 천장에서 바지의 벨트 버클이 보이도록 한다.
- 그리고: 바를 강하게 틀어쥔다.

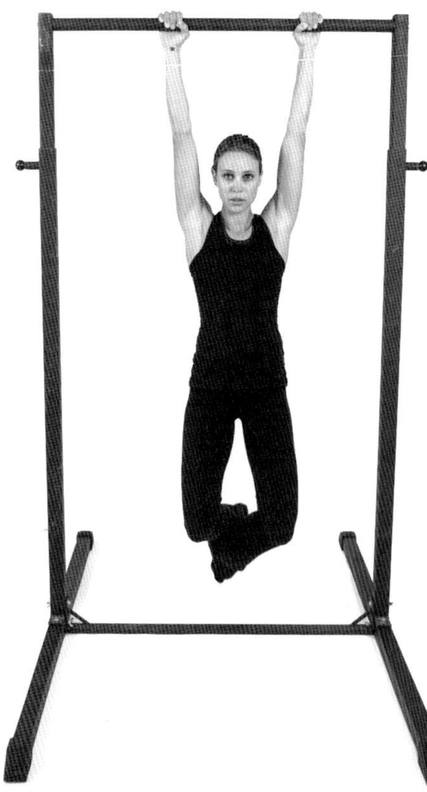

2. 매달리기 풀업, 액티브 숄더, 3초

제자리에

- 풀업 바 또는 도어프레임(문틀)용 풀업 바가 필요하다.

준비

- 손바닥이 앞쪽을 향하게 풀업 바를 잡고, 너비는 어깨너비보다 약간 넓게 한다.
- 엄지손가락은 바의 아래쪽에서 위쪽을 감싸고, 나머지 손가락들은 위에서 아래로 감싼다.
- 마치 미니 크런치를 하는 것처럼 복근에 강한 힘을 준다.
- 등과 엉덩이와 머리가 일직선이 되도록 한다.

출발

- 어깨에 힘이 강하게 들어가도록 풀업 바를 당기면서 몸을 약간 끌어 올린다.
- 팔꿈치는 계속 펴져 있어야 한다.

조쉬의 한마디

- 시작: 귀가 극도로 뜨거운 상태라고 생각하라. 어깨가 화상을 입지 않으려면 귀에서 떨어져 있어야 한다!
- 또는: 귀와 어깨 사이에 많은 공간을 두라.
- 그리고: 셔츠 소매를 바닥으로 끌어내려라.

보너스 팁

- 이 풀업의 경우 어깨 동작을 제대로 하기가 어렵다면 거울 앞에서 풀업 바 없이도 연습할 수 있다.

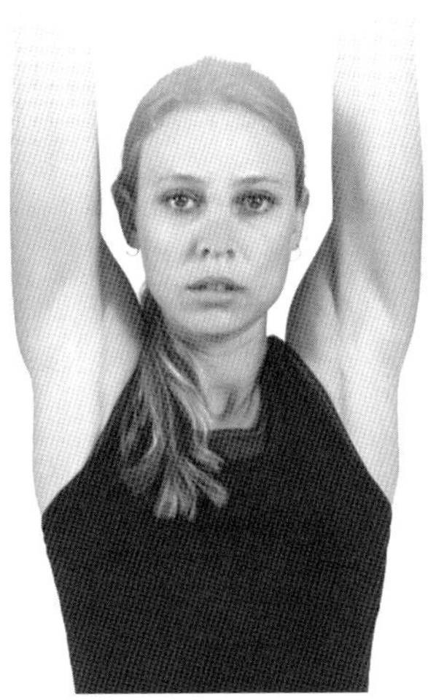

1

어깨에 힘이 들어가지 않고 귀와 가까이 있는 상태. 몸은 그냥 매달려만 있음.

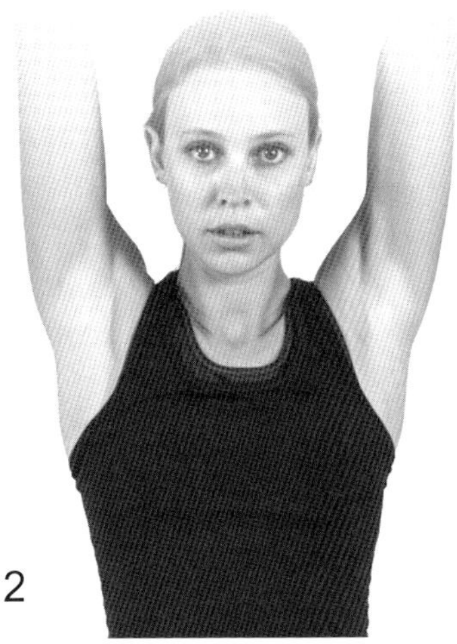

2

어깨에 힘이 들어가면서 귀와 어깨의 거리가 멀어졌고, 어깨 힘으로 몸이 미세하게 끌어 올려짐.

3. 친업 상태 1초간 유지

제자리에

- 풀업 바 또는 도어프레임(문틀)용 풀업 바가 필요하다.
- 친업 상태를 만들기 위해 밟고 올라갈 상자, 계단 또는 의자가 필요하다.

준비

- 상자, 계단, 또는 의자를 딛고 올라가서 손바닥이 당신을 향하게 풀업 바를 잡고, 너비는 어깨너비보다 약간 좁게 한다.
- 엄지손가락은 바의 아래쪽에서 위쪽을 감싸고, 나머지 손가락들은 위에서 아래로 감싼다.
- 등과 엉덩이와 머리가 일직선이 되도록 한다.

출발

- 상자, 계단, 또는 의자에서 발을 떼면서 턱걸이(친업) 상태를 만든다.
- 어깨에 힘이 강하게 들어가도록 풀업 바를 당기며 몸을 지탱한다.
- 1초간 복근에 힘을 강하게 준다.
- 친업 상태를 1초간 유지하는 동안 턱을 바 위에서 유지시키도록 노력하라.

조쉬의 한마디

- 시작: 셔츠 윗부분이 바에 닿도록 끌어당긴다.
- 그리고: 귀가 극도로 뜨거운 상태라고 생각하라. 어깨가 화상을 입지 않으려면 귀에서 떨어져 있어야 한다!
- 그리고: 귀와 어깨 사이에 많은 공간을 두라.
- 그리고: 누군가 복부를 때린다고 생각하고 복근에 힘을 세게 준다.
- 그리고: 천장에서 바지의 벨트 버클이 보이도록 한다.

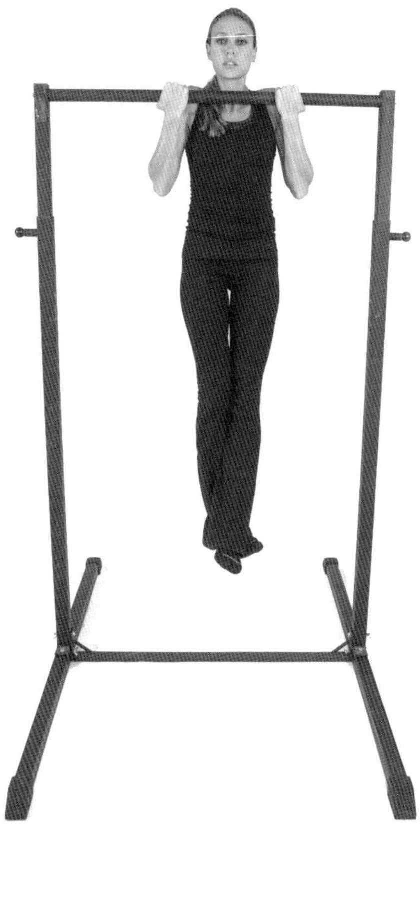

4. 턱걸이 상태에서 내려오기 친업, 3초

제자리에

- 풀업 바 또는 도어프레임(문틀)용 풀업 바가 필요하다.
- 친업 상태를 만들기 위해 밟고 올라갈 상자, 계단 또는 의자가 필요하다.

준비

- 상자, 계단, 또는 의자를 딛고 올라가서 손바닥이 당신을 향하게 풀업 바를 잡고, 너비는 어깨너비보다 약간 좁게 한다.
- 엄지손가락은 바의 아래쪽에서 위쪽을 감싸고, 나머지 손가락들은 위에서 아래로 감싼다.
- 등과 엉덩이와 머리가 일직선이 되도록 한다.

출발

- 상자, 계단, 또는 의자에서 발을 떼면서 턱걸이(친업) 상태를 만든다.
- 어깨에 힘이 강하게 들어가도록 풀업 바를 당기며 몸을 지탱한다.
- 3초에 걸쳐서 천천히 부드럽게 몸을 내린다.

조쉬의 한마디

- 시작: 점프해서 턱이 바 위로 올라간 친업 상태를 만든다.
- 그리고: 귀와 어깨 사이에 많은 공간을 두라.
- 그리고: 누군가 복부를 때린다고 생각하고 복근에 힘을 세게 준다.
- 그리고: 3초를 천천히 세면서 내려온다.

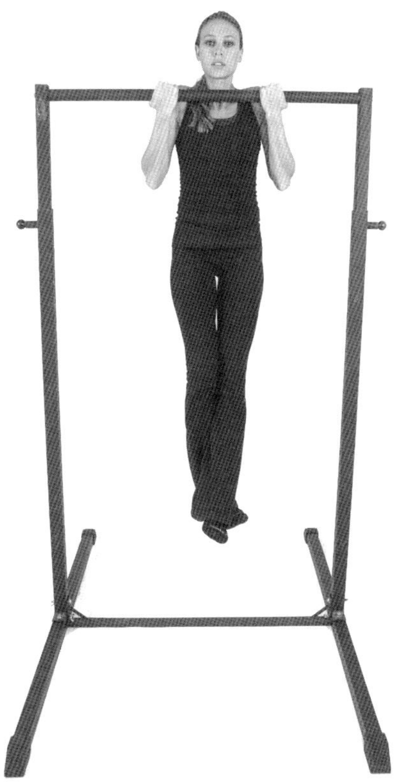

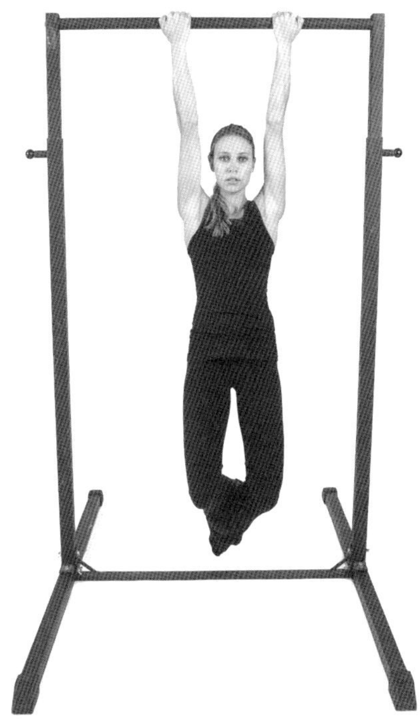

5. 1/4 친업

제자리에

- 풀업 바 또는 도어프레임(문틀)용 풀업 바가 필요하다.
- 친업 상태를 만들기 위해 밟고 올라갈 상자, 계단 또는 의자가 필요하다.

준비

- 상자, 계단, 또는 의자를 딛고 올라가서 손바닥이 당신을 향하게 풀업 바를 잡고, 너비는 어깨너비보다 약간 좁게 한다.
- 엄지손가락은 바의 아래쪽에서 위쪽을 감싸고, 나머지 손가락들은 위에서 아래로 감싼다.
- 등과 엉덩이와 머리가 일직선이 되도록 한다.

출발

- 상자, 계단, 또는 의자에서 발을 떼면서 턱걸이(친업) 상태를 만든다.
- 어깨에 힘이 강하게 들어가도록 풀업 바를 당기며 몸을 지탱한다.
- 미니 크런치를 하는 것처럼 복근에 강하게 힘을 준다.
- 매달리기 상태의 1/4 정도까지만 몸을 내린 후에 즉시 다시 친업 상태로 끌어 올린다.
- 어깨에 다시 힘을 주면서 반복한다.

조쉬의 한마디

- 시작: 셔츠 윗부분이 바에 닿도록 끌어당긴다.
- 그리고: 귀와 어깨 사이에 많은 공간을 두라.
- 다음: 1/4 정도 내려왔다가 다시 폭발적으로 친업 상태로 복귀한다!
- 그리고: 누군가 복부를 때린다고 생각하고 복근에 힘을 세게 준다.
- 그리고: 천장에서 바지의 벨트 버클이 보이도록 한다.

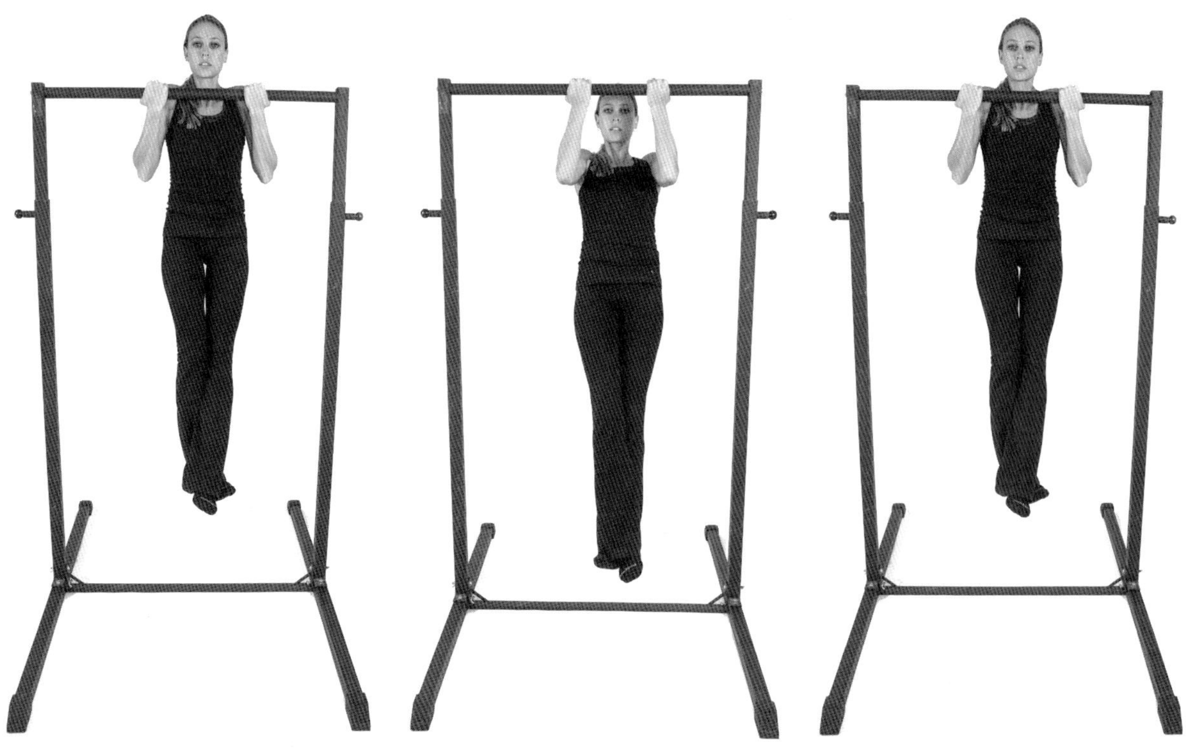

6. 1/2 친업

제자리에

- 풀업 바 또는 도어프레임(문틀)용 풀업 바가 필요하다.
- 친업 상태를 만들기 위해 밟고 올라갈 상자, 계단 또는 의자가 필요하다.

준비

- 상자, 계단, 또는 의자를 딛고 올라가서 손바닥이 당신을 향하게 풀업 바를 잡고, 너비는 어깨너비보다 약간 좁게 한다.
- 엄지손가락은 바의 아래쪽에서 위쪽을 감싸고, 나머지 손가락들은 위에서 아래로 감싼다.
- 등과 엉덩이와 머리가 일직선이 되도록 한다.

출발

- 상자, 계단, 또는 의자에서 발을 떼면서 턱걸이(친업) 상태를 만든다.
- 어깨에 힘이 강하게 들어가도록 풀업 바를 당기며 몸을 지탱한다.
- 미니 크런치를 하는 것처럼 복근에 강하게 힘을 준다.
- 매달리기 상태의 절반 정도까지만 몸을 내린 후에 즉시 다시 친업 상태로 끌어 올린다.
- 어깨에 다시 힘을 주면서 반복한다.

조쉬의 한마디

- 시작: 셔츠 윗부분이 바에 닿도록 끌어당긴다.
- 그리고: 귀와 어깨 사이에 많은 공간을 두라.
- 다음: 절반 정도 내려왔다가 다시 폭발적으로 친업 상태로 복귀한다!
- 그리고: 누군가 복부를 때린다고 생각하고 복근에 힘을 세게 준다.
- 그리고: 천장에서 바지의 벨트 버클이 보이도록 한다.

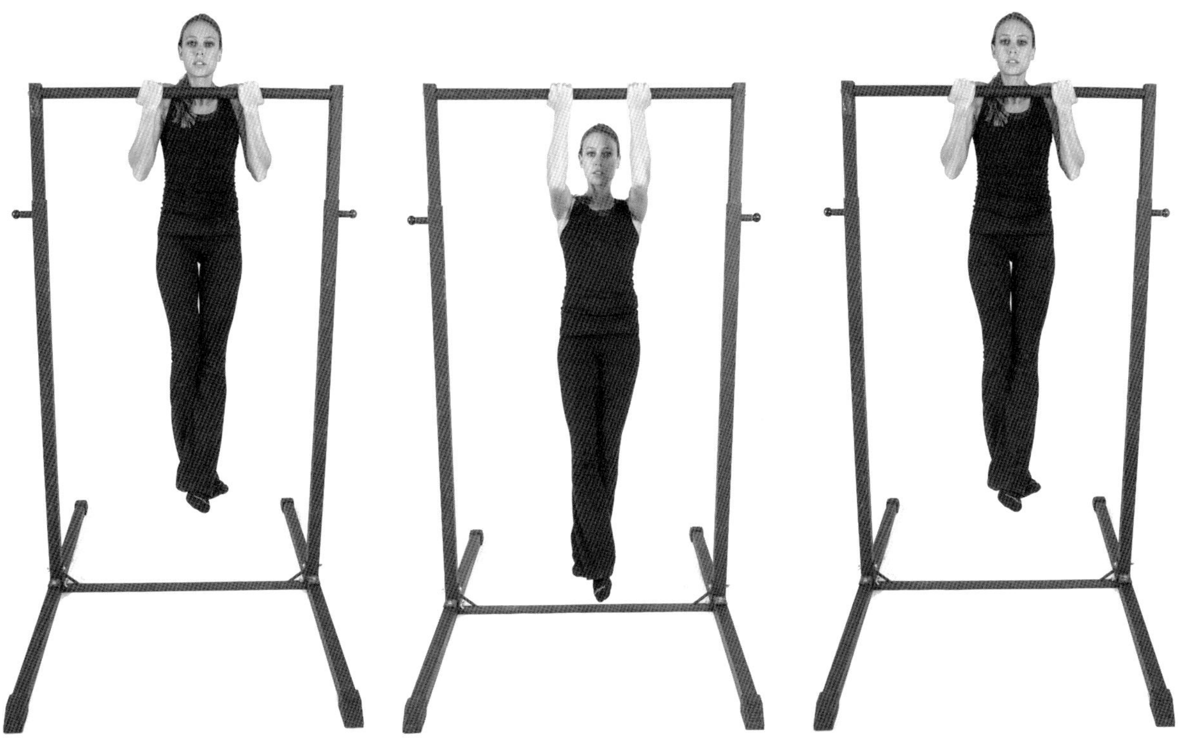

7. 3/4 친업

제자리에

- 풀업 바 또는 도어프레임(문틀)용 풀업 바가 필요하다.
- 친업 상태를 만들기 위해 밟고 올라갈 상자, 계단 또는 의자가 필요하다.

준비

- 상자, 계단, 또는 의자를 딛고 올라가서 손바닥이 당신을 향하게 풀업 바를 잡고, 너비는 어깨너비보다 약간 좁게 한다.
- 엄지손가락은 바의 아래쪽에서 위쪽을 감싸고, 나머지 손가락들은 위에서 아래로 감싼다.
- 등과 엉덩이와 머리가 일직선이 되도록 한다.

출발

- 어깨에 힘이 강하게 들어가도록 풀업 바를 당기며 몸을 지탱한다.
- 미니 크런치를 하는 것처럼 복근에 강하게 힘을 준다.
- 매달리기 상태의 3/4 정도까지만 몸을 내린 후에 즉시 다시 친업 상태로 끌어 올린다.
- 어깨에 다시 힘을 주면서 반복한다.

조쉬의 한마디

- 시작: 셔츠 윗부분이 바에 닿도록 끌어당긴다.
- 그리고: 귀와 어깨 사이에 많은 공간을 두라.
- 다음: 3/4 정도 내려왔다가 다시 폭발적으로 친업 상태로 복귀한다!
- 그리고: 누군가 복부를 때린다고 생각하고 복근에 힘을 세게 준다.
- 그리고: 천장에서 바지의 벨트 버클이 보이도록 한다.

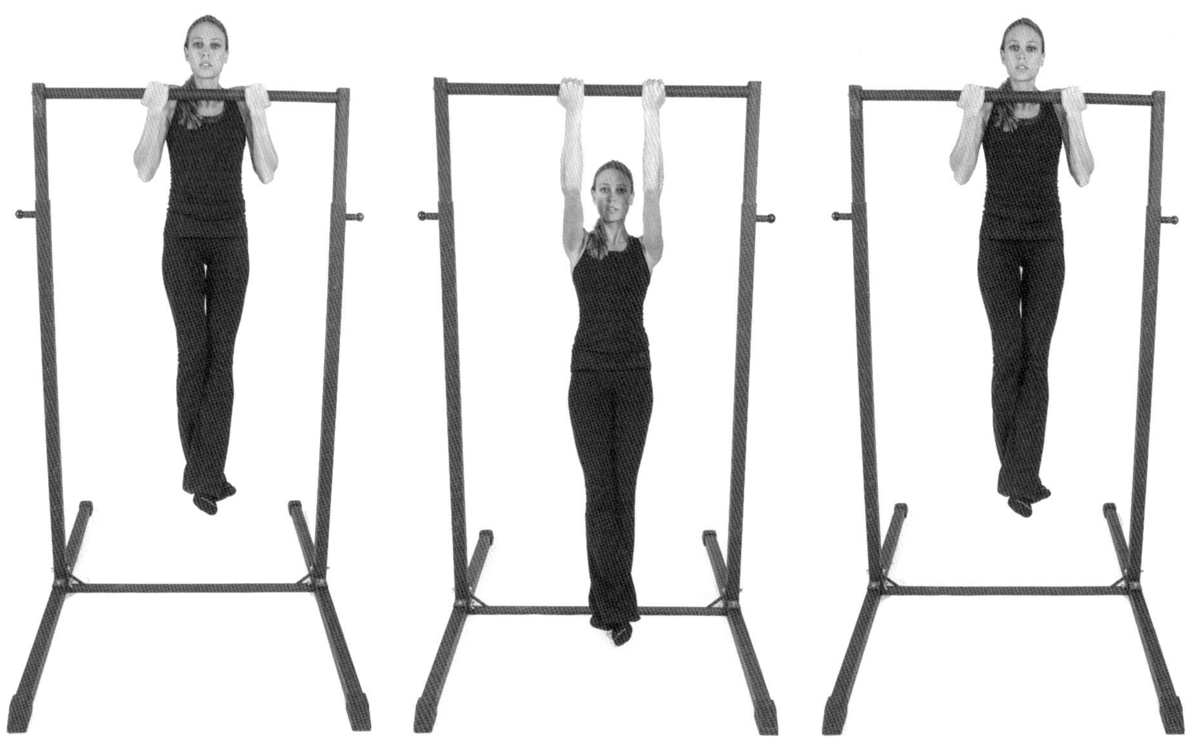

8. 친업

제자리에

- 풀업 바 또는 도어프레임(문틀)용 풀업 바가 필요하다.

준비

- 상자 또는 바닥에서부터 풀업 바를 잡으면서 손바닥이 당신을 향하게 하고, 너비는 어깨너비보다 약간 좁게 한다.
- 엄지손가락은 바의 아래쪽에서 위쪽을 감싸고, 나머지 손가락들은 위에서 아래로 감싼다.
- 어깨에 힘이 강하게 들어가도록 풀업 바를 당기며 몸을 지탱한다.
- 미니 크런치를 하는 것처럼 복근에 강하게 힘을 준다.
- 등과 엉덩이와 머리가 일직선이 되도록 한다.

출발

- 턱이 바 위에 올라오는 친업 자세로 스스로를 끌어 올린다.
- 팔이 완전히 펴질 때까지 내려온 후에 곧바로 다시 친업 자세로 끌어 올린다.

조쉬의 한마디

- 시작: 셔츠 윗부분이 바에 닿도록 끌어당긴다.
- 그리고: 귀와 어깨 사이에 많은 공간을 두라.
- 그리고: 누군가 복부를 때린다고 생각하고 복근에 힘을 세게 준다.
- 그리고: 천장에서 바지의 벨트 버클이 보이도록 한다.
- 또는: 폭발적으로 친업 상태까지 올라간다.

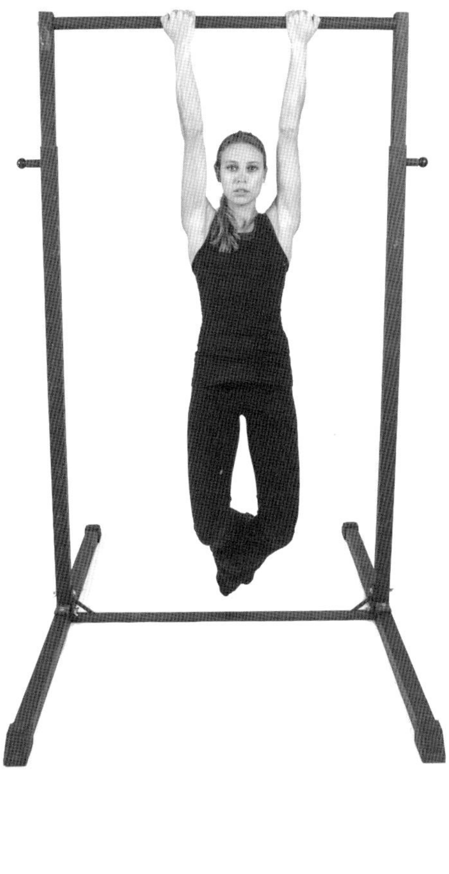

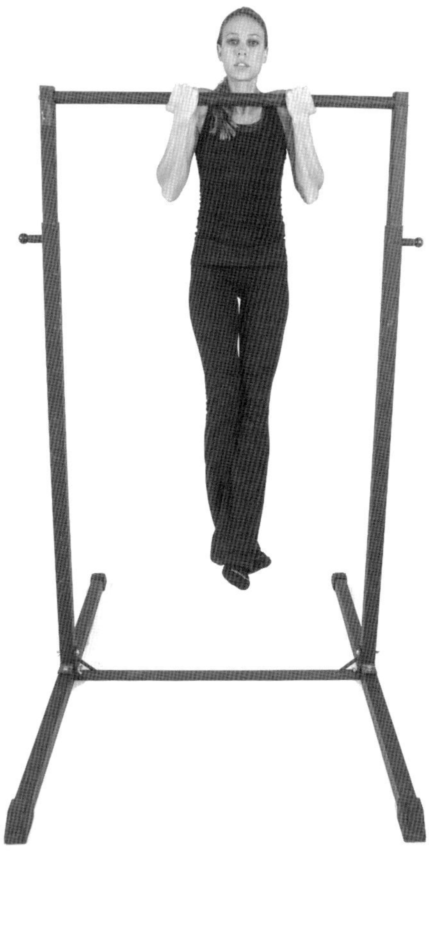

9. 풀업

제자리에

- 풀업 바 또는 도어프레임(문틀)용 풀업 바가 필요하다.

준비

- 상자 또는 바닥에서부터 풀업 바를 잡으면서 손바닥이 정면을 향하게 하고, 너비는 어깨너비보다 약간 좁게 한다.
- 엄지손가락은 바의 아래쪽에서 위쪽을 감싸고, 나머지 손가락들은 위에서 아래로 감싼다.
- 어깨에 힘이 강하게 들어가도록 풀업 바를 당기며 몸을 지탱한다.
- 미니 크런치를 하는 것처럼 복근에 강하게 힘을 준다.
- 등과 엉덩이와 머리가 일직선이 되도록 한다.

출발

- 턱이 바 위에 올라오는 풀업 자세로 스스로를 끌어 올린다.
- 팔이 완전히 펴질 때까지 내려온 후에 곧바로 다시 풀업 자세로 끌어 올린다.

조쉬의 한마디

- 시작: 셔츠 윗부분이 바에 닿도록 끌어당긴다.
- 그리고: 귀와 어깨 사이에 많은 공간을 두라.
- 그리고: 누군가 복부를 때린다고 생각하고 복근에 힘을 세게 준다.
- 그리고: 천장에서 바지의 벨트 버클이 보이도록 한다.
- 또는: 폭발적으로 풀업 상태까지 올라간다.

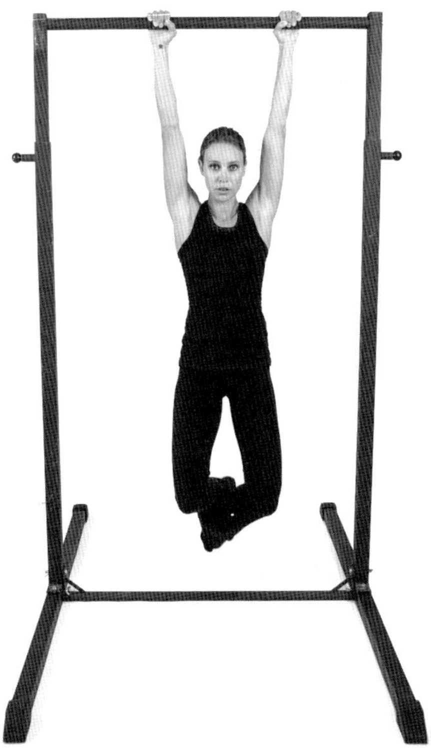

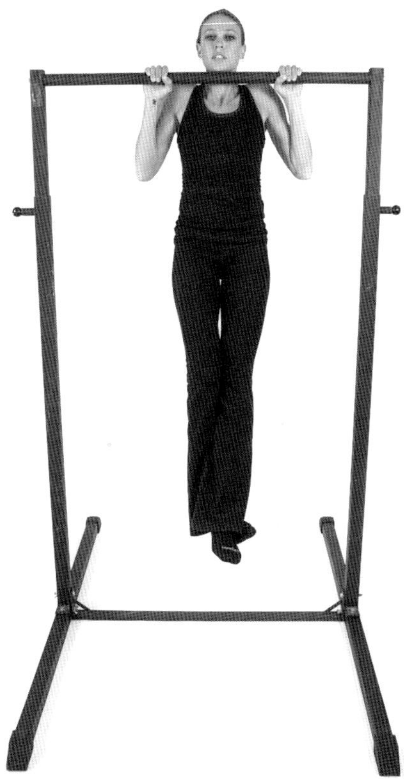

10. 택티컬 풀업

제자리에

- 풀업 바 또는 도어프레임(문틀)용 풀업 바가 필요하다.

준비

- 상자 또는 바닥에서부터 풀업 바를 잡으면서 손바닥이 정면을 향하게 하고, 너비는 어깨너비보다 약간 좁게 한다.
- 엄지손가락은 바의 아래쪽에서 위쪽을 감싸고, 나머지 손가락들은 위에서 아래로 감싼다.
- 어깨에 힘이 강하게 들어가도록 풀업 바를 당기며 몸을 지탱한다.
- 미니 크런치를 하는 것처럼 복근에 강하게 힘을 준다.
- 등과 엉덩이와 머리가 일직선이 되도록 한다.

출발

- 목이나 가슴이 풀업 바를 건드릴 때까지 스스로를 끌어 올린다.
- 팔이 완전히 펴질 때까지 내려온 후에 곧바로 다시 풀업 자세로 끌어 올린다.
- 1초 기다린 후에 다시 끌어 올린다.

조쉬의 한마디

- 시작: 셔츠 윗부분이 바에 닿도록 끌어당긴다.
- 그리고: 귀와 어깨 사이에 많은 공간을 두라.
- 그리고: 누군가 복부를 때린다고 생각하고 복근에 힘을 세게 준다.
- 그리고: 천장에서 바지의 벨트 버클이 보이도록 한다.
- 또는: 폭발적으로 풀업 상태까지 올라간다.

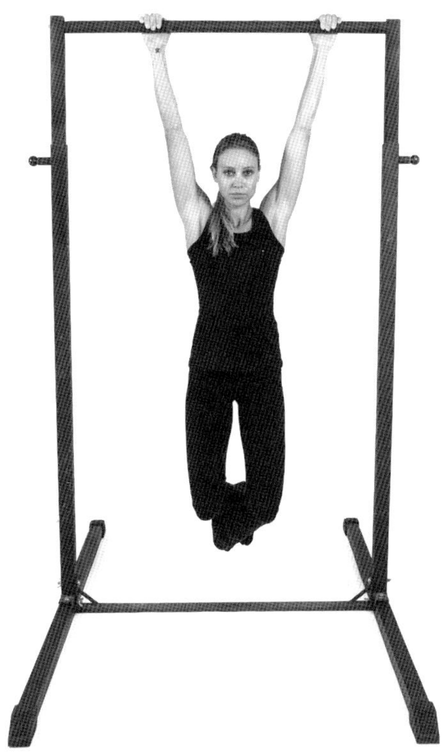

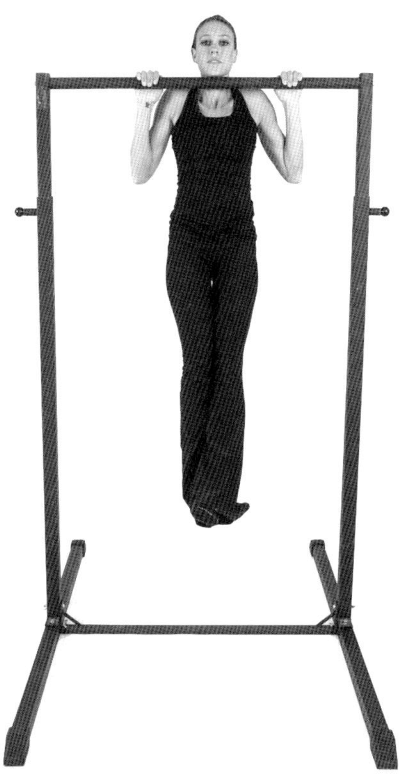

단계별 푸시업

1. 무릎 꿇고 푸시업

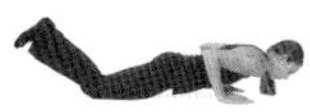

2. 플랭크 푸시업, 5초

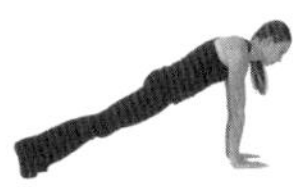

3. 무릎 들고 풀다운 푸시업

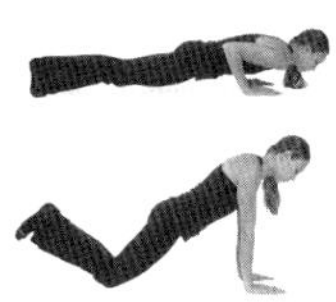

4. 푸시업 1/2

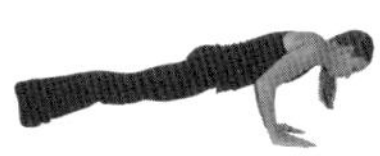

5. 푸시업

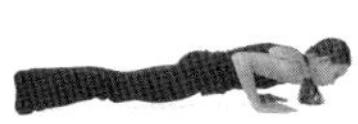

6. 싱글레그 푸시업

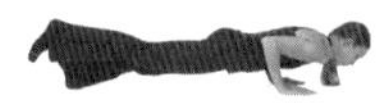

7. 스파이더맨 푸시업

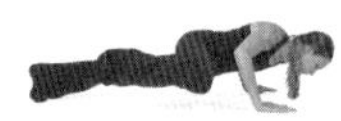

8. 아처 푸시업

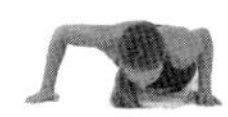

9. 밴드를 이용한 푸시업

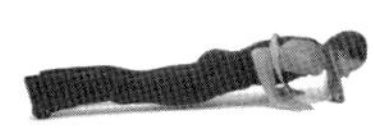

10. 웨이티드 베스트 푸시업

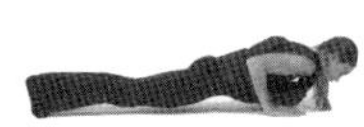

11. 대체 푸시업

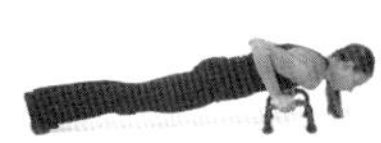

1. 무릎 꿇고 푸시업

제자리에

- 무릎을 올려놓기 위해 부드럽거나 푹신한 바닥을 찾아라. 카펫, 요가용 매트, 타월 및 에어렉스 매트 등이 좋다.

준비

- 무릎과 손으로 몸을 지탱하면서 무릎, 엉덩이, 어깨가 직선을 이룰 때까지 무릎을 뒤로 뺀다.
- 마치 완벽한 서 있기 자세처럼 허리를 곧게 편다.
- 미니 크런치를 하는 것처럼 복근에 강하게 힘을 준다.
- 등과 엉덩이와 머리가 일직선이 되도록 한다.

출발

- 푸시업을 한다.

조쉬의 한마디

- 시작: 누군가 복부를 때린다고 생각하고 복근에 힘을 세게 준다.
- 또는: 티셔츠의 로고와 벨트 버클이 한데 모이게 한다.
- 그리고: 모자가 정면 벽을 향하도록 한다.
- 다음: 바닥을 밀어낸다.

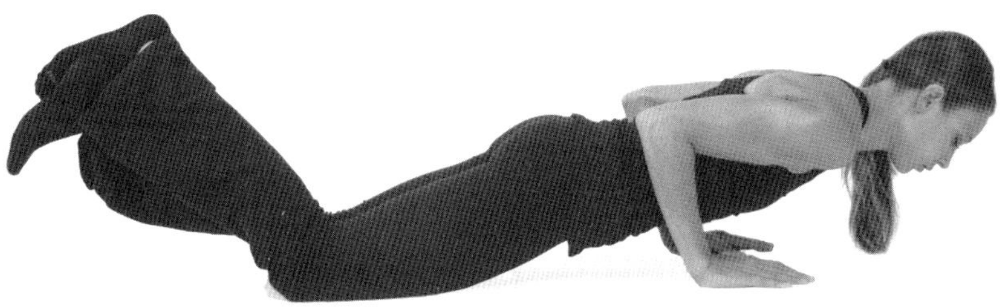

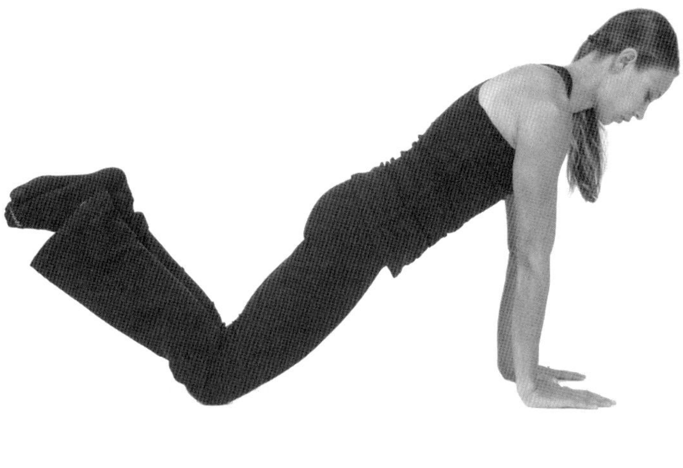

2. 플랭크 푸시업, 5초

제자리에

- 이 운동은 별도의 장비가 필요 없음.

준비

- 무릎과 손으로 몸을 지탱하면서 무릎, 엉덩이, 어깨가 직선을 이룰 때까지 발을 뒤로 뺀다.
- 마치 완벽한 서 있기 자세처럼 허리를 곧게 편다.
- 미니 크런치를 하는 것처럼 복근에 강하게 힘을 준다.
- 등과 엉덩이와 머리가 일직선이 되도록 한다.

출발

- 5초간 강하게 힘을 주고 쉰다.

조쉬의 한마디

- 시작: 누군가 복부를 때린다고 생각하고 복근에 힘을 세게 준다.
- 또는: 티셔츠의 로고와 벨트 버클이 한데 모이게 한다.
- 그리고: 모자가 정면 벽을 향하도록 한다.
- 마무리: 바닥을 쥐어짜듯이 힘을 준다.
- 그리고: 바닥을 밀어낸다.

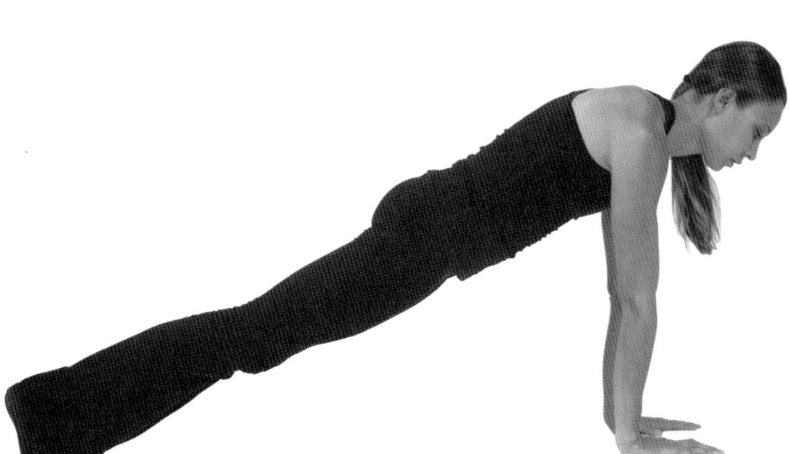

3. 무릎 들고 풀다운 푸시업

제자리에

- 무릎을 올려놓기 위해 부드럽거나 푹신한 바닥을 찾아라. 카펫, 요가용 매트, 타월 및 에어렉스 매트 등이 좋다.

준비

- 무릎과 손으로 몸을 지탱하면서 무릎, 엉덩이, 어깨가 직선을 이룰 때까지 발을 뒤로 뺀다.
- 마치 완벽한 서 있기 자세처럼 허리를 곧게 편다.
- 미니 크런치를 하는 것처럼 복근에 강하게 힘을 준다.
- 등과 엉덩이와 머리가 일직선이 되도록 한다.

출발

- 발가락으로 몸을 지탱하는 풀 푸시업 상태에서 몸을 내린다.
- 무릎을 내리고 무릎을 이용한 푸시업으로 올라온다.
- 무릎 푸시업으로 올라온 후에 다리를 다시 펴고 풀 푸시업 자세로 돌아간다.

조쉬의 한마디

- 시작: 누군가 복부를 때린다고 생각하고 복근에 힘을 세게 준다.
- 또는: 티셔츠의 로고와 벨트 버클이 한데 모이게 한다.
- 그리고: 모자가 정면 벽을 향하도록 한다.
- 마무리: 바닥을 쥐어짜듯이 힘을 준다.
- 그리고: 바닥을 밀어낸다.

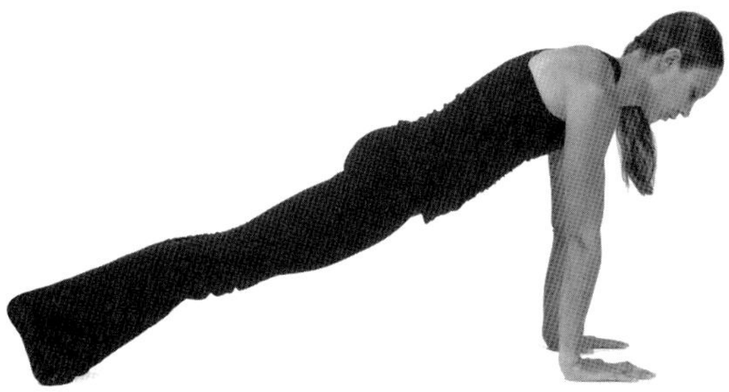
1

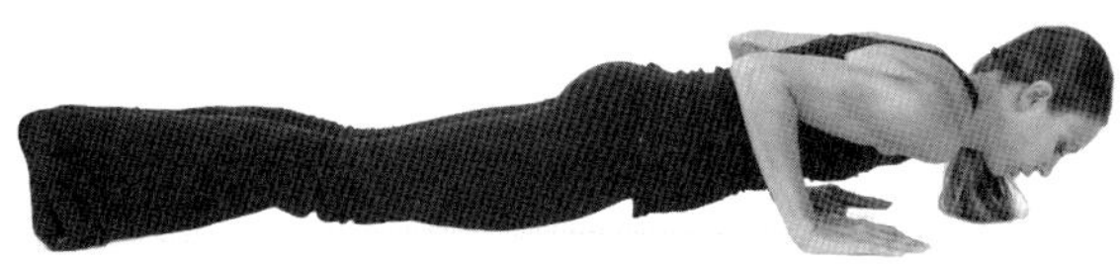
2

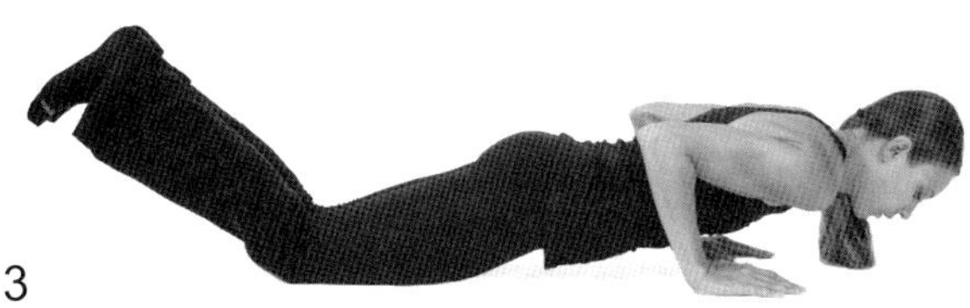
3

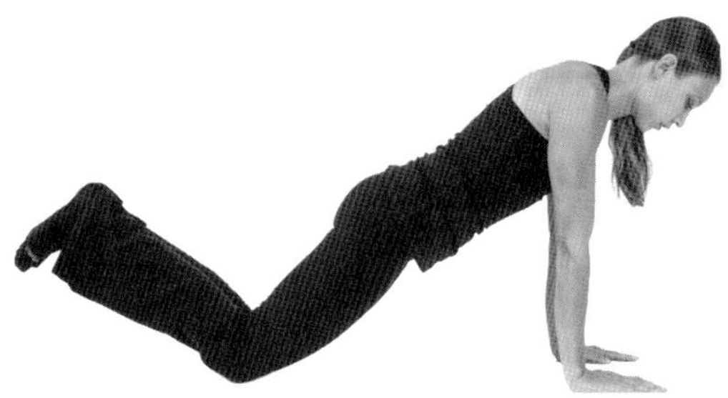
4

4. 푸시업 1/2

제자리에

- 이 운동은 장비가 필요 없음.

준비

- 무릎과 손으로 몸을 지탱하면서 무릎, 엉덩이, 어깨가 직선을 이룰 때까지 발을 뒤로 뺀다.
- 마치 완벽한 서 있기 자세처럼 허리를 곧게 편다.
- 미니 크런치를 하는 것처럼 복근에 강하게 힘을 준다.
- 등과 엉덩이와 머리가 일직선이 되도록 한다.

출발

- 푸시업을 하되, 몸을 절반만 내린 후에 다시 밀고 올라간다.

조쉬의 한마디

- 시작: 누군가 복부를 때린다고 생각하고 복근에 힘을 세게 준다.
- 또는: 티셔츠의 로고와 벨트 버클이 한데 모이게 한다.
- 그리고: 모자가 정면 벽을 향하도록 한다.
- 마무리: 바닥을 쥐어짜듯이 힘을 준다.
- 그리고: 바닥을 밀어낸다.

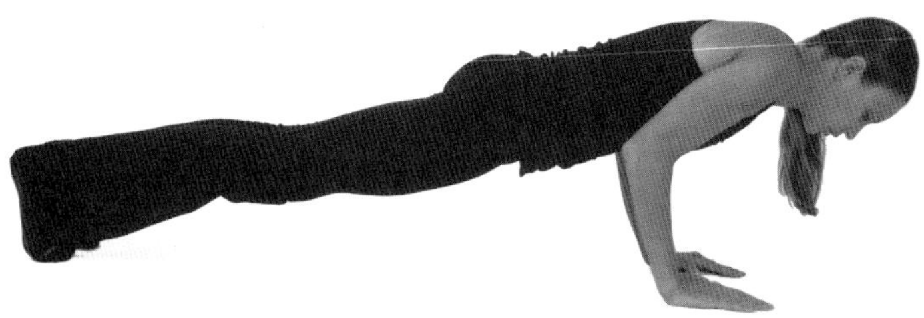

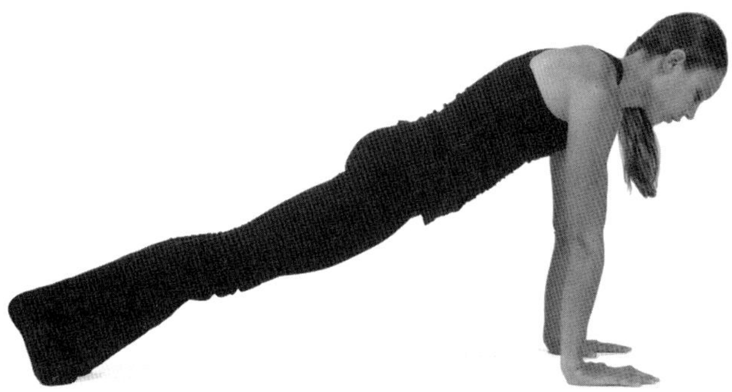

5. 푸시업

제자리에

- 이 운동은 장비가 필요 없음.

준비

- 무릎과 손으로 몸을 지탱하면서 무릎, 엉덩이, 어깨가 직선을 이룰 때까지 발을 뒤로 뺀다.
- 마치 완벽한 서 있기 자세처럼 허리를 곧게 편다.
- 미니 크런치를 하는 것처럼 복근에 강하게 힘을 준다.
- 등과 엉덩이와 머리가 일직선이 되도록 한다.

출발

- 푸시업을 한다.

조쉬의 한마디

- 시작: 누군가 복부를 때린다고 생각하고 복근에 힘을 세게 준다.
- 또는: 티셔츠의 로고와 벨트 버클이 한데 모이게 한다.
- 그리고: 모자가 정면 벽을 향하도록 한다.
- 마무리: 바닥을 쥐어짜듯이 힘을 준다.
- 그리고: 바닥을 밀어낸다.

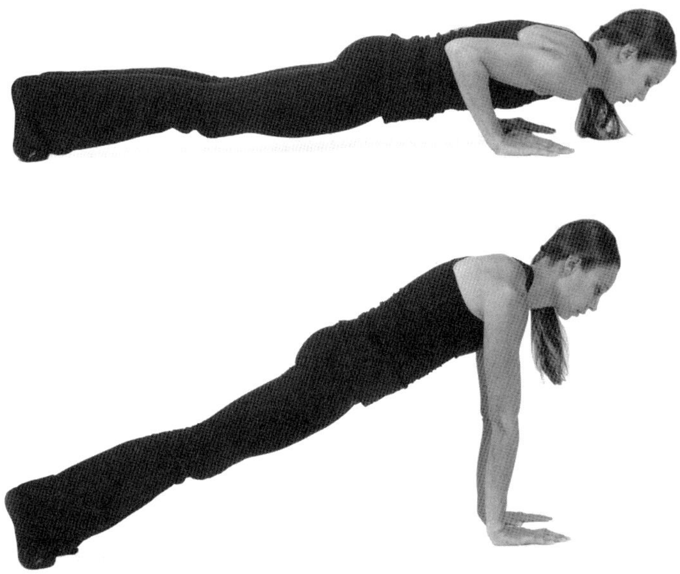

6. 싱글레그 푸시업

제자리에

- 이 운동은 장비가 필요 없음.

준비

- 무릎과 손으로 몸을 지탱하면서 무릎, 엉덩이, 어깨가 직선을 이룰 때까지 발을 뒤로 뺀다.
- 마치 완벽한 서 있기 자세처럼 허리를 곧게 편다.
- 미니 크런치를 하는 것처럼 복근에 강하게 힘을 준다.
- 등과 엉덩이와 머리가 일직선이 되도록 한다.
- 한쪽 발을 바닥으로부터 1인치 들어올린다.

출발

- 푸시업의 절반은 한쪽 발로 하고, 발을 교체해서 나머지 절반을 끝낸다.

조쉬의 한마디

- 시작: 누군가 복부를 때린다고 생각하고 복근에 힘을 세게 준다.
- 또는: 티셔츠의 로고와 벨트 버클이 한데 모이게 한다.
- 그리고: 바지주머니 2개가 서로 평행 상태를 유지하도록 한다.
- 마무리: 바닥을 쥐어짜듯이 힘을 준다.
- 그리고: 바닥을 밀어낸다.

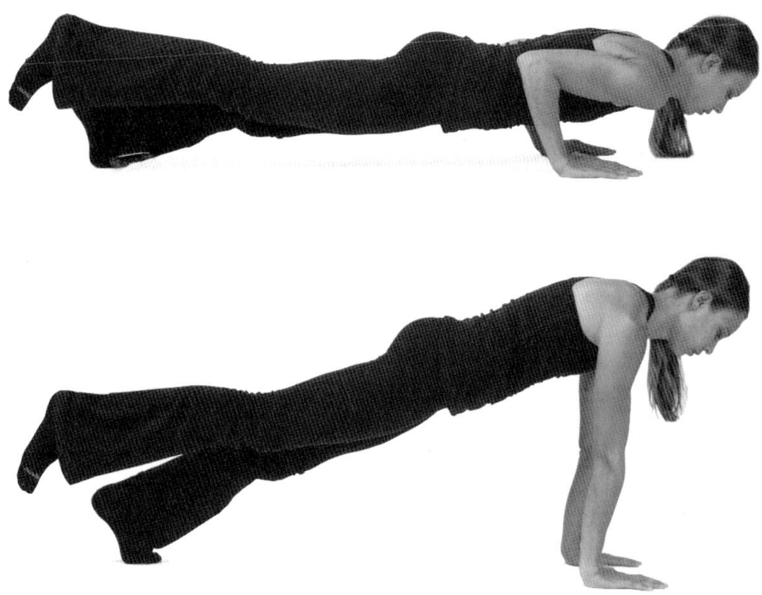

7. 스파이더맨 푸시업

제자리에

- 이 운동은 장비가 필요 없음.

준비

- 무릎과 손으로 몸을 지탱하면서 무릎, 엉덩이, 어깨가 직선을 이룰 때까지 발을 뒤로 뺀다.
- 마치 완벽한 서 있기 자세처럼 허리를 곧게 편다.
- 미니 크런치를 하는 것처럼 복근에 강하게 힘을 준다.
- 등과 엉덩이와 머리가 일직선이 되도록 한다.

출발

- 푸시업을 하면서 한쪽 무릎을 같은 쪽 팔의 팔꿈치 근처로 최대한 가까이 움직인다.
- 매 반복횟수마다 다리를 바꾼다.

조쉬의 한마디

- 시작: 누군가 복부를 때린다고 생각하고 복근에 힘을 세게 준다.
- 또는: 티셔츠의 로고와 벨트 버클이 한데 모이게 한다.
- 그리고: 무릎을 팔꿈치까지 끌어당긴다.
- 마무리: 바닥을 쥐어짜듯이 힘을 준다.
- 그리고: 바닥을 밀어낸다.

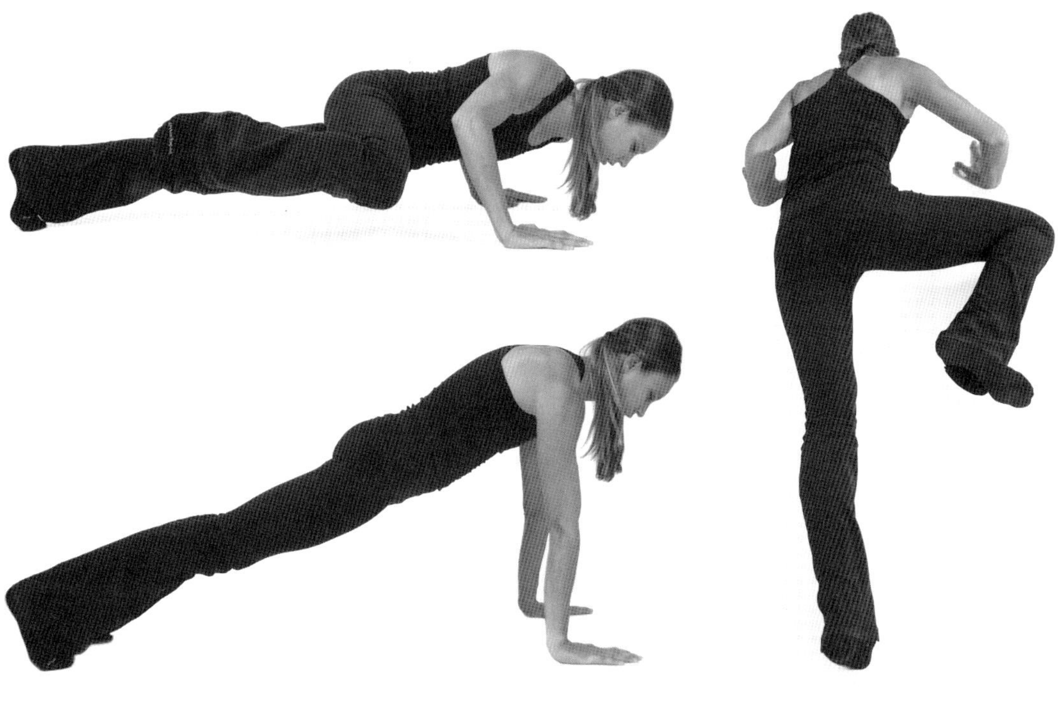

1

2

8. 아처 푸시업

제자리에

- 이 운동은 장비가 필요 없음.

준비

- 한쪽 손을 몸에서 최대한 가까이 놓는다.
- 그 손의 팔꿈치를 몸 안쪽으로 집어넣는다.
- 다른 손은 몸에서 최대한 멀리 둔다. 몸에서 멀리 있을수록 아처 푸시업의 난이도는 올라간다.
- 무릎, 엉덩이, 어깨가 직선을 이룰 때까지 발을 뒤로 뻗다.
- 마치 완벽한 서 있기 자세처럼 허리를 곧게 편다.
- 미니 크런치를 하는 것처럼 복근에 강하게 힘을 준다.
- 등과 엉덩이와 머리가 일직선이 되도록 한다.

출발

- 손을 바꾸면서 한 번씩 반복한다.

조쉬의 한마디

- 시작: 누군가 복부를 때린다고 생각하고 복근에 힘을 세게 준다.
- 또는: 티셔츠의 로고와 벨트 버클이 한데 모이게 한다.
- 마무리: 바닥을 쥐어짜듯이 힘을 준다.
- 그리고: 바닥을 밀어낸다.

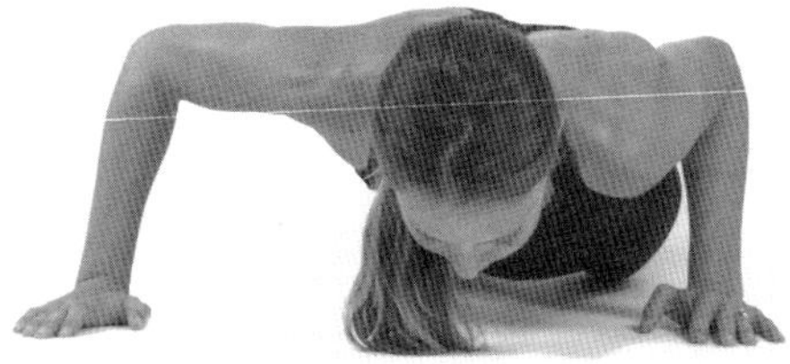

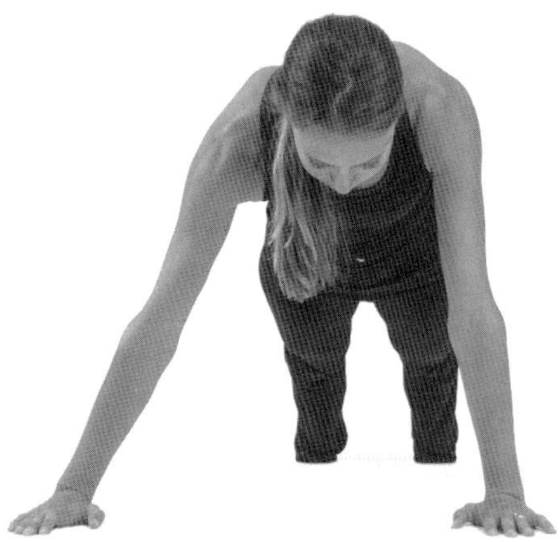

9. 밴드를 이용한 푸시업

푸시업의 난이도를 올리기 위한 가장 쉽고 저렴한 방법

- 다양한 강도의 밴드들을 EliteFTS, Jumpstretch 또는 Iron Woody에서 구입할 수 있다.
- 밴드를 손바닥에 감고서 팔 위 또는 아래를 지나서 등까지 감는다.

기본 푸시업에 무게를 더하기

- 푸시업 및 싱글레그 푸시업에 가장 효과가 좋음.
- 약한 밴드로 시작했다가 강한 밴드로 점차 늘려나갈 것.
- 정말로 힘이 세다면 밴드에서 웨이티드 베스트로 넘어가야 함.

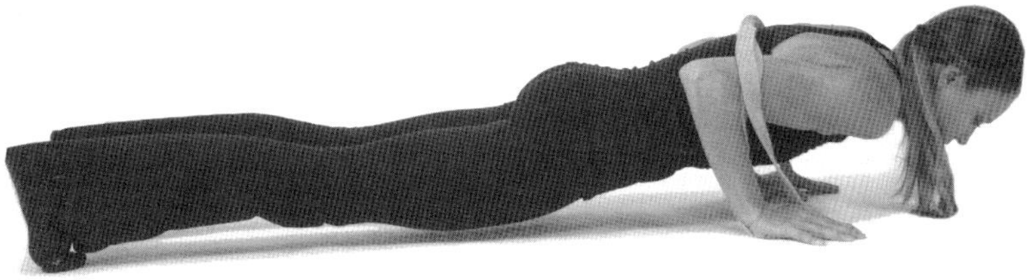

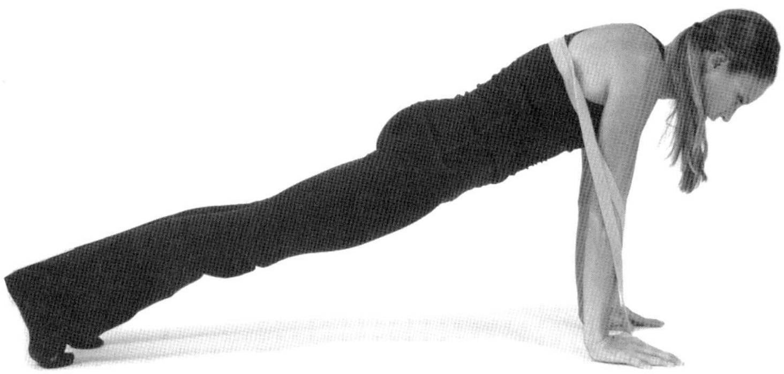

10. 웨이티드 베스트 푸시업

푸시업의 난이도를 올리기 위한 최고의 방법

- 4.5kg에서 36kg까지 다양한 무게의 웨이티드 베스트를 쉽게 구할 수 있다.
- 어떤 종류의 푸시업에도 이것을 사용할 수 있다.

단계별 푸시업에 무게를 더하기

- 단계별 푸시업 중 어떤 난이도에도 웨이티드 베스트를 사용할 수 있다.
- 기본 프로토콜은 10파운드를 더해서 푸시업에서부터 싱글레그 푸시업, 스파이더맨 푸시업 및 아처 푸시업까지 올라가는 것이다.
- 그러고 나서 10파운드를 더한 후에 다시 단계별로 올라간다.

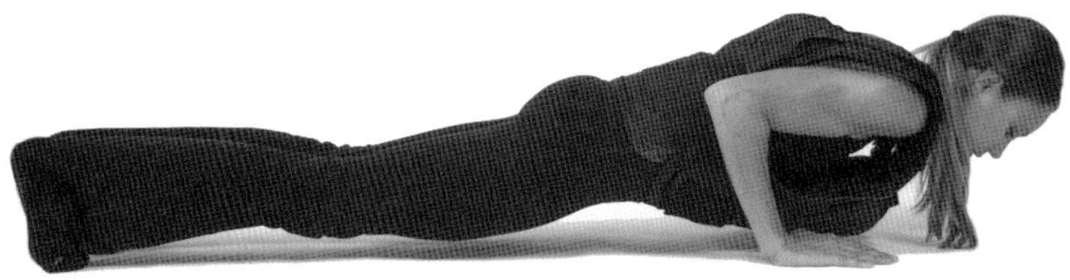

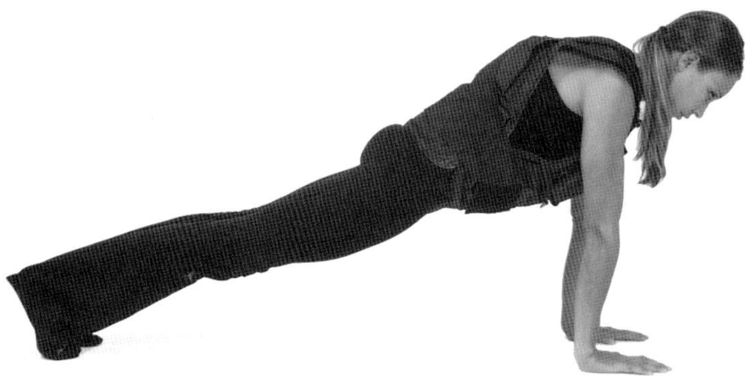

11. 대체 푸시업

- 어떤 사람들은 바닥에서 푸시업을 하면 손목에 무리가 간다.
- 아래 옵션들은 손목이 약한 사람들도 푸시업을 할 수 있게 해 준다.
- 이 대체 푸시업은 단계별 푸시업의 어떤 난이도에도 적용할 수 있다.

푸시업 핸들

- 대체 푸시업을 하기에 가장 쉽고 저렴한 방법.
- 손목이 중립적 자세가 되면서 대부분의 사람들에게 효과가 있다.

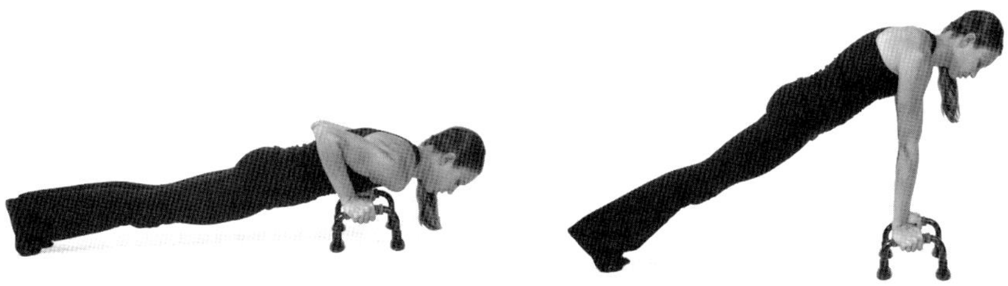

요가 웨지

- 타이핑을 많이 해서 손목이 뻐근한 사람들 중 상당수가 요가 웨지를 선호하고 좋은 스트레칭 효과를 낸다.
- 바닥에서 하는 푸시업으로 복귀하기 위한 중간 단계로서 적격이다.

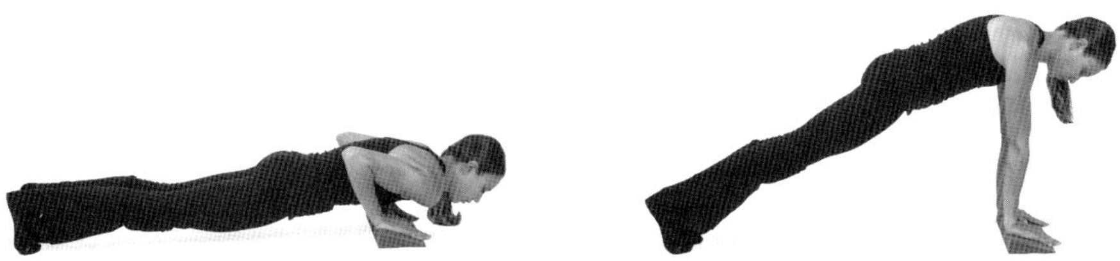

푸시업 보드

- 벤치프레스에서의 바벨과 같이 '보드를 반으로 쪼개려는' 듯한 시도를 통해 추가적인 압력과 힘을 낼 수 있다.
- 추가로, '보드를 반으로 쪼개려는' 노력은 어깨에 좋은 자세를 자동적으로 만들어 준다.

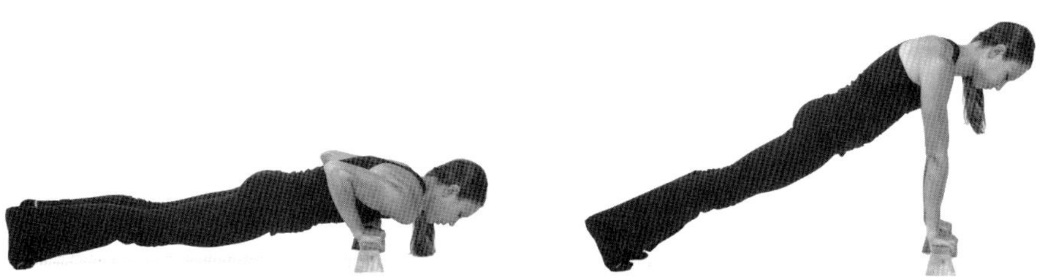

단계별 케틀벨 2개 스윙

케틀벨 스윙 세이프티

1. 스틱 데드리프트 드릴
   (248페이지)

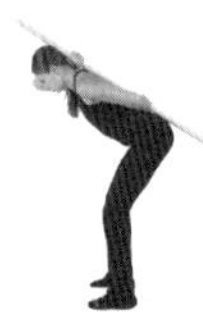

2. 루마니안 데드리프트
   (249페이지)

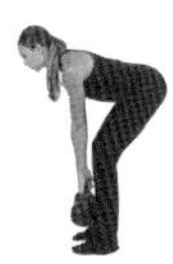

3. 케틀벨 1개 스윙

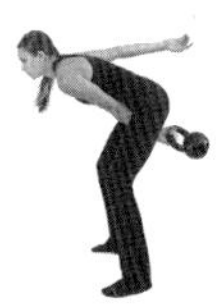

4. 케틀벨 2개 스윙

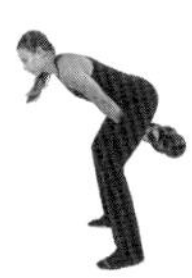

케틀벨 스윙 세이프티: 들었다가 내려놓기

제자리에

- 1개 또는 2개의 케틀벨을 바닥에 놓는다. 자세를 낮추고 케틀벨의 핸들을 잡을 수 있는 위치라야 한다.

스윙으로 케틀벨 집어 들기

- 뒤쪽 벽을 향해 케틀벨을 끌어 올린다.
- 그러고는 가랑이 사이로 강하게 끌어 올린다.

스윙으로 케틀벨 내려놓기

- 뒤쪽 벽을 향해 케틀벨을 끌어 올린다.
- 스윙이 끝난 후에 케틀벨 핸들을 잡았을 때와 같은 자세로 내려놓는다.

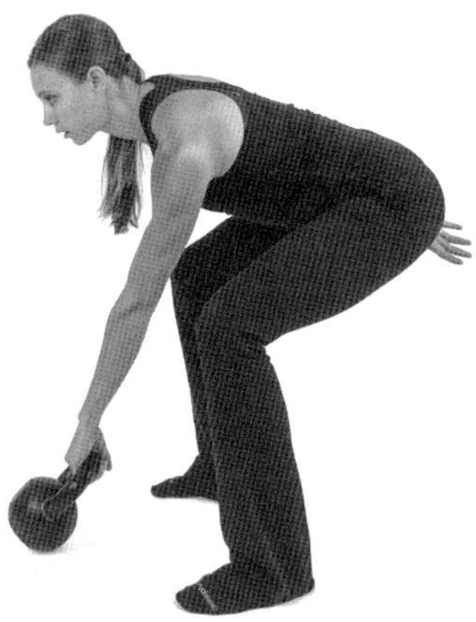

시작/마무리

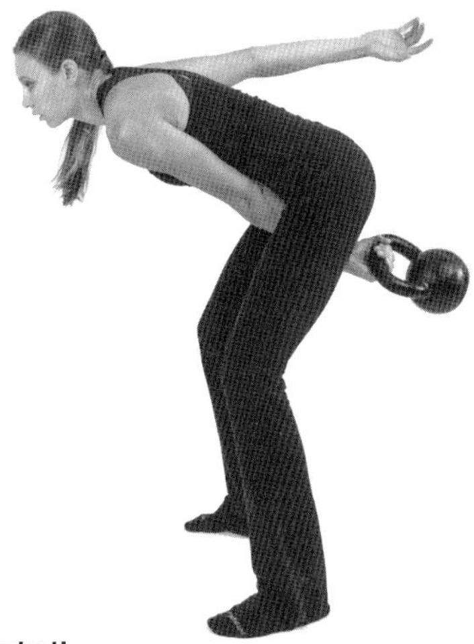

들어 올리기!

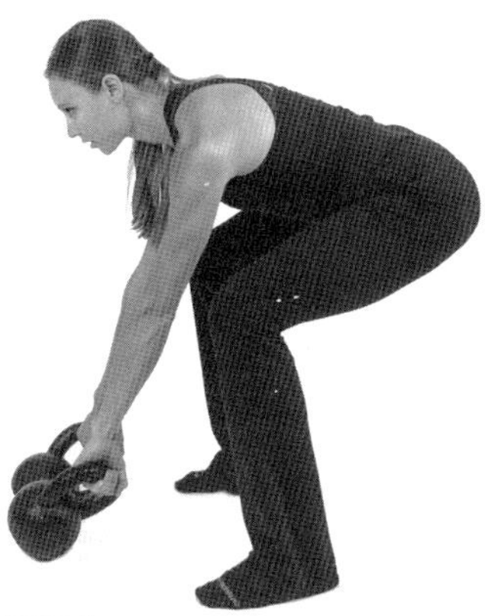

시작/마무리

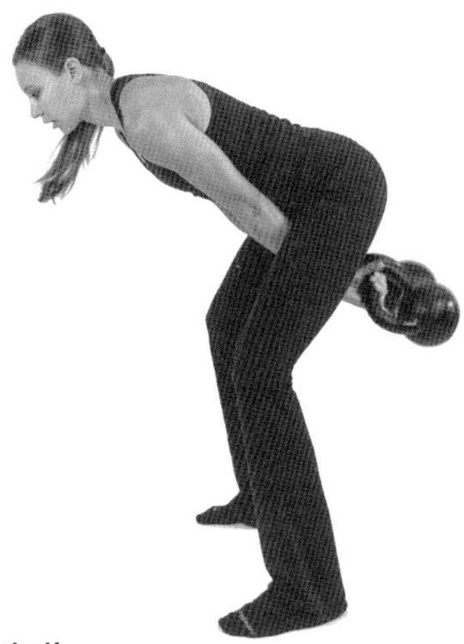

들어 올리기!

3. 케틀벨 1개 스윙

제자리에

- 1개의 케틀벨을 서 있는 앞쪽 바닥에 놓는다.

준비

- 스틱 데드리프트 드릴과 같은 자세로 엉덩이를 뒤로 뺀 후에 케틀벨을 잡는다.

출발

- 케틀벨을 가랑이 사이를 통해 뒤쪽으로 끌어 올린다.
- 엉덩이에 힘을 주고서 골반을 앞으로 내민다.
- 광배근을 사용해서 케틀벨이 어깨 높이 이상으로 올라가지 않도록 하라.
- 허리는 스틱 데드리프트 드릴과 마찬가지로 처음부터 끝까지 굽히지 말고 반듯하게 펴진 상태여야 한다.

조쉬의 한마디

- 시작: 케틀벨을 뒤쪽 벽을 향해 끌어 올린다.
- 마무리: 폭발적으로 앞쪽으로 다시 끌어 올려라!
- 그리고: 바지의 벨트 버클이 정면의 벽을 향해 가도록 하라!
- 또한: 발뒤꿈치에 힘을 실으면서 바닥을 강하게 밟는다.

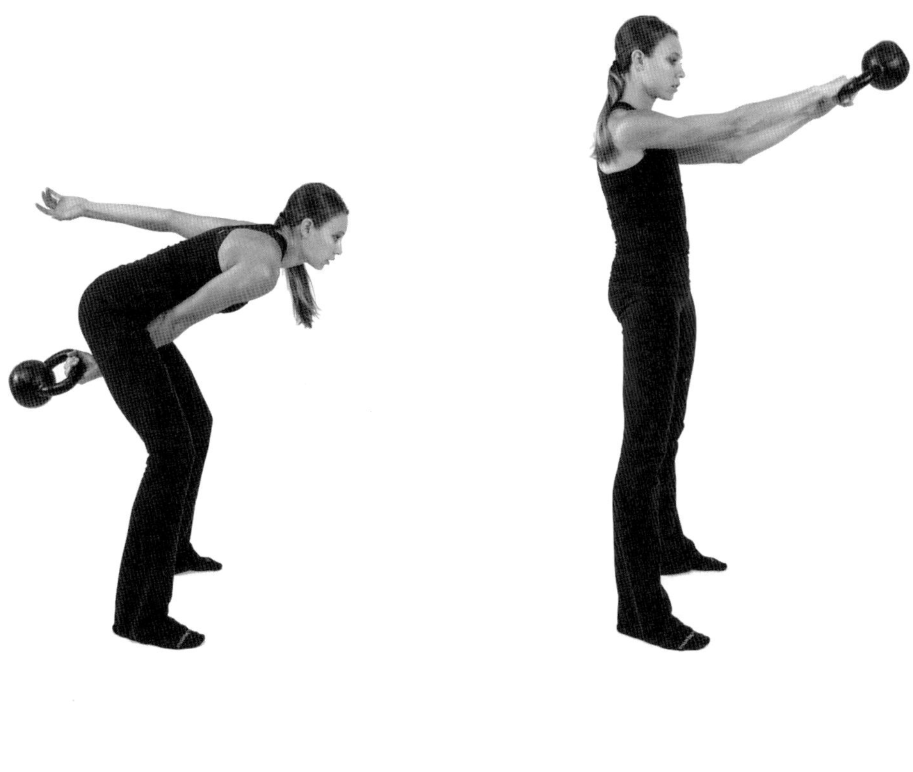

4. 케틀벨 2개 스윙

제자리에

- 케틀벨 2개를 앞에 놓는다.
- 가랑이 사이로 케틀벨 2개가 통과할 수 있도록 다리를 넓게 벌리고 선다.

준비

- 스틱 데드리프트 드릴과 같은 자세로 엉덩이를 뒤로 뺀 후에 케틀벨을 잡는다.

출발

- 케틀벨을 가랑이 사이를 통해 뒤쪽으로 끌어 올린다.
- 엉덩이에 힘을 주고서 골반을 앞으로 내민다.
- 광배근을 사용해서 케틀벨이 어깨 높이 이상으로 올라가지 않도록 하라.
- 가랑이 사이로 케틀벨 끌어 올리기를 매회 반복한다.
- 허리는 스틱 데드리프트 드릴과 마찬가지로 처음부터 끝까지 굽히지 말고 반듯하게 펴진 상태여야 한다.

조쉬의 한마디

- 시작: 케틀벨을 뒤쪽 벽을 향해 끌어 올린다.
- 마무리: 폭발적으로 앞쪽으로 다시 끌어 올려라!
- 그리고: 바지의 벨트 버클이 정면의 벽을 향해 가도록 하라!
- 다른 마무리: 발뒤꿈치에 힘을 실으면서 바닥을 강하게 밟는다.
- 그리고: 케틀벨의 높이를 동일하게 유지하라.

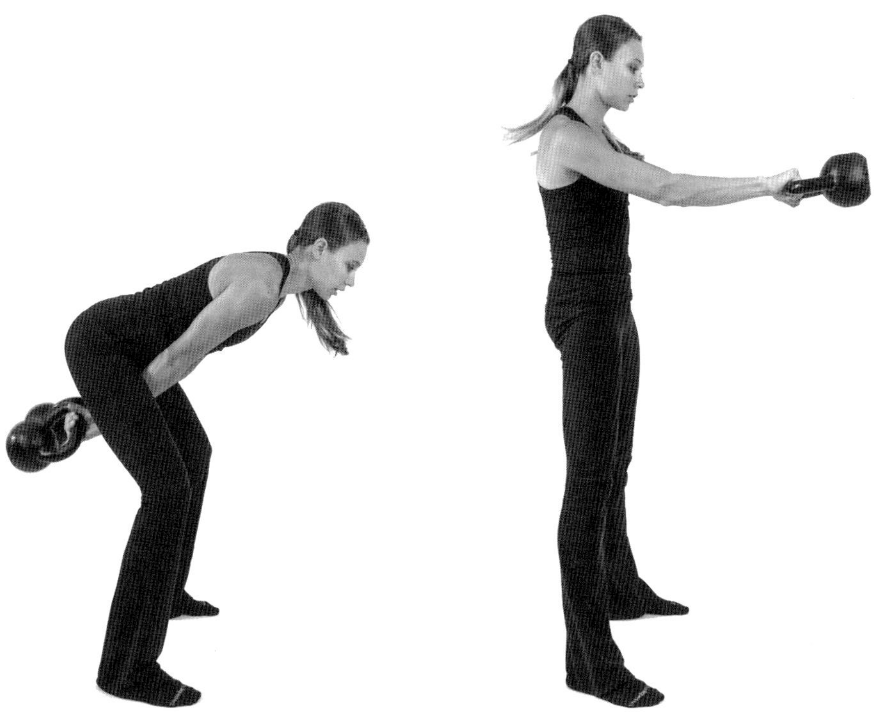

단계별 케틀벨 밀리터리 프레스

1. 푸시 프레스, 케틀벨 1개

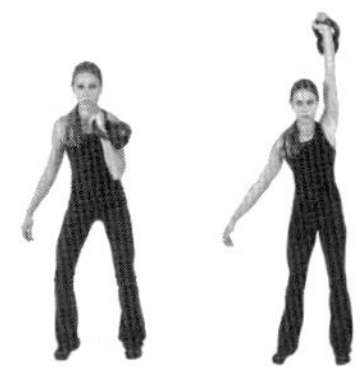

2. 밀리터리 프레스, 케틀벨 1개

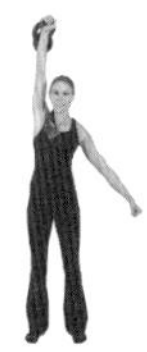

3. 밀리터리 프레스, 케틀벨 2개

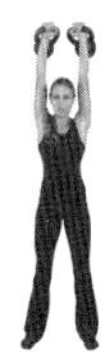

대안 밀리터리 프레스

다운워드 도그 푸시업

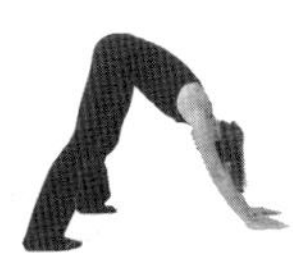

1. 푸시 프레스, 케틀벨 1개

제자리에

- 케틀벨 1개가 필요하다.

준비

- 케틀벨을 어깨 앞가슴으로 가져가서 랙(rack) 포지션을 취한다.

출발

- 1/4 스쿼트 자세로 엉덩이를 내린다.
- 스탠딩 밀리터리 프레스 자세로 빠르게 일어난다.

조쉬의 한마디

- 시작: 미니 스쿼트를 한다.
- 마무리: 케틀벨을 천장까지 폭발적으로 올린다.
- 또는: 케틀벨을 천장까지 빠르게 들어 올린다.

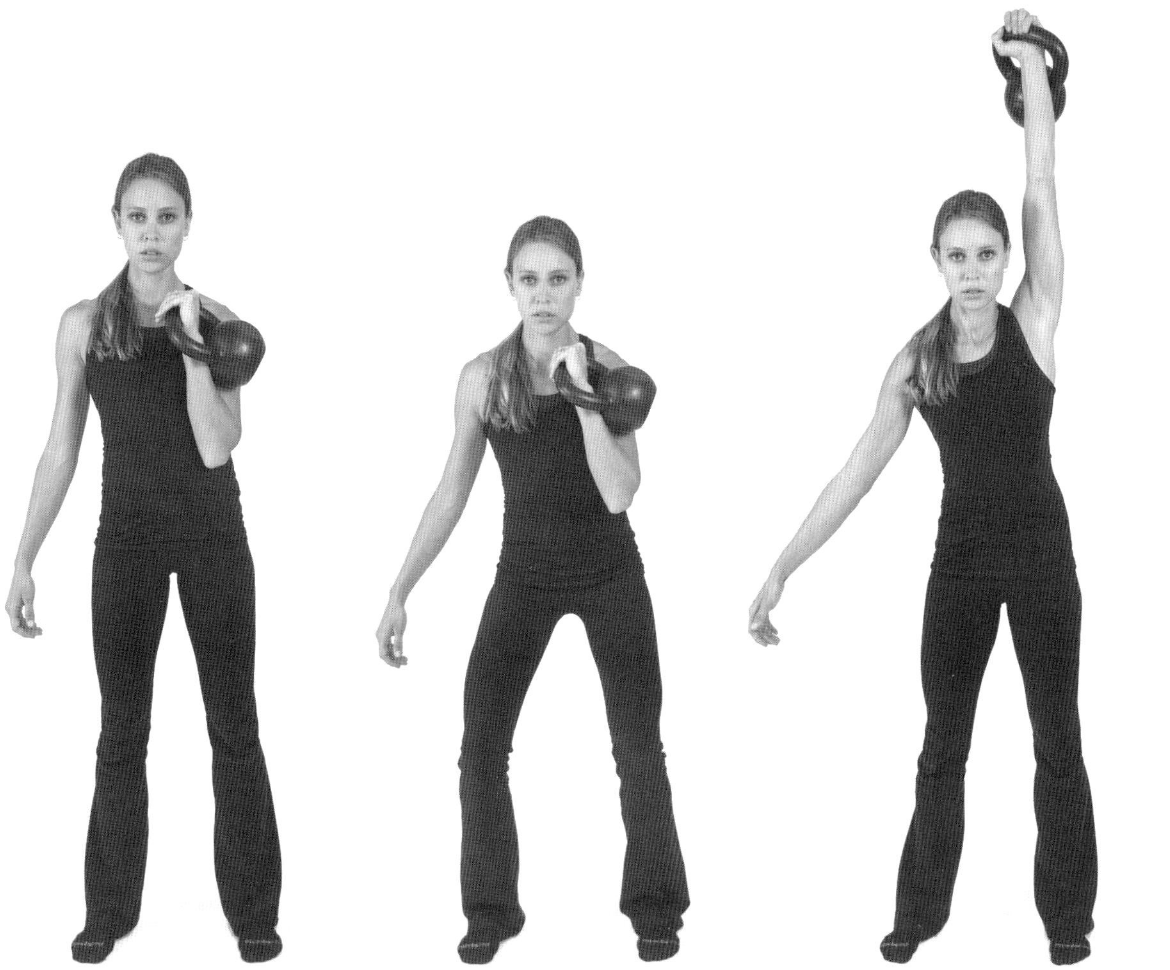

2. 밀리터리 프레스, 케틀벨 1개

제자리에

- 케틀벨 1개를 앞에 놓는다.

준비

- 케틀벨을 들고 어깨까지 끌어 올린다.
- 복근과 엉덩이에 단단히 힘을 준다.
- 그 상태에서 어깨 견갑골을 최대한 내린다.

출발

- 케틀벨의 핸들을 꽉 쥐고 머리 위로 들어 올린다.

조쉬의 한마디

- 시작: 케틀벨을 들고 천장을 향해 펀치를 날린다.
- 그리고: 귀가 극도로 뜨거운 상태라고 생각하라. 어깨가 화상을 입지 않으려면 귀에서 떨어져 있어야 한다!
- 또는: 귀와 어깨 사이에 많은 공간을 두라.
- 그리고: 발로 바닥을 밀어내라.

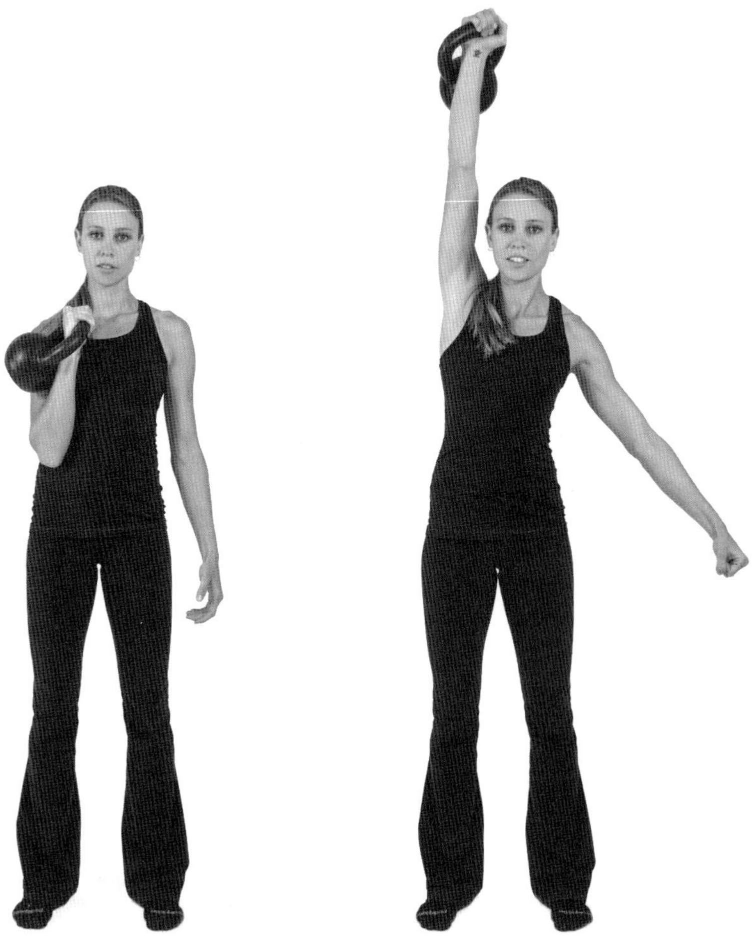

3. 밀리터리 프레스, 케틀벨 2개

제자리에

- 케틀벨 2개를 앞에 놓는다.

준비

- 케틀벨 2개를 각각 들고 어깨까지 끌어 올린다.
- 복근과 엉덩이에 단단히 힘을 준다.
- 그 상태에서 어깨 견갑골을 최대한 내린다.

출발

- 케틀벨 2개의 핸들을 꽉 쥐고 머리 위로 들어 올린다.

조쉬의 한마디

- 시작: 케틀벨을 들고 천장을 향해 펀치를 날린다.
- 그리고: 귀가 극도로 뜨거운 상태라고 생각하라. 어깨가 화상을 입지 않으려면 귀에서 떨어져 있어야 한다!
- 그리고: 발로 바닥을 밀어내라.
- 그리고: 케틀벨을 위로 들어 올릴 때 높이를 동일하게 유지시켜라.

보너스 팁

- 만약 어깨가 빽빽해서 케틀벨 2개를 사용한 밀리터리 프레스가 어렵다면, 어깨 유연성과 흉추 가동성이 개선되기 전에는 케틀벨 1개 밀리터리 프레스에 만족해야 할 수도 있다.

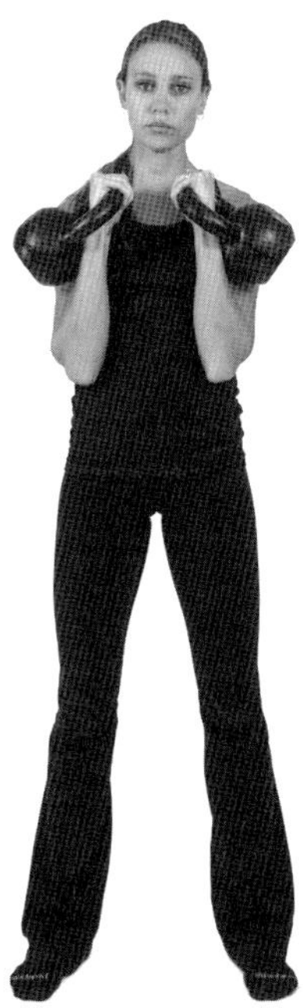

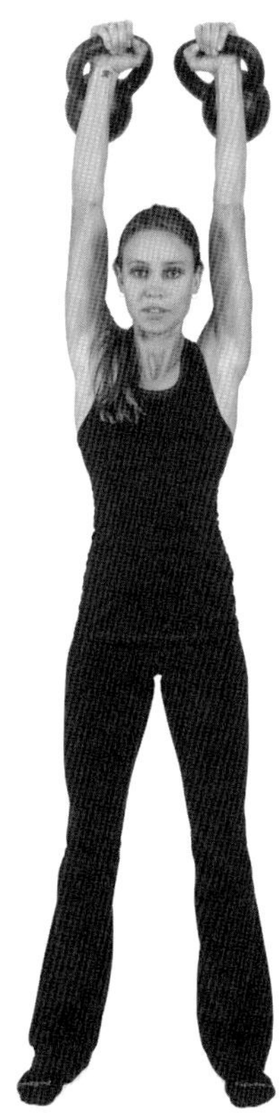

다운워드 도그 푸시업

밀리터리 프레스의 대안

- 밀리터리 프레스를 하기엔 어깨가 좋지 않은 사람들도 있다.
- 밀리터리 프레스는 힘들지만 다운워드 도그 푸시업은 편안하게 생각하는 사람들이 많다.
- 어깨 견관절 복합체의 유연성을 개선시키는 동시에 머리 위로 들어 올리는 근력을 기르기 위한 좋은 방법이다.

오직 어깨만 단련하는 운동

- 요가에서의 다운워드 도그와는 달리, 여기서는 등이 약간 둥글게 되거나 무릎을 굽혀도 괜찮다. 편안한 범위 내에서 손을 머리 위로 최대한 멀리 뻗는 것이 목적이다.

더 쉽게 하는 방법

- 무릎을 이용한 푸시업을 하고 나서 발가락으로 지탱하면서 다운워드 도그를 한다.

더 어렵게 하는 방법

발을 상자, 의자 또는 벤치에 올린 상태에서 한다. 발의 위치가 높을수록 난이도도 올라간다.

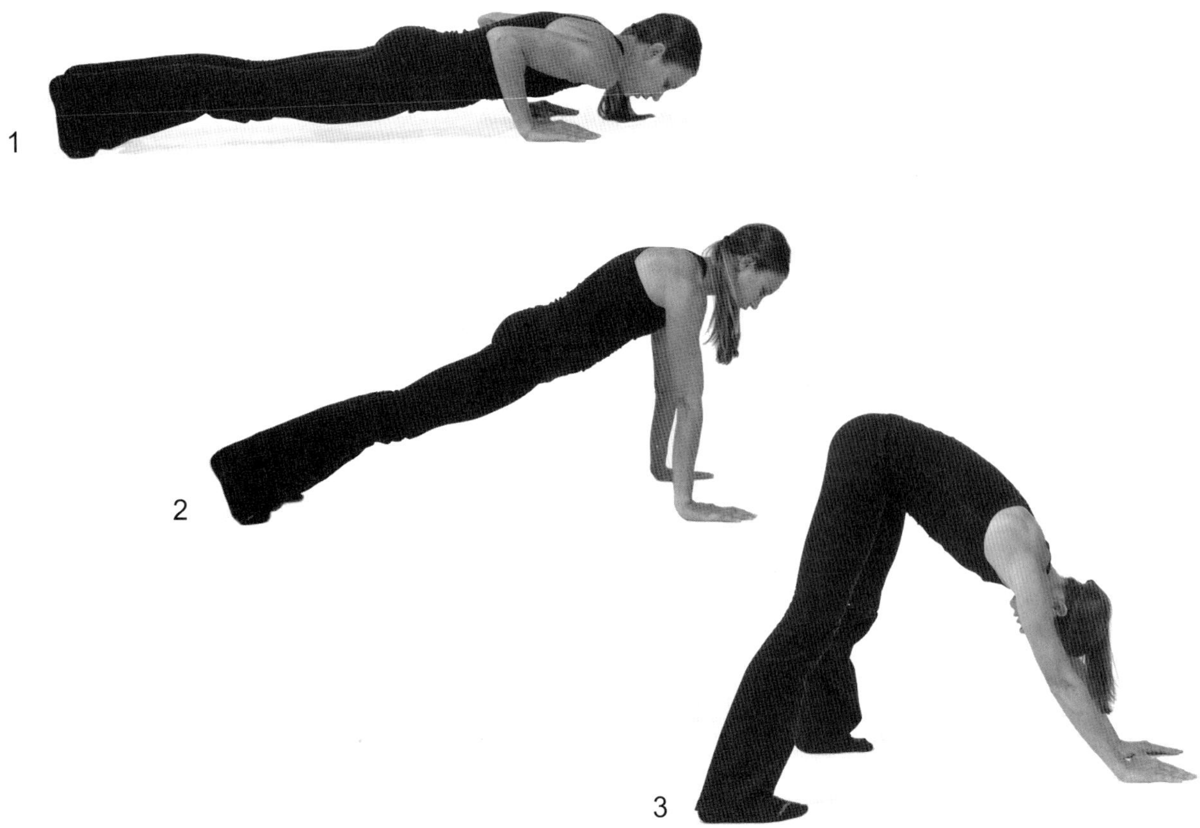

단계별 케틀벨 스쿼트

1. 고블릿 스쿼트

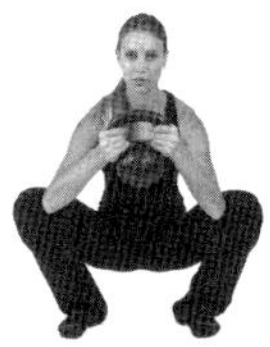

2. 케틀벨 1개 스쿼트

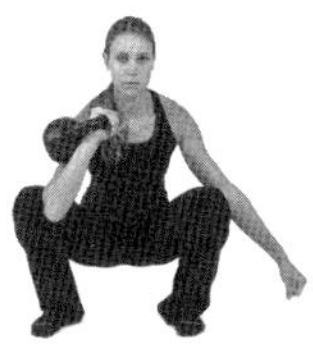

3. 케틀벨 2개 스쿼트

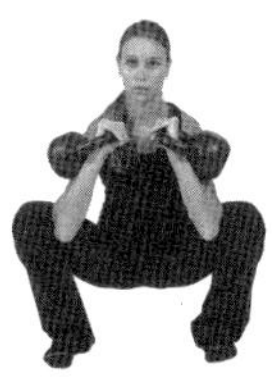

1. 고블릿 스쿼트

제자리에

- 케틀벨 1개가 필요하다.

준비

- 케틀벨 1개를 두 손으로 들고 가슴 높이까지 들어 올린다.
- 그 상태에서 팔꿈치를 갈비뼈에 붙이고 가슴에서 몇 인치 떨어진 위치에 케틀벨을 들고 있는다.

출발

- 서 있는 자리에서 엉덩이를 직각으로 내리며 주저앉는다. 허리가 아니라 다리 사이에 몸을 위치시키고 스쿼트를 하는 것이다.
- 체중의 대부분을 발뒤꿈치에 실으면서도 엄지발가락은 바닥에 붙어 있어야 한다.
- 무릎을 밀어내서 무릎이 발과 같은 선 위에 있도록 한다.
- 허리를 강하게 굽히면서 가슴은 정면을 향하게 한다.
- 다시 스탠딩 자세로 돌아간다.

조쉬의 한마디

- 시작: 바지 뒷주머니를 뒤쪽 벽으로 이동시켜라.
- 중간: 바지 옆쪽 실밥을 옆에 있는 벽으로 움직여라.
- 그리고: 입고 있는 티셔츠의 로고가 정면을 향하도록 하라.
- 마무리: 바닥을 발로 밀어라.
- 또는: 땅을 밀어내라.
- 또는: 케틀벨을 천장을 향해 올려라.

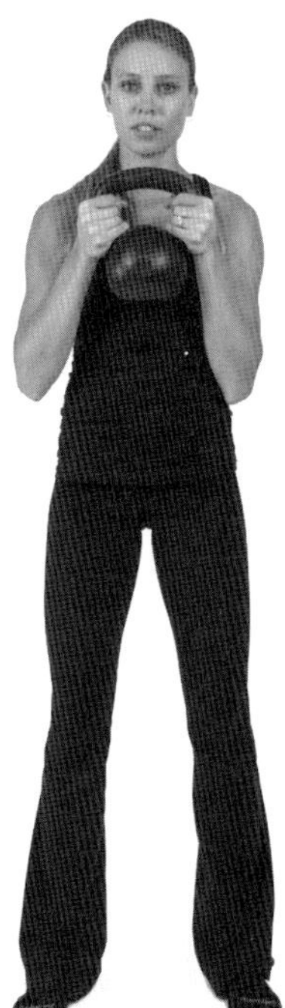

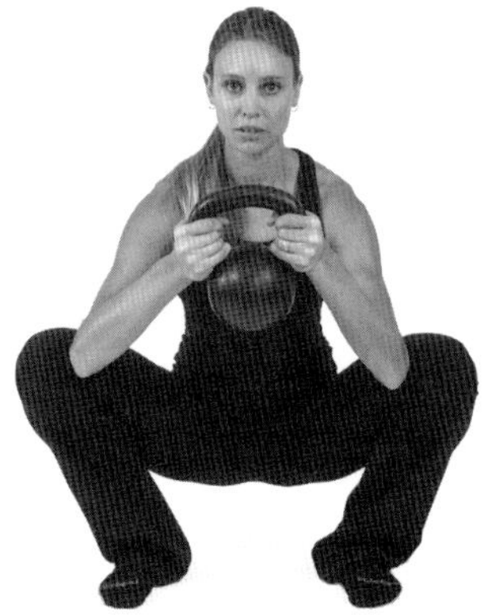

2. 케틀벨 1개 스쿼트

제자리에

- 케틀벨 1개를 앞에 놓는다.

준비

- 그 케틀벨을 어깨까지 끌어 올린다.

출발

- 서 있는 자리에서 엉덩이를 직각으로 내리며 주저앉는다.
- 체중의 대부분을 발뒤꿈치에 실으면서도 엄지발가락은 바닥에 붙어 있어야 한다.
- 무릎을 밀어내서 무릎이 발과 같은 선 위에 있도록 한다.
- 허리를 강하게 굽히면서 가슴은 정면을 향하게 한다.
- 다시 스탠딩 자세로 돌아간다.
- 세트가 바뀔 때마다 손을 바꾼다.

조쉬의 한마디

- 시작: 바지 뒷주머니를 뒤쪽 벽으로 이동시켜라.
- 중간: 바지 옆쪽 실밥을 옆에 있는 벽으로 움직여라.
- 그리고: 입고 있는 티셔츠의 로고가 정면을 향하도록 하라.
- 마무리: 바닥을 발로 밀어라.
- 또는: 케틀벨을 천장을 향해 올려라.

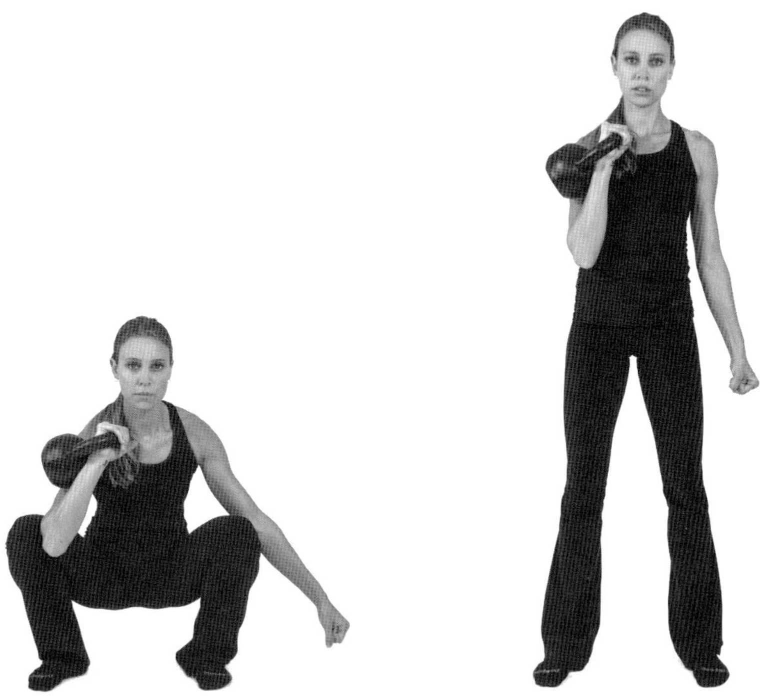

3. 케틀벨 2개 스쿼트

제자리에

- 케틀벨 2개가 필요하다. 같은 무게여도 좋고 다른 무게여도 좋다. 이들을 앞에 놓는다.

준비

- 그 케틀벨들을 어깨까지 끌어 올린다.

출발

- 서 있는 자리에서 엉덩이를 직각으로 내리며 주저앉는다.
- 체중의 대부분을 발뒤꿈치에 실으면서도 엄지발가락은 바닥에 붙어 있어야 한다.
- 무릎을 밀어내서 무릎이 발과 같은 선 위에 있도록 한다.
- 허리를 강하게 굽히면서 가슴은 정면을 향하게 한다.
- 다시 스탠딩 자세로 돌아간다.
- 케틀벨의 무게가 각각 다르다면, 세트가 바뀔 때마다 바꿔서 든다.

조쉬의 한마디

- 시작: 바지 뒷주머니를 뒤쪽 벽으로 이동시켜라.
- 중간: 바지 옆쪽 실밥을 옆에 있는 벽으로 움직여라.
- 그리고: 입고 있는 티셔츠의 로고가 정면을 향하도록 하라.
- 마무리: 바닥을 발로 밀어라.
- 또는: 케틀벨을 천장을 향해 올려라.

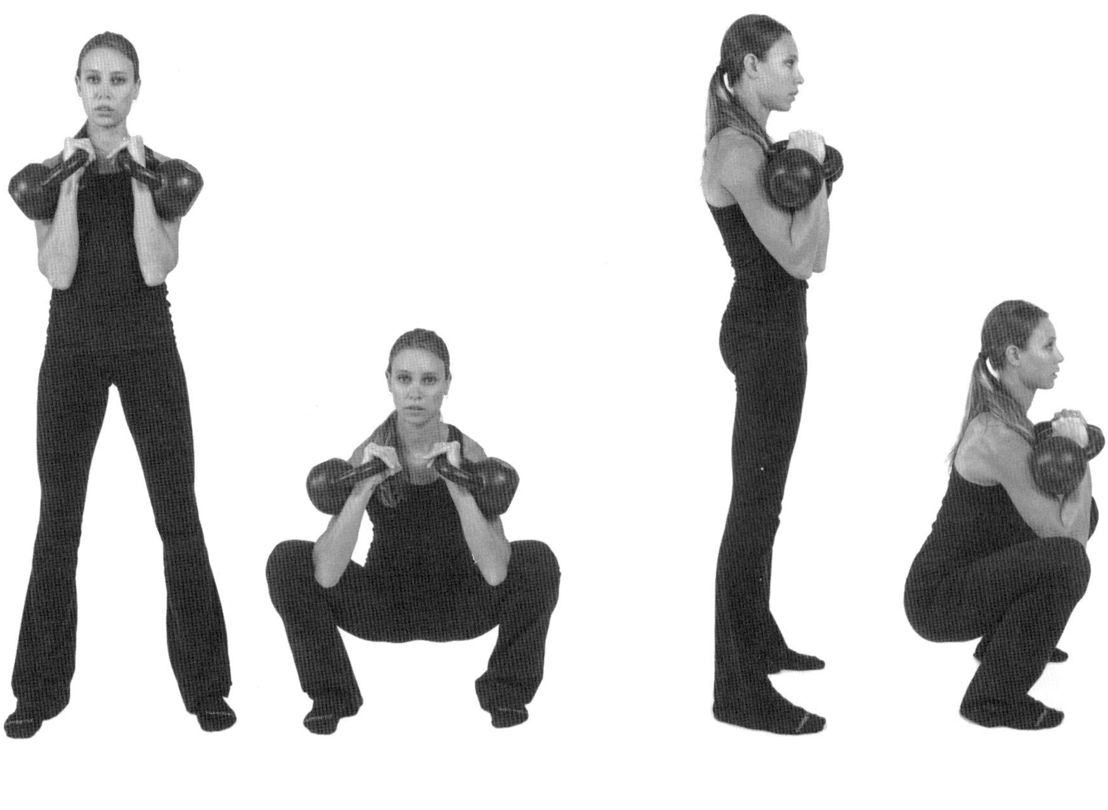

단계별 난이도가 없는 운동들

웜업

프리즈너 런지

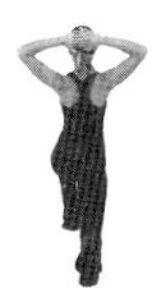

체중 끌어내리기

벤트 오버 로우

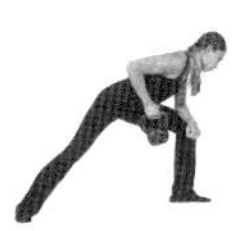

벼락치기

트라이포드 로우

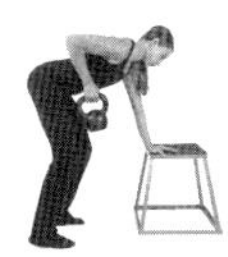

쓰러스터

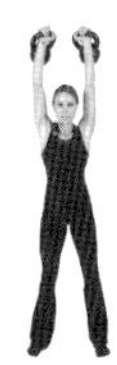

레니게이드 로우

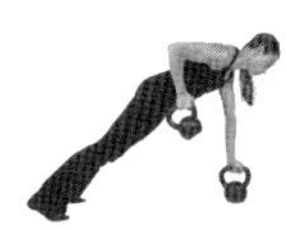

프리즈너 런지

제자리에

- 이 운동은 별도의 장비가 필요 없음.

준비

- 일반적인 자세로 선다.
- 경찰에 체포되는 것처럼 머리 뒤로 손을 깍지를 낀다.
- 팔꿈치가 앞으로 오지 않게 뒤로 당긴다.
- 그 상태에서 어깨를 최대한 내린다.

출발

- 한 발을 앞으로 내민다.
- 양쪽 무릎을 모두 굽히고 뒤에 있는 무릎을 바닥에 댄다.
- 체중의 내부분을 앞쪽에 있는 발의 뒤꿈치에 싣는다. 이 운동은 대부분 앞다리 힘으로 해야 한다.
- 앞쪽 무릎은 앞쪽 발과 일직선상에 오도록 한다.
- 몸을 앞으로 숙이지 말고 반듯한 자세로 꼿꼿하게 상체를 편다.
- 체중을 발뒤꿈치에 싣고서 내려온 후 다시 올라간다. 그러면서 뒤쪽에 있던 발을 앞으로 이동시킨다.
- 두 다리 중에서 근력이 상대적으로 약한 다리를 먼저 앞에 놓고서 시도하고, 그 후에 다른 다리로 교체한다.

조쉬의 한마디

- 가장 중요: 셔츠의 소매를 뒤쪽 벽을 향해 가까이 이동시키는 게 핵심이다.
- 그리고: 귀가 극도로 뜨거운 상태라고 생각하라. 어깨가 화상을 입지 않으려면 귀에서 떨어져 있어야 한다!
- 또는: 귀와 어깨 사이에 많은 공간을 두라.
- 그리고: 모자가 천장에 가까워지도록 하라.

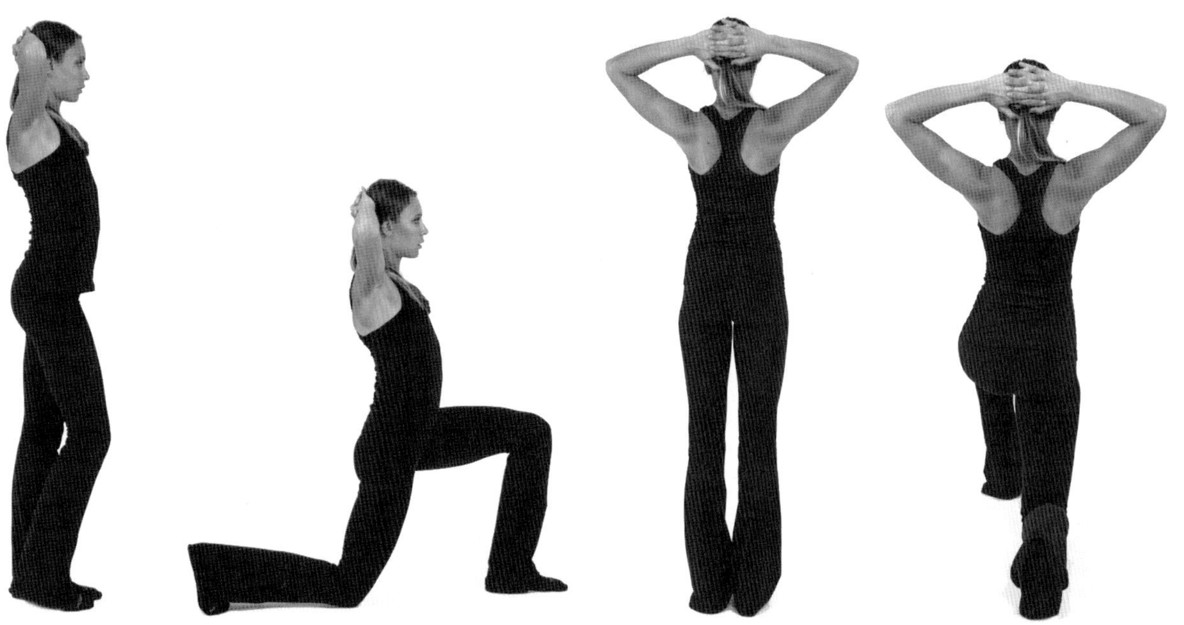

벤트 오버 로우

제자리에

- 케틀벨 1개를 준비하라.

준비

- 다리를 넓게 벌리고 서라. 케틀벨은 약간 앞에 둔다.
- 허리를 곧게 펴고 고관절을 접으면서 몸을 앞으로 숙여라. 한쪽 팔꿈치가 무릎 위 허벅지에 닿을 정도까지 숙여야 한다.
- 케틀벨을 잡는다.

출발

- 케틀벨을 들어 올리면서 케틀벨을 잡은 팔의 팔꿈치가 등 뒤로 올라가도록 하라.
- 양쪽 팔 중에서 근력이 상대적으로 약한 팔로 먼저 시도하고, 그 후에 반대쪽 팔로 교체한다.

조쉬의 한마디

- 가장 중요: 팔꿈치에 테이프가 붙어 있다고 상상하라. 그 테이프를 천장을 향해 끌어 올리는 것이다.
- 그리고: 귀가 극도로 뜨거운 상태라고 생각하라. 어깨가 화상을 입지 않으려면 귀에서 떨어져 있어야 한다!
- 그리고: 스틱 데드리프트 드릴을 기억하라. 등 뒤에 스틱이 있다고 생각하고 등을 반듯하게 펴라.

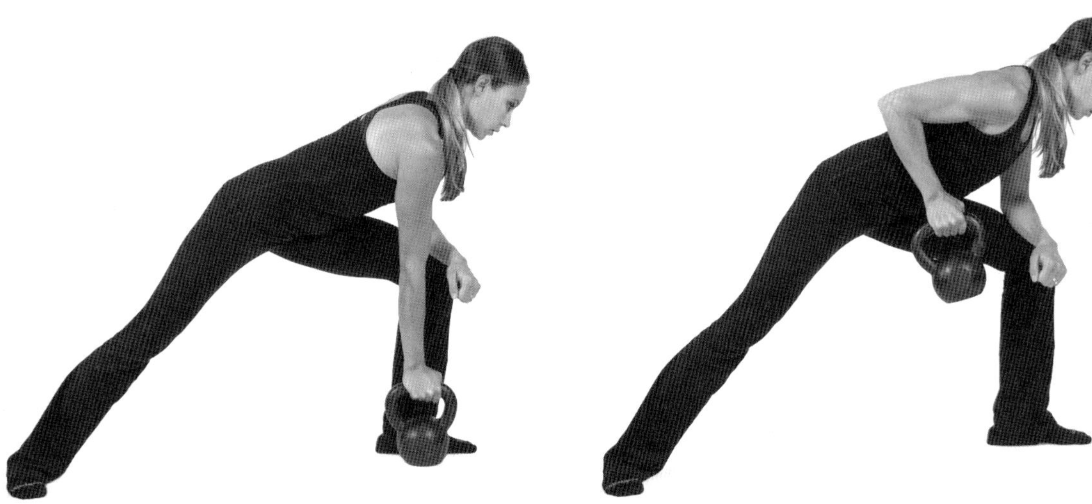

트라이포드 로우

제자리에

- 케틀벨 1개를 준비하라. 그리고 상자, 벤치, 의자 중 하나가 필요하다.

준비

- 다리를 넓게 벌리고 서라. 케틀벨은 약간 앞에 둔다.
- 허리를 곧게 펴고 고관절을 접으면서 몸을 앞으로 숙여라. 손이 상자, 벤치 또는 의자에 닿을 정도로 숙여야 한다.
- 케틀벨을 잡는다.

출발

- 케틀벨을 들어 올리면서 케틀벨을 잡은 팔의 팔꿈치가 등 뒤로 올라가도록 하라.
- 양쪽 팔 중에서 근력이 상대적으로 약한 팔로 먼저 시도하고, 그 후에 반대쪽 팔로 교체한다.

조쉬의 한마디

- 가장 중요: 팔꿈치에 테이프가 붙어 있다고 상상하라. 그 테이프를 천장을 향해 끌어 올리는 것이다.
- 그리고: 귀가 극도로 뜨거운 상태라고 생각하라. 어깨가 화상을 입지 않으려면 귀에서 떨어져 있어야 한다!
- 그리고: 스틱 데드리프트 드릴을 기억하라. 등 뒤에 스틱이 있다고 생각하고 등을 반듯하게 펴라.

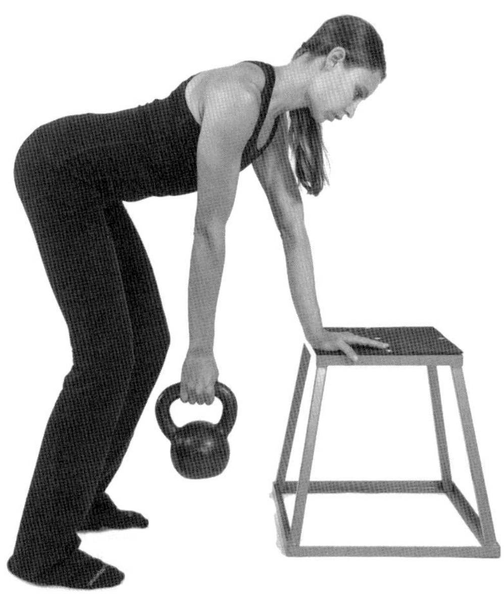
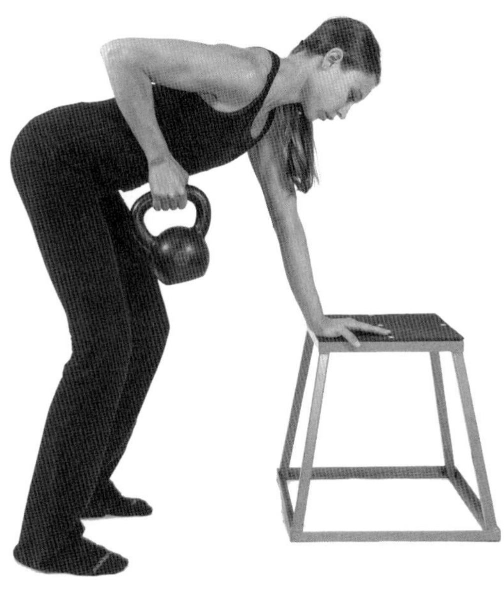

쓰러스터

제자리에

- 케틀벨 2개를 준비하라. 같은 무게여도 좋고 서로 다른 무게여도 괜찮다.

준비

- 케틀벨을 어깨 앞가슴으로 가져가서 랙(rack) 포지션을 취한다.

출발

- 엉덩이를 똑바로 내리면서 앉는다.
- 체중의 대부분을 발뒤꿈치에 싣는다. 그러면서도 엄지발가락은 땅에 붙어 있어야 한다.
- 무릎을 좌우로 밀어낸다.
- 허리를 강하게 굽히면서 가슴은 정면을 향하게 한다.
- 스쿼트를 자세로 아래까지 내려간 후에, 빠르고 연결된 동작으로 스탠딩 밀리터리 프레스 자세로 일어난다.
- 만약 두 케틀벨의 무게가 다르다면, 세트마다 드는 손을 바꾼다.

조쉬의 한마디

- 시작: 스쿼트를 한다.
- 마무리: 케틀벨들을 천장으로 빠르게 들어 올린다.

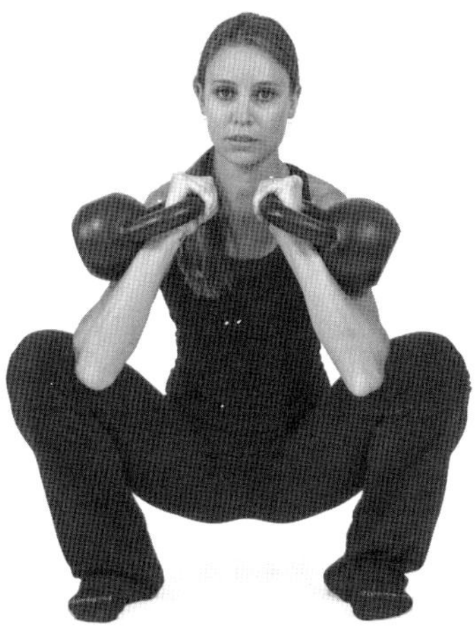

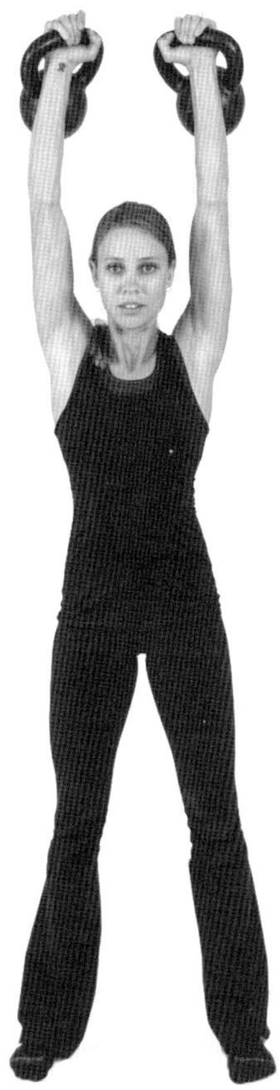

레니게이드 로우

제자리에

- 아주 무거우면서 같은 무게의 케틀벨 2개가 필요하다. 케틀벨이 무거울수록 더 안전하다. 뒤집어지거나 움직이지 않기 때문에 균형을 잡을 수 있기 때문이다.
- 같은 무게의 헥스 덤벨 2개를 사용하는 것도 좋다. 이러면 뒤집어질 위험이 더 감소할 것이다.

준비

- 푸시업 자세를 취하면서 손은 바닥이 아닌 케틀벨의 손잡이를 잡는다.
- 마치 완벽한 서 있기 자세처럼 허리를 곧게 편다.
- 마치 미니 크런치를 하는 것처럼 복근에 강한 힘을 준다.
- 능과 엉덩이와 머리가 일직선이 되도록 한다.

출발

- 체중을 한쪽 손과 케틀벨에 모두 싣고, 반대쪽 케틀벨을 로우 자세로 들어 올린다.
- 들어올린 케틀벨을 내려놓고 이번엔 체중을 그 케틀벨에 실은 뒤에 다른 쪽 케틀벨을 로우 자세로 들어 올린다.

조쉬의 한마디

- 시작: 누군가 복부를 때린다고 생각하고 복근에 힘을 세게 준다.
- 다음: 팔꿈치에 테이프가 붙어 있다고 상상하라. 그 테이프를 천장을 향해 끌어 올리는 것이다.
- 그리고: 바지주머니 2개가 서로 평행 상태를 유지하도록 한다.

보너스 팁

- 만약 근력이 레니게이드 로우를 하기에 부족하다면, 단계별 프론트 플랭크를 대신 시도하라.

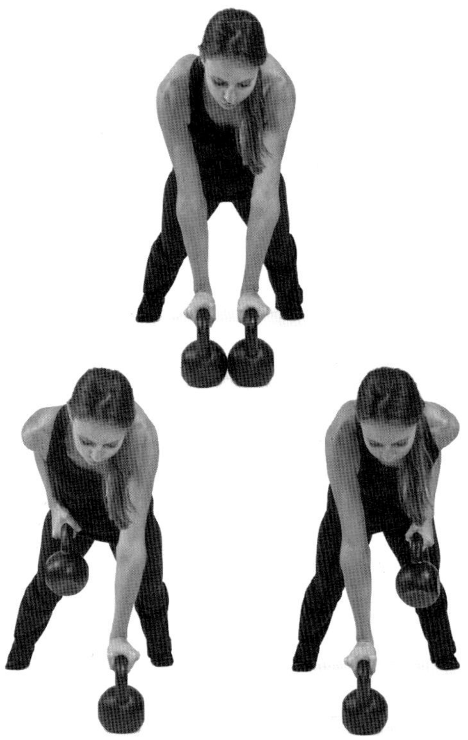

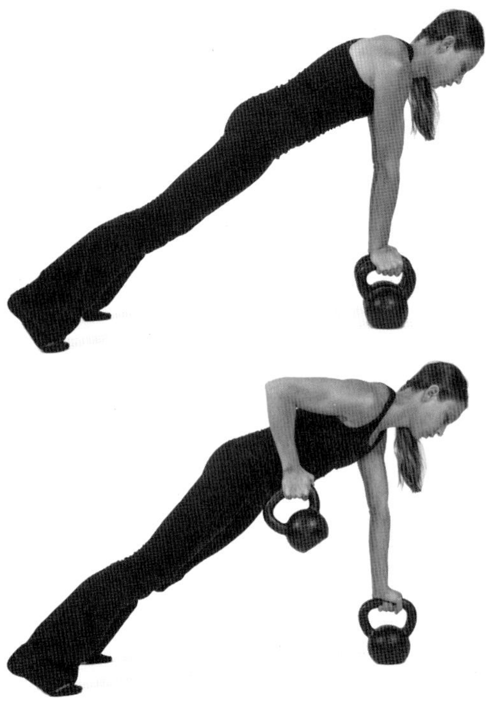

코어 운동: 단계별 프론트 플랭크

1. 포어암 플랭크

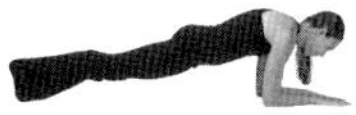

2. 톨 플랭크

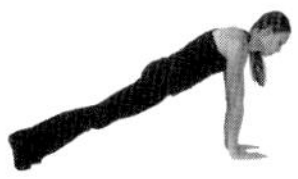

3. 싱글레그 플랭크

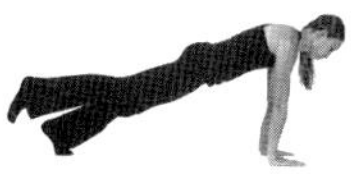

4. 숄더 탭 플랭크

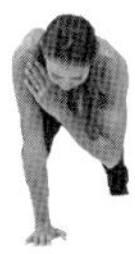

* 만약 숄더 탭 플랭크 이상의 난이도에 도전하고 싶다면 루 슐러와 앨윈 코스그로브가 쓴 『ABS 리프팅의 새로운 규칙(The New Rules of Lifting for Abs)』을 읽어 보라. 그 책에 나온 단계별 프론트 플랭크의 고급 단계들을 바꿔 가면서 시도하라. 거기 나온 발슬라이드 바디 쏘우스(Valslide body saws), 스위스 볼 롤아웃(Swiss ball rollouts), TRX 폴아웃(fallouts)도 추천한다.

1. 포어암 플랭크

제자리에

- 이 운동은 별도의 장비가 필요 없음.

준비

- 무릎과 팔꿈치로 몸을 지탱하면서 발, 엉덩이, 어깨가 직선을 이룰 때까지 발을 뒤로 뺀다.
- 마치 완벽한 서 있기 자세처럼 허리를 곧게 편다.
- 미니 크런치를 하는 것처럼 복근에 강하게 힘을 준다.
- 등과 엉덩이와 머리가 일직선이 되도록 한다.

출발

- 몸을 곧게 편 상태에서 강하게 힘을 준다.

조쉬의 한마디

- 시작: 누군가 복부를 때린다고 생각하고 복근에 힘을 세게 준다.
- 또는: 입은 셔츠의 앞쪽에 로고가 있다고 상상하라. 그 셔츠의 로고와 벨트 버클이 한데 모이게 한다.
- 그리고: 모자가 정면 벽을 향하도록 한다.

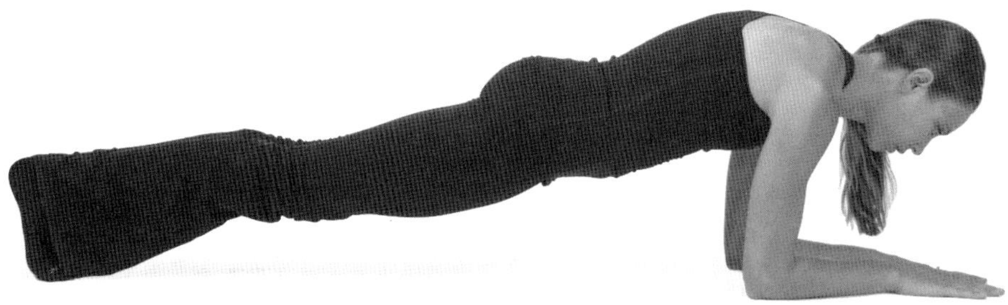

2. 톨 플랭크

제자리에

- 이 운동은 별도의 장비가 필요 없음.

준비

- 무릎과 손으로 몸을 지탱하면서 발, 엉덩이, 어깨가 직선을 이룰 때까지 발을 뒤로 뺀다.
- 마치 완벽한 서 있기 자세처럼 허리를 곧게 편다.
- 미니 크런치를 하는 것처럼 복근에 강하게 힘을 준다.
- 등과 엉덩이와 머리가 일직선이 되도록 한다.

출발

- 몸을 곧게 편 상태에서 강하게 힘을 준다.

조쉬의 한마디

- 시작: 누군가 복부를 때린다고 생각하고 복근에 힘을 세게 준다.
- 또는: 셔츠의 앞쪽에 로고가 있다고 상상하라. 그 셔츠의 로고와 벨트 버클이 한데 모이게 한다.
- 그리고: 모자가 정면 벽을 향하도록 한다.

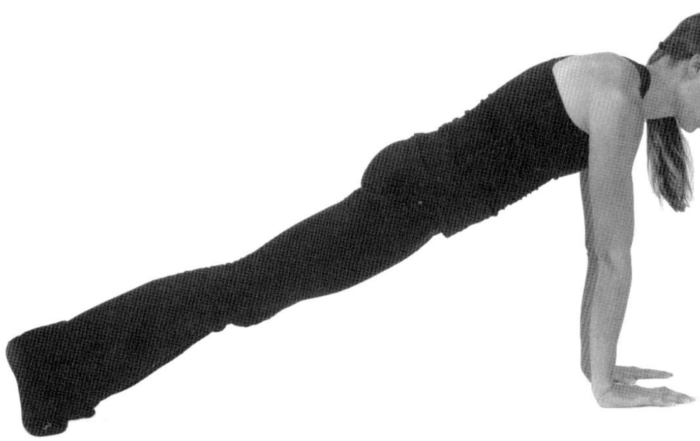

3. 싱글레그 플랭크

제자리에

- 이 운동은 별도의 장비가 필요 없음.

준비

- 무릎과 손으로 몸을 지탱하면서 발, 엉덩이, 어깨가 직선을 이룰 때까지 발을 뒤로 뺀다.
- 마치 완벽한 서 있기 자세처럼 허리를 곧게 편다.
- 미니 크런치를 하는 것처럼 복근에 강하게 힘을 준다.
- 등과 엉덩이와 머리가 일직선이 되도록 한다.
- 한쪽 발을 바닥에서 1인치 들어 올린다.

출발

- 몸을 곧게 펴고 엉덩이도 반듯한 자세를 유지하면서 강하게 힘을 준다.
- 매 세트마다 들어 올리는 발을 바꾼다.

조쉬의 한마디

- 시작: 누군가 복부를 때린다고 생각하고 복근에 힘을 세게 준다.
- 또는: 셔츠의 앞쪽에 로고가 있다고 상상하라. 그 셔츠의 로고와 벨트 버클이 한데 모이게 한다.
- 그리고: 바지주머니 2개가 서로 평행 상태를 유지하도록 한다.

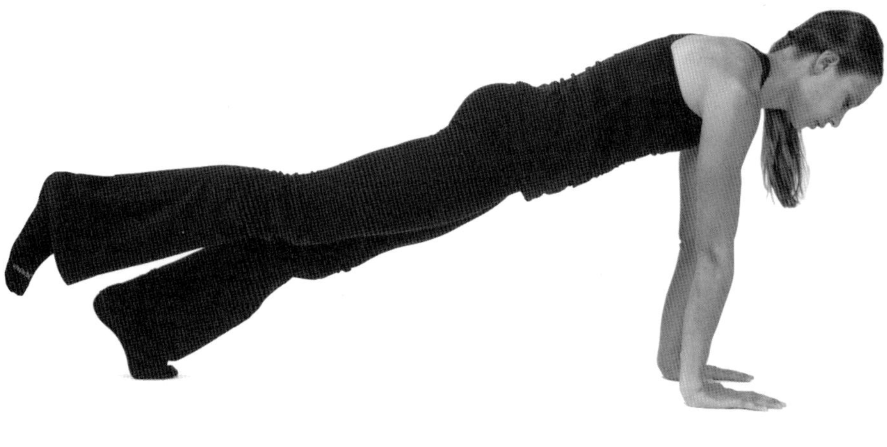

4. 숄더 탭 플랭크

제자리에

- 이 운동은 별도의 장비가 필요 없음.

준비

- 무릎과 손으로 몸을 지탱하면서 발, 엉덩이, 어깨가 직선을 이룰 때까지 발을 뒤로 뺀다.
- 마치 완벽한 서 있기 자세처럼 허리를 곧게 편다.
- 미니 크런치를 하는 것처럼 복근에 강하게 힘을 준다.
- 등과 엉덩이와 머리가 일직선이 되도록 한다.
- 한쪽 발을 바닥에서 1인치 들어 올린다.

출발

- 한쪽 손에 체중을 전부 싣고서 다른 손으로는 반대쪽 팔의 어깨를 친다.
- 제한 시간 동안 계속 손을 바꿔 가면서 한다.

조쉬의 한마디

- 시작: 누군가 복부를 때린다고 생각하고 복근에 힘을 세게 준다.
- 또는: 셔츠의 앞쪽에 로고가 있다고 상상하라. 그 셔츠의 로고와 벨트 버클이 한데 모이게 한다.
- 그리고: 바지주머니 2개가 서로 평행 상태를 유지하도록 한다.
- 그리고: 양쪽 어깨가 평행 상태를 유지하도록 한다.

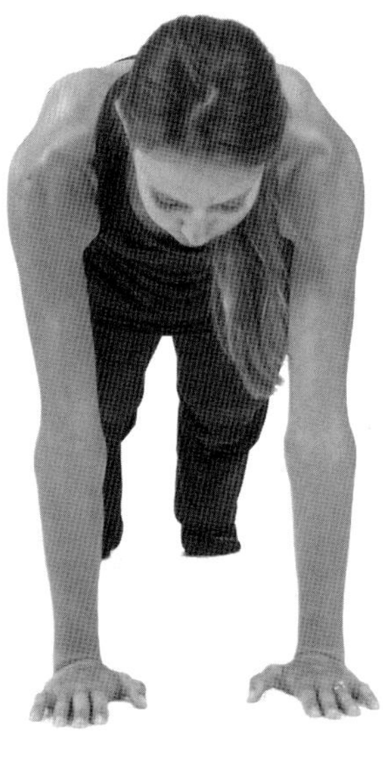

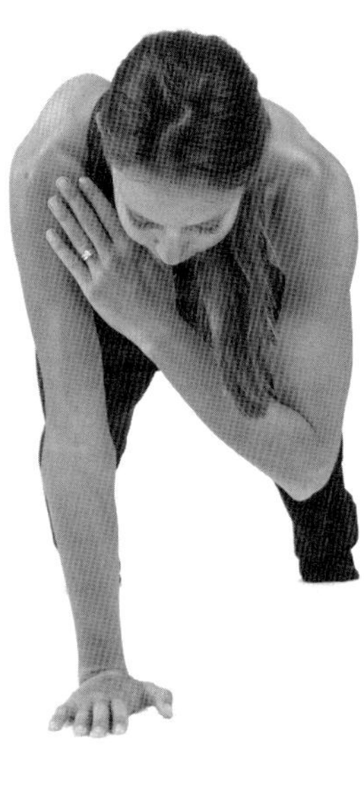

코어 운동: 단계별 사이드 플랭크

1. 힙 브릿지

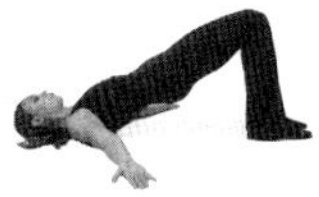

2. 반대쪽 팔-다리 들기

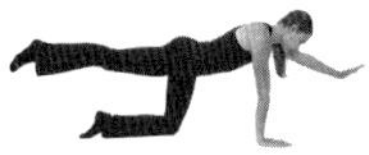

3. 싱글레그 힙 브릿지

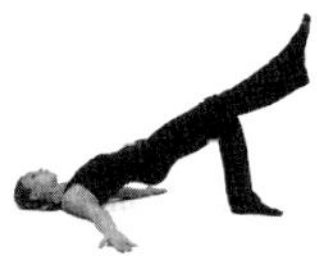

4. 사이드 플랭크

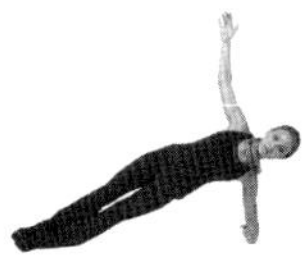

* 만약 사이드 플랭크 이상의 난이도에 도전하고 싶다면 루 슐러와 앨윈 코스그로브가 쓴 『ABS 리프팅의 새로운 규칙(The New Rules of Lifting for Abs)』을 읽어 보라. 그 책에 나온 단계별 발슬라이드(Valslide) 푸시업 및 사이드 플랭크 고급 단계들을 바꿔 가면서 시도하라.

1. 힙 브릿지

제자리에

- 이 운동은 별도의 장비가 필요 없음.

준비

- 바닥에 똑바로 누워서 발바닥이 바닥에 평평하게 닿은 태로 무릎을 90도 굽힌다.
- 미니 크런치를 하는 것처럼 복근에 강하게 힘을 준다.
- 등과 엉덩이와 머리가 일직선이 되도록 한다.

출발

- 엉덩이에 힘을 주고 고관절을 들어 올린다.

조쉬의 한마디

- 시작: 누군가 복부를 때린다고 생각하고 복근에 힘을 세게 준다.
- 또는: 누군가 엉덩이를 걷어찬다고 생각하고 엉덩이에 힘을 세게 준다.
- 그리고: 바지의 벨트 버클을 천장을 향해 올린다.

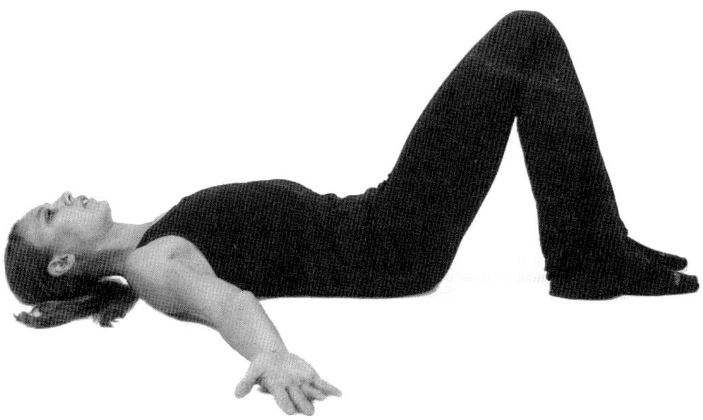

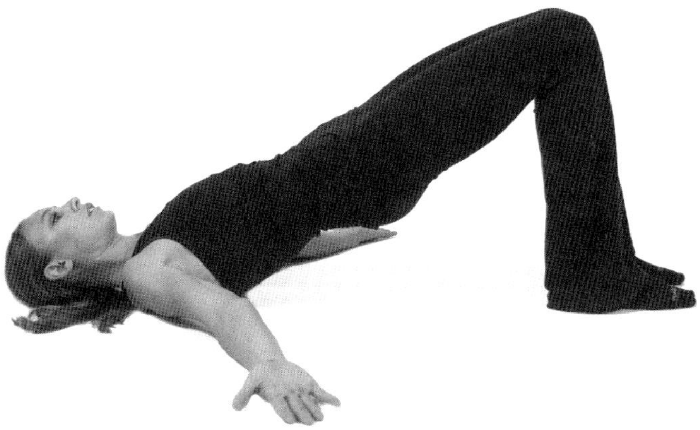

2. 반대쪽 팔-다리 들기

제자리에

- 이 운동은 별도의 장비가 필요 없음.

준비

- 무릎과 손으로 몸을 지탱하면서 네발짐승 자세를 취한다.
- 머리부터 꼬리뼈까지 곧게 편다.
- 미니 크런치를 하는 것처럼 복근에 강하게 힘을 준다.
- 엉덩이에 힘을 준다.

출발

- 한쪽 발을 뒤로 뻗으면서 반대쪽 손을 앞으로 뻗는다.
- 엉덩이는 옆으로 돌면 안 되고 바닥과 평행 상태에 있어야 한다.
- 손과 발을 바꿔서 반복한다.

조쉬의 한마디

- 시작: 누군가 복부를 때린다고 생각하고 복근에 힘을 세게 준다.
- 그리고: 누군가 엉덩이를 걷어찬다고 생각하고 엉덩이에 힘을 세게 준다.
- 그리고: 머리에 쓴 모자를 앞에 있는 벽을 향해 이동시켜라.
- 다음: 이번엔 반대쪽 팔과 다리를 들어라.
- 그리고: 바지주머니 2개가 서로 평행 상태를 유지하도록 한다.

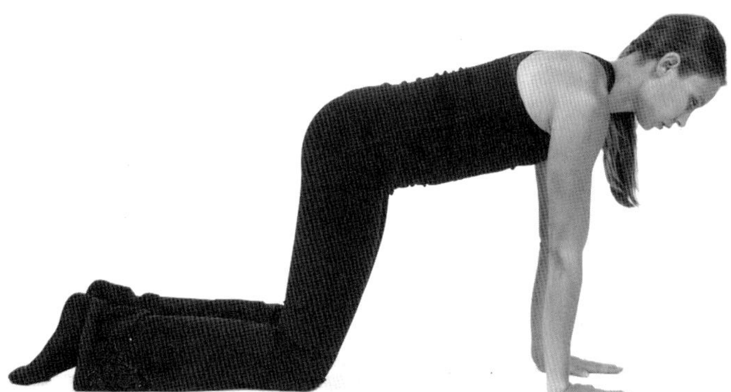

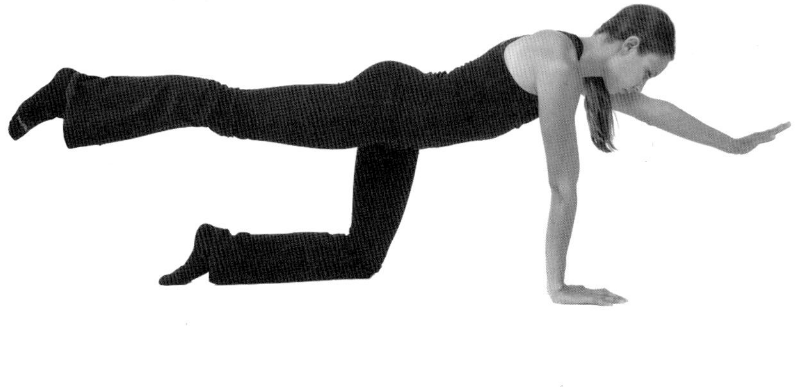

3. 싱글레그 힙 브릿지

제자리에

- 이 운동은 별도의 장비가 필요 없음.

준비

- 바닥에 똑바로 누워서 발바닥이 바닥에 평평하게 닿은 태로 무릎을 90도 굽힌다.
- 미니 크런치를 하는 것처럼 복근에 강하게 힘을 준다.
- 등과 엉덩이와 머리가 일직선이 되도록 한다.

출발

- 엉덩이에 힘을 주고 고관절을 들어 올린다.
- 한쪽 다리를 곧게 펴서 들어 올린다.
- 엉덩이와 복근에 충분히 힘을 줘서 동작 도중에 엉덩이가 계속 평행 상태로 유지되도록 한다. 다리를 편 쪽의 엉덩이도 아래로 내려와서는 안 된다.

조쉬의 한마디

- 시작: 누군가 복부를 때린다고 생각하고 복근에 힘을 세게 준다.
- 그리고: 누군가 엉덩이를 걷어찬다고 생각하고 엉덩이에 힘을 세게 준다.
- 다음: 바지의 벨트 버클을 천장을 향해 올린다.
- 그리고: 바지주머니 2개가 서로 평행 상태를 유지하도록 한다.

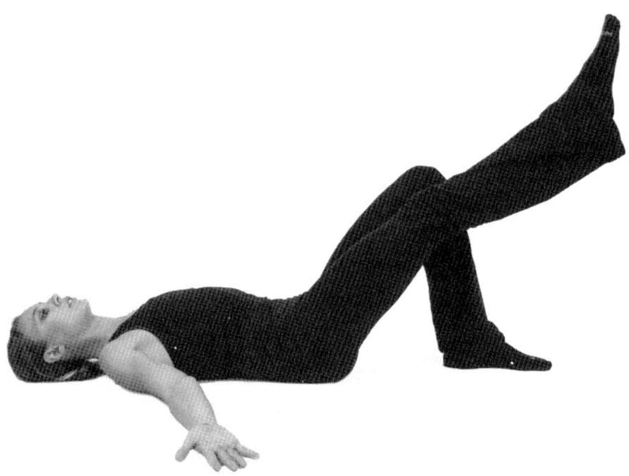

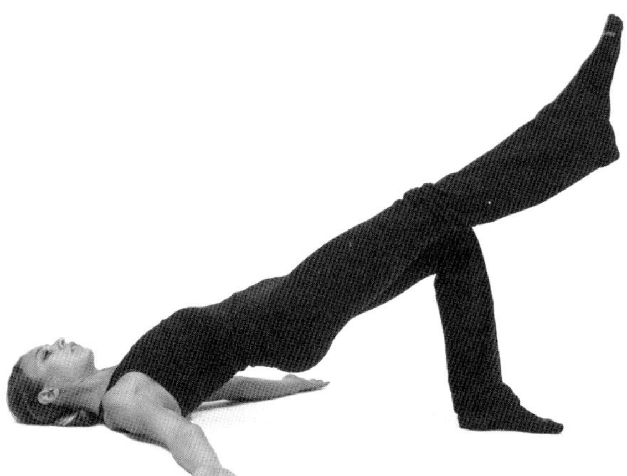

4. 사이드 플랭크

제자리에

- 이 운동은 별도의 장비가 필요 없음.

준비

- 옆으로 누워서 무릎과 팔꿈치를 바닥에 대고 몸을 지탱하면서 발, 엉덩이, 어깨가 직선이 될 때까지 발을 아래로 내린다.
- 마치 완벽한 서 있기 자세처럼 허리를 곧게 편다.
- 미니 크런치를 하는 것처럼 복근에 강하게 힘을 준다.
- 등과 엉덩이와 머리가 일직선이 되도록 한다.

출발

- 엉덩이를 움직여서 머리부터 발까지 일직선이 되도록 한 후에 버틴다.

조쉬의 한마디

- 시작: 누군가 복부를 때린다고 생각하고 복근에 힘을 세게 준다.
- 그리고: 누군가 엉덩이를 걷어찬다고 생각하고 엉덩이에 힘을 세게 준다.
- 다음: 바지주머니를 천장을 향해 올린다.

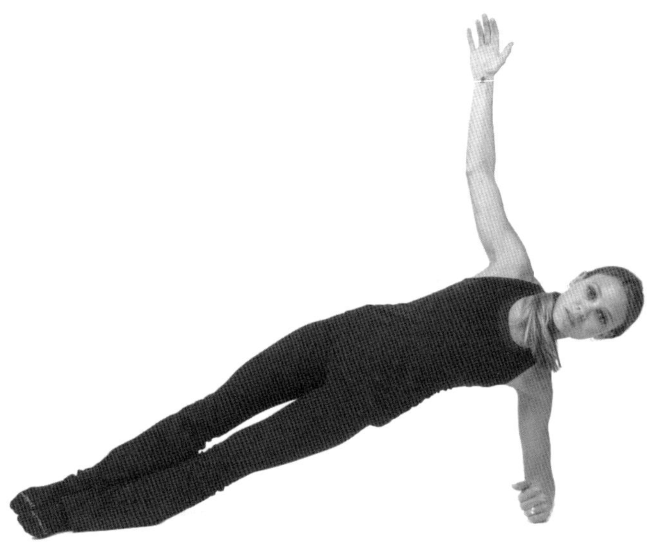

CHAPTER 29

장보기 계획

매달 첫 번째 일요일 또는 월요일

단백질	닭고기, 생선, 소고기, 들소고기, 칠면조
견과류	아몬드, 캐슈넛
오일	피쉬 오일, 플락스 오일(아마기름), 올리브 오일, 아보카도 오일, 코코넛 오일
유사 곡물	퀴노아, 현미, 백미, 와일드라이스(wild rice)
얼린 야채	모든 종류의 얼린 야채들
신선한 과일, 야채 및 덩이줄기 채소	모든 종류의 과일, 야채 및 덩이줄기 채소들. 건강한 지방 섭취를 위해 아보카도를 꼭 포함시킬 것.
소스	건강한 음식에 맛을 더하기 위해 토마토 소스, 살사, 핫소스, 페스토(pesto) 소스 등을 추가한다.
향료	건강한 음식에 맛을 더하기 위해 케이준 스파이스(cajun spice), 후추, 소금, 커민(cumin), 이탈리안 블랜드(Italian Blend), 오레가노(oregano), 실란초(cilantro), 바실(basil) 등을 추가하라.

매주 일요일 또는 월요일

단백질	닭고기, 생선, 소고기, 들소고기, 칠면조
견과류	아몬드, 캐슈넛
유사 곡물	퀴노아, 현미, 백미, 와일드라이스(wild rice)
신선한 과일, 야채 및 덩이줄기 채소	모든 종류의 과일, 야채 및 덩이줄기 채소들. 건강한 지방 섭취를 위해 아보카도를 꼭 포함시킬 것.
소스	건강한 음식에 맛을 더하기 위해 토마토 소스, 살사, 핫소스, 페스토(pesto) 소스 등을 추가한다.

매주 수요일 또는 금요일

단백질	닭고기, 생선, 소고기, 들소고기, 칠면조
신선한 과일, 야채 및 덩이줄기 채소	모든 종류의 과일, 야채 및 덩이줄기 채소들. 건강한 지방 섭취를 위해 아보카도를 꼭 포함시킬 것.

음식 종류별 쇼핑 계획

고기 섹션

정육점 및 수산물 섹션
생선 등 시푸드
조류(닭, 오리, 거위, 칠면조 등의 고기)
소고기
돼지고기
야생동물 고기

농작물 섹션

농작물 섹션
아보카도
로메인/케일/시금치
브로콜리/싹양배추/아스파라거스
바나나/사과/오렌지/블루베리/딸기
양파/토마토/실란초/바실/피망/할라피뇨 피망/마늘

냉동 섹션

냉동 섹션
냉동 야채
냉동 과일
발아곡물(sprouted-grain)로 만든 빵
냉동 양파/후추

장보기 리스트

단백질	지방	야채	탄수화물
□ 소고기	□ 아몬드버터	□ 루콜라	□ 사과
□ 들소고기	□ 아몬드	□ 아스파라거스	□ 바나나
□ 카제인 파우더	□ 아보카도	□ 비트	□ 블랙베리
□ 닭고기	□ 아보카도 오일	□ 피망	□ 블루베리
□ 코티지치즈	□ 브라질넛	□ 브로콜리	□ 현미
□ 에다마메	□ 캐슈넛버터	□ 싹양배추	□ 현미 파스타
□ 계란 단백질 파우더	□ 캐슈넛	□ 배투	□ 체리
□ 계란흰자	□ 치아씨드	□ 당근	□ 병아리콩
□ 단단한 두부	□ 코코넛 버터	□ 셀러리	□ 대추
□ 생선	□ 코코넛 오일	□ 오이	□ 그레이프프루트
□ 그릭요거트	□ 계란노른자	□ 마늘	□ 멜론
□ 헴프 단백질 파우더	□ 피쉬 오일 보충제	□ 녹색콩	□ 천도복숭아
□ 양고기	□ 플락스오일 보충제	□ 녹색 상추	□ 오렌지
□ 낫또	□ 아마씨	□ 케일	□ 복숭아
□ 완두콩 단백질 파우더	□ 기(ghee)버터	□ 양파	□ 배
□ 돼지고기	□ 크릴 오일 보충제	□ 완두콩	□ 파인애플
□ 생선알	□ 마카다미아	□ 적상추	□ 플레인 요거트
□ 조개류	□ 올리브 오일	□ 로메인	□ 퀴노아
□ 아주 단단한 두부	□ 올리브	□ 국수호박	□ 라스베리
□ 템페	□ 호두	□ 시금치	□ 발아곡물빵
□ 칠면조 고기	□ 해바라기씨	□ 호박	□ 딸기
□ 유청 단백질 파우더	□ 월넛	□ 토마토	□ 고구마
□ 야생동물 고기			□ 얌

1. 왼쪽부터 오른쪽으로 보면서 식사를 계획하라.
2. 이게 완전한 리스트는 아니다. 여기 적혀 있는 음식으로만 식재료를 제한할 필요는 없다. 이 리스트를 제시하는 것은 좋은 음식들에 대해 생각할 기회를 주기 위해서다.
3. 향료, 소스 및 양념을 잊지 말라.
4. 탄수화물 카테고리의 일부 음식은 단백질을 25% 함유하고 있으며, 이건 아주 멋진 사실이다. 하지만 그들도 단백질이 아닌 탄수화물로 분류해야 한다. 단백질 함유량이 높은 탄수화물이다.
5. 지방 카테고리의 일부 음식은 단백질을 33% 함유하고 있다. 하지만 그들도 단백질이 아닌 지방으로 분류해야 한다. 단백질 함유량이 높은 지방이다.
6. 이 리스트에 있는 음식들이 마법의 식품은 아니다. 마찬가지로 이 리스트에 없다고 해서 악마의 음식도 아니다.

조쉬(JOSH)

CHAPTER 30

할 가치가 있는 유일한 게임

할 만한 가치가 있는 게임은 딱 하나뿐이다. 그건 실제 삶에서 우리가 먹어야 한다고 알고 있는 음식들을 어떻게 먹을 것인지 하는 문제다.

여기서 게임의 핵심은 무엇이 좋은 음식인지가 아니다.

무엇이 좋은 운동인지 또한 핵심이 아니다.

거의 대부분의 경우 내가 받는 질문은 "XYZ라는 음식에 대해 어떻게 생각하십니까?"다. 그 의도는 이해하겠지만, 이건 틀린 질문이다. 그 어떤 것도 항상 나쁘거나 좋지만은 않다.

우리는 그보다 더 긴 게임을 하고 있다.

브로콜리와 과카몰리로 요리한 닭요리를 먹지 않고 초콜릿케이크 한 조각을 먹었다고 해서 결과를 망치는 일은 이제 없을 것이다. '대부분의 경우'에 건강한 음식을 먹는 게 중요한 것이라는 의미다.

우리가 무엇을 먹어야 하는지는 5분 만에 정리할 수 있다.

- 생선, 소고기, 닭고기 또는 돼지고기 등의 단백질을 섭취한다.
- 아보카도, 땅콩, 올리브 오일, 플락스 오일 등의 건강한 지방을 선택한다.
- 탄수화물을 섭취할 때 우리는 야채, 과일, 현미, 퀴노아 등 명백하게 건강한 음식들을 고른다.
- 그리고 탄수화물을 덜 먹는다.

일단 이것이 정리되면 더 중요한 부분으로 진도를 나간다. 이런 방식의 식사를 정착시킬 수 있는 습관을 만드는 것이다.

나는 유명인사들의 운동 및 다이어트에 대해 글을 쓰는 블로거로서, 훌륭한 운동을 해서 멋진 몸매를 가지게 된 유명인사들보다는 음식 조절을 잘 해서 날씬해진 몸매를 가지게 된 이들이 훨씬 더 많다는 사실을 알려줄 수 있다.

물론 그들 중 다수는 좋은 운동을 한다. 나는 그들에 대한 글을 많이 쓴다. 하지만 솔직히 말하자면, 많은 유명인사들은 중간 수준의 운동을 하면서도 훌륭한 식사 습관을 통해서 목표를 달성하고 있다.

그리고 식사 습관은 언제나 승리한다.

우리는 이 책의 서두에서, '운동은 필요하지만 원하는 몸매를 가지기 위해서는 그것만으로는 불충분하다'고 언급한 바 있다.

그렇다면 운동도 같이 하면 된다.

여기 운동과 관련된 충격적인 사실이 있다. 운동은 강하게 만들기 위해서 하는 것이다.

다음 날 몸이 뻐근한지 아닌지는 중요하지 않다. 땀을 한 양동이 흘리거나 아예 흘리지 않았거나 역시 중요하지 않다. 운동을 쉽게 하느냐 굉장히 어렵게 하느냐도 중요한 문제는 아니다.

우리가 중요하게 생각하는 것은 이것이다. 월말에 더 무거운 무게를 들거나 더 어려운 바디웨이트 운동을 하는 것이다. 또는 더 많은 세트나 더 많은 반복횟수를 할 수 있기를 바란다.

그리고 6개월에 걸쳐서 반복횟수가 줄어들었다가 다시 늘어나면, 각 단계별 운동에서 드는 무게 또는 난이도는 지난번에 시도했던 무게나 난이도보다 더 어려워졌을 것이다.

오랜 시간에 걸쳐서 약간씩 강해지면 된다. 그리고 나머지는 음식에 맡겨라.

식사 습관을 관리하는 데 정신적 에너지를 모두 쏟아라. 그렇게 하면 매번 승리할 것이다.

살은 월요일에 빠진다

Fat Loss Happens on Monday

1판 1쇄 펴냄: 2016년 11월 4일

지은이: 조쉬 힐리스, 댄 존
옮긴이: 무브랩
펴낸이: 권오현
펴낸곳: 대성의학사

출판등록 2009년 6월 22일(제301-2013-095호)
서울특별시 중구 을지로 126-1 (을지로3가, 3층)
전화 02)2279-3444 / 팩스 02)2285-0108
Homepage www.medibook.co.kr

값 38,000원

ISBN 978-89-97436-53-8(13690)